4608

ATLAS-MANUEL

DE GYNÉCOLOGIE

SCHAEFFER. Atlas-man. de Gynécologie.

ATLAS-MANUELS DE MÉDECINE COLORIÉS

Collection de volumes in-16,

illustrés de nombreuses planches coloriées, reliés, tête dorée.

ATLAS MANUEL D'ANATOMIE PATHOLOGIQUE, par *Bœllinger*. Edit. franç. par le Dr *Gouget*, 1902, avec 140 planches.. . . . . **20** fr.

ATLAS MANUEL DES BANDAGES, par le professeur *Alb. Hoffa*. Edition française par *P. Hallopeau*, 160 pages avec 128 planches en couleur et 14 fig. . . . . **14** fr.

ATLAS MANUEL DE CHIRURGIE DES ACCIDENTS, par *Golebiewski*. Edition française par *Riche*, chirurgien des hôpitaux. 1902. 400 pages et planches col. . . . . **20** fr.

ATLAS MANUEL DE CHIRURGIE OPÉRATOIRE, par *O. Zuckerkandl*. 2e Edition française, par *A. Mouchet*. 436 pages, avec 24 pl. col. et 266 fig . . . . **16** fr.

ATLAS MANUEL DE CHIRURGIE ORTHOPÉDIQUE, par *Luning et Schultess*. Edit. franç. par *Paul Villemin*. 1902. 348 pages avec fig. et 16 planches col . . . . **16** fr.

ATLAS MANUEL DE DIAGNOSTIC CLINIQUE, par *C. Jakob*. 3e édition française par le Dr *A. Letienne*. 1901. 356 pages avec 68 planches coloriées et 76 fig . . . . **15** fr.

ATLAS MANUEL DU SYSTÈME NERVEUX à l'état normal et pathologique, par *C. Jakob*. 2e Edition française par le Dr *Rémond*, 364 pages avec 84 planches coloriées et 23 fig . . . . **20** fr.

ATLAS MANUEL DES FRACTURES ET LUXATIONS, par le professeur *Helferich*. 2e Edition française par le Dr *Paul Delbet*. 448 pages, avec 68 planches coloriées et 137 fig. . . . . **20** fr.

ATLAS MANUEL DES OPÉRATIONS GYNÉCOLOGIQUES, par *O. Schæffer*. Edition française par le docteur *J. Bouglé*, chirurgien des hôpitaux, 1903, avec 40 planches en couleur et figures intercalées dans le texte.

ATLAS MANUEL D'OBSTÉTRIQUE, par *Schaeffer*. Edition française par le Dr *Potocki*, 472 pages, avec 55 planches coloriées, 18 planches noires et 18 fig. . . . . **20** fr.

ATLAS MANUEL D'HISTOLOGIE PATHOLOGIQUE, par *Durck*. Edition française par le Dr *Gouget*, 86 pages avec 120 planches coloriées **20** fr.

ATLAS MANUEL DES MALADIES DU LARYNX, par *L. Grunwald*. Deuxième édition française par *Castex* et *P. Collinet*. 1903, 244 pages, avec 44 planches col. et 46 fig. . . . . **14** fr.

ATLAS MANUEL DES MALADIES EXTERNES DE L'ŒIL, par *O. Haab*. Edition française par *A. Terson*. 284 pages, avec 40 planches col. **15** fr.

ATLAS MANUEL D'OPHTALMOSCOPIE, par le professeur *O. Haab*. 3e Edition française par le Dr *A. Terson*. 1901, 276 pages, avec 88 planches col. et 14 fig. . . . . **15** fr.

ATLAS MANUEL DES MALADIES DE L'OREILLE, par *Bruhl* et *Politzer*. Edition française par *Georges Laurens*, 395 pages, avec 39 planches col. et 99 fig. . . . . **18** fr.

ATLAS MANUEL DES MALADIES DE LA PEAU, par *Mracek* Edition française par le Dr *Hudelo*, 416 pages, avec 63 planches coloriées et 39 planches noires . . . . **20** fr.

ATLAS MANUEL DES MALADIES VÉNÉRIENNES, par *Mracek*. Edition française par le Dr *Emery*, 420 pages, avec 71 planches coloriées et 12 planches noires . . . . **20** fr.

ATLAS MANUEL DE MÉDECINE LÉGALE, par le professeur *Hofmann*. 2e Edition française par le Dr *Vibert*, 168 pages, avec 56 planches coloriées et 193 figures . . . . **18** fr.

ATLAS MANUEL D'HISTOLOGIE ET D'ANATOMIE MICROSCOPIQUE par le professeur *J. Sobotta*. Edition française par le docteur *Paul Mulon*, préparateur d'histologie à la Faculté de médecine de Paris, 1903. 1 volume, avec 80 planches en couleur et 68 figures intercalées dans le texte.

ATLAS MANUEL DE PSYCHIATRIE, par le professeur *O. Weygandt*. Edition française par le docteur *J. Roubinovitch*, médecin-adjoint de la Salpétrière, 1903. 1 volume avec 24 planches en couleur et 200 figures intercalées dans le texte.

ATLAS DE MICROBIOLOGIE, par *E. Macé*, professeur à la Faculté de médecine de Nancy, directeur de l'Institut sérothérapique de l'Est. 1 vol. gr. in-8 de 60 planches coloriées (en 8 couleurs), avec texte explicatif, cart. . . . . **32** fr.

Relié en maroquin souple. . . . . **34** fr

ATLAS-MANUEL

DE

GYNÉCOLOGIE

PAR

O. SCHAEFFER

PRIVAT DOCENT A L'UNIVERSITÉ DE HEIDELBERG

EDITION FRANÇAISE

PAR LE DOCTEUR

Julien BOUGLÉ

Chirurgien des Hôpitaux de Paris

Avec 90 planches en couleur

contenant 207 figures

Et 72 figures intercalées dans le texte

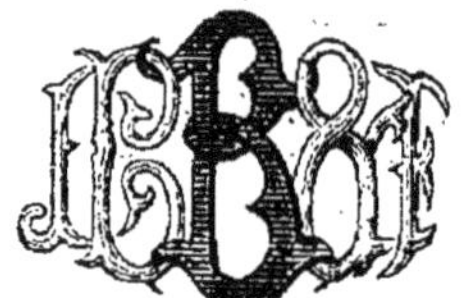

PARIS

LIBRAIRIE J.-B. BAILLIÈRE ET FILS

19, rue Hautefeuille, près du boulevard Saint-Germain

1903

Pour le placement des planches hors texte, le relieur consultera le tableau des planches page 328.

DIJON, IMPRIMERIE DARANTIERE

BIBLIOTHÈQUE NATIONALE.

DÉPARTEMENT DES IMPRIMÉS.

Paris, le 189 .

Atlas-Manuel de Gynécologie par O. Schaeffer Éd. fr. par le Dr J. Bouglé

L'exemplaire du dépôt légal, livré au bureau des entrées de la Bibliothèque nationale par le Ministère de l'Intérieur, est incomplet de :

90 planches en cou

Impr. en Allemagne

Impr. en Allemagne

5966-53-95.

N. B. Les publications dont les exemplaires déposés sont incomplets ne peuvent être incorporées dans les collections de la Bibliothèque nationale, portées sur les catalogues et communiquées dans la salle de travail qu'après d'assez longs délais.

J. B. Baillière et fils, rue Hautef

PRÉFACE

Parmi les diverses branches de la science médicale, la Gynécologie est une de celles qui restèrent le plus longtemps ignorées. On chercherait vainement dans les auteurs anciens des renseignements précis sur l'anatomie, la clinique et la thérapeutique des affections des organes génitaux de la femme. C'est que, pendant bien des siècles, les mœurs et les préjugés s'opposèrent à l'intervention du médecin. Et cependant le *speculum* est le plus ancien des instruments employés en médecine. Aux temps hippocratiques, il était connu sous le nom de κατοπτηρ ; Hippocrate recommande aux malades dont le col de la matrice est « dévié vers la hanche » de se replacer elles-mêmes le col par le toucher, après introduction de l'instrument qui dilate le vagin. Plus tard, les femmes ont recours aux matrones ou aux accoucheuses pour obtenir quelque soulagement à leurs maux et la thérapeutique de ces dernières se réduit à certains remèdes empiriques dont le moindre défaut était leur inefficacité absolue.

On trouve dans Ambroise Paré, puis au XVIIIe siècle dans Dionis, Scultet, Garengeot, J.-L. Petit des descriptions et des dessins représentant les différentes formes de speculum : l'instrument cylindrique et plein qu'employaient les médecins grecs et les médecins arabes et que Récamier devait réinventer en 1812, et le speculum bivalve ou trivalve dont se servaient les médecins latins. Malgré cette variété d'instruments, ce mode d'exploration n'était alors guère employé et la science gynécologique était réduite aux notions les plus sommaires.

Il faut arriver au siècle dernier et principalement à la seconde moitié du siècle pour trouver les premiers traités didactiques des maladies des femmes. En France, de cette époque datent les travaux de Mme Boivin et Dugès, Aran, Huguier, Bernutz, Alphonse Guérin, Gallard, Courty, Siredey, de Sinety, etc. La pratique gynécologique est alors toute entière entre les mains des médecins et des accoucheurs qui sont appelés à donner leurs soins dans les « maladies du ventre » et dans les « suites de couches ». Les recherches de cette époque sont essentiellement cliniques. L'emploi du spéculum est très en faveur : les modèles les plus répandus sont ceux de Ricord et de Cusco. L'usage et même l'abus de ce mode d'exploration tendent à attribuer au col de l'utérus et à ses maladies une importance que la gynécologie moderne a singulièrement réduite en faveur des organes génitaux profonds intra-abdominaux. La matrice et, particulièrement le col, forment le pivot de la pathologie génitale ; la *métrite* est le point de départ de toutes les lésions et l'on distingue, à côté de l'inflammation de l'utérus, sa *congestion* et son *engorgement*. Les auteurs s'étendent longuement sur les modifications de forme, de volume, de coloration et de direction du col utérin et attribuent aux ulcérations et aux varices un rôle capital. Le traitement consiste à *décongestionner* le col à l'aide de sangsues ou par des scarifications, et à *cautériser* les ulcérations. On ne songe guère aux lésions des trompes et des ovaires signalées cependant depuis longtemps par Astruc, Portal, plus récemment par Velpeau, Lisfranc dans leurs recherches nécropsiques. La clinique ne permettait pas alors de les différencier ; les tuméfactions et les empâtements qu'on percevait autour de l'utérus étaient confondus sous le terme vague de *périmétrite* comprenant à la fois la pelvipéritonite et le phlegmon du tissu cellulaire péri-utérin. Métrite et périmétrite, celle-ci secondaire à celle-là, résumaient toute l'histoire des inflammations des organes génitaux de la femme. Toutefois on tente de préciser le siège de l'inflammation péri-utérine, Nonat, Valleix, Gallard décrivent surtout les lésions du tissu cellulaire, tandis que Bernutz et Goupil insistent sur la pelvipéritonite. Sous l'influence de Velpeau, Gueneau de Mussy, Martineau, Siredey, le rôle prépondérant est attribué à la lymphangite périutérine et les recherches de J. Lucas Championnière, publiées dans sa thèse en 1870, viennent confirmer cette opinion. Aphonse Guérin donne à l'adéno-phlegmon une localisation spéciale; pour lui le point de départ réside dans le ganglion lymphatique situé à l'entrée du canal sous-pubien.

Les déviations utérines furent l'objet de travaux importants de la part de Velpeau et de ses élèves.

Je signalerai également les mémoires de Huguier sur l'allongement hypertrophique du col utérin simulant ou provoquant secondairement le prolapsus de l'utérus et sur les kystes du vagin.

Quant aux tumeurs de l'utérus et des annexes, (fibromes, cancer, kystes de l'ovaire), elles n'étaient connues que par les belles descriptions anatomiques de Cruveilhier et P. Broca d'après les pièces recueilies sur les tables d'autopsie.

Pendant toute cette période en effet, illustrée en France par les cliniciens dont j'ai rappelé plus haut les noms, la gynécologie demeure essentiellement *médicale*. Seuls quelques opérateurs hardis essaient d'intervenir, mais leurs premiers succès sont bientôt suivis d'échecs répétés. Récamier en 1829 a le bonheur de pratiquer avec succès une hystérectomie vaginale pour cancer utérin (1). Lisfranc, Amussat préconisent et exécutent des extirpations de polypes utérins, et des énucléations de fibromes. Jobert de Lamballe réussit à guérir plusieurs fistules vésico-vaginales. Tous ces succès restent isolés, et les revers sont si nombreux que ces tentatives opératoires sont bientôt abandonnées, presque interdites. L'exemple vient de haut, Nélaton en 1862 fait le voyage d'Angleterre pour assister aux opérations heureuses de Spencer Wells, et, à son retour, tente lui-même plusieurs ovariotomies, qui furent autant d'échecs. La chirurgie gynécologique était momentanément condamnée ! Ce fut le mérite de Kœberlé et de Péan de montrer en 1866 et 1868 que l'ovariotomie pouvait être suivie de succès aussi bien en France qu'à l'étranger.

La transformation radicale de la gynécologie date de l'ère antiseptique. C'est d'abord à l'étranger que les gynécologues mettent en pratique les doctrines

(1) La première hystérectomie vaginale couronnée de succès avait été faite par Sauter (de Constance), en 1822.

pastoriennes. En Angleterre, en Amérique, en Allemagne, les chirurgiens rivalisent d'audace et leurs efforts sont couronnés de succès. Après quelques années d'hésitation et d'effacement, la gynécologie française se ressaisit et ne tarde pas à briller au premier rang. Trélat (1) et Terrillon furent des premiers à soutenir les idées nouvelles et à les mettre en pratique. Trélat consacre quelques-unes de ses meilleures leçons à la clinique et à la thérapeutique des métrites, des déviations utérines, du prolapsus génital et du cancer utérin. Terrillon démontre que pour obtenir d'excellents résultats en chirurgie abdominale l'essentiel est d'avoir une bonne technique et réagit avec infiniment de raison contre la tendance à s'encombrer d'un matériel instrumental compliqué et à s'entourer d'un nombre d'aides exagéré.

Dans ces vingt dernières années, d'innombrables publications ont vu le jour. Parmi les travaux les plus importants, je citerai : les traités de Pozzi (2), et de Labadie Lagrave et Legueu (3), S. Bonnet et P. Petit (4), les monographies de Bouilly (5), de Segond (6), Pierre Delbet (7), Le Dentu et Piche-

(1) Trélat, *Clinique chirurgicale*, leçons publiées par les soins de Pierre Delbet, Paris, 1891, tome II.

(2) Pozzi, *Traité de gynécologie clinique et opératoire*, Paris, 1897, 3e édition.

(3) Labadie-Lagrave et Legueu, *Traité médico-chirurgical de gynécologie*, Paris, 1898.

(4) S. Bonnet et P. Petit, *Traité pratique de gynécologie*, Paris, 1894.

(5) Bouilly, *Manuel de pathologie externe*, 4e édition, Paris, 1895.

(6) P. Segond, *Traité de chirurgie de Duplay et Reclus*, t. VIII, p. 263, 2e édition, Paris, 1899.

(7) Pierre Delbet, *Traité de chirurgie de Duplay et Reclus*, t. VIII, p. 79, 2e édition, Paris, 1899.

vin (1), Schwartz (2), Richelot (3), Delagenière (4), J.-L. Faure (5). Grâce aux pièces fournies par les chirurgiens, l'anatomie pathologique et l'histologie se complètent. C'est ainsi que nous voyons paraître les leçons de Cornil (6) sur les métrites et les salpingites, sur la tuberculose génitale, les études de Malassez et de Sinety (7), de Quénu (8), de Poupinel (9), sur les kystes de l'ovaire, celles de Pilliet (10) sur la grossesse tubaire, les fibromes, les métrites, celles d'Emile Reymond (11) sur les salpingites. La pathogénie des infections génitales est éclairée d'une vive lumière par les recherches bactériologiques de Doléris (12) et Widal (13) sur l'infection puerpérale, de du Bouchet (14) et de Hallé (15) sur les métrites et les vulvo-vaginites, de Hartmann et Morax (16), d'Emile Reymond sur les salpingites.

La clinique et la thérapeutique ont largement bé-

(1) Le Dentu, Pichevin et Saint-Bonnet, *Traité de chirurgie clinique et opératoire*, t. X, p 285 à 600 et 769 à 963.

(2) Schwartz, *Traité de chirurgie clinique et opératoire*, t. X, p. 601 à 768.

(3) Richelot, *L'hystérectomie vaginale*, Paris, 1894 et *Chirurgie de l'utérus*, Paris, 1902.

(4) Delagénière, *Chirurgie de l'utérus*, Paris, 1898.

(5) J.-L. Faure, *Chirurgie des annexes de l'utérus*, Paris, 1902.

(6) V. Cornil, *Journal des conn. médic.*, 1888.

(7) Malassez et de Sinety, *Arch. de phys*. 1878, p. 39 et 343, *ibid.*, 1879, p. 624; *ibid.*, 1880, p. 867; *ibid.*, 1881, p. 224.

(8) Quénu, Thèse de Paris, 1881.

(9) Poupinel, Thèse de Paris, 1886.

(10) Pilliet, *Ann. de gynécol.*, 1895, *Soc. an.*, 1894, *Soc. de Biologie*, 1893.

(11) Emile Reymond, Thèse de Paris, 1895.

(12) Doléris, Thèse de Paris, 1880.

(13) Widal, Thèse de Paris, 1888.

(14) Du Bouchet, Thèse de Paris, 1897.

(15) Hallé, *Arch. de méd. expériment.*, 1896.

(16) Hartmann et Morax, *Ann. de gyn. et d'obs.*, 1894.

néficié de ces connaissances nouvelles. Les bulletins des sociétés savantes et en particulier ceux de la Société de Chirurgie sont remplis de communications et de discussions qui tour à tour mettent au point les différents chapitres de la pathologie génitale de la femme. Les nombreux orateurs qui prennent part à ces discussions se nomment Bouilly, Terrier, Pozzi, Richelot, Segond, Quénu, Hartmann, Routier, Ricard, Pierre Delbet, Monod, Reynier, Picqué, etc. Nous aurons l'occasion, dans des additions aux différents chapitres de cet ouvrage, de citer les noms et les travaux des maîtres de la Gynécologie française contemporaine (1).

A l'heure actuelle, grâce aux progrès incessants de la technique chirurgicale, grâce aux indications opératoires plus précises basées sur des notions cliniques et pathogéniques plus complètes, la chirurgie gynécologique est devenue d'une très grande bénignité, et si pour certaines affections telles que le cancer du col de l'utérus, l'ovarite scléro-kystique et la névralgie pelvienne il faut reconnaître l'impuissance trop fréquente de la chirurgie, on peut dire que, selon toute apparence pour le plus grand bien des malades, la gynécologie est presque toute entière passée du domaine de la médecine dans celui de la chirurgie.

L'*Atlas-Manuel de Gynécologie* de M. O. Schaeffer dont je donne aujourd'hui une édition française sera complété bientôt par l'*Atlas-Manuel des opérations gynécologiques*.

J. Bouglé

30 octobre 1902.

(1) Mes additions sont imprimées entre crochets [ ].

PRINCIPALES ADDITIONS DE M. BOUGLÉ

I. — Vices de conformation et arrets de développement

Développement de l'appareil génital, 1. — Pseudohermaphrodisme, 7. — Sténose cervicale congénitale, 20 et 22. — Ménorragies et métrorragies, 31.

II. — Vices de conformation et vices de position

Incontinence d'urine dans le prolapsus génital, 41. — Inversion utérine, 44 et 45. — Prolapsus génital, 58 et 63. — Antédéviations utérines, 76. — Rétrodéviations utérines, 95.

III. — Maladies inflammatoires et troubles de nutrition

Endométrite cervicale 120. — Endométrite du corps, son traitement, 124. —Métrites et fausses métrites, 129.— Traitement de la métrite chronique, 132. — Vaginite aiguë, 136.— Infection purpérale, 138. — Son traitement, 142. — Salpingite chronique, 143, 144 et 146. — Ovaralgie, 149. — Périmétro-ovaro-salpingite chronique et pelvipéritonite, 153 et 157.— Tuberculose génitale, 165.— Maladies vénériennes, 167 et 168. — Séparation des urines, 174.

IV. — Plaies et leurs conséquences

Périnéorraphie, 189. — Fistules urinaires, 199, 200, 201, 202, 203, 204. — Fistules intestinales, 209. — Hématome de la vulve, 210. — Hématocèle rétroutérine, intra-péritonéale et grossesse extra-utérine, 213, 215, 219 et 222. — Corps étrangers de la vessie, 225.

V. Néoplasmes

Cancer et déchirure du col, 232. — Kystes du vagin, 235. — Fibromes utérins, 242, 243, 244, 245, 246, 258, 263. — Du drainage post-opératoire, 283. — Cancer de l'utérus, 293 et 298.

TABLE DES MATIÈRES

III. — MALADIES INFLAMMATOIRES ET TROUBLES DE NUTRITION

V. — NÉOPLASMES

FIN DE LA TABLE DES MATIÈRES

ATLAS-MANUEL

DE

GYNECOLOGIE

I

VICES DE CONFORMATION ET ARRÊTS DE DÉVELOPPEMENT

I. — MALFORMATIONS FŒTALES

Les malformations des organes génitaux de la femme sont dues presque exclusivement à des arrêts de développement. Les conduits de Müller restent totalement ou partiellement séparés, ou bien ils ne s'unissent qu'imparfaitement. En sorte que leur fusion en un seul conduit est incomplète ou même manque complètement. Ainsi s'expliquent, d'une part, l'absence possible de tout l'appareil génital ou d'un seul de ses organes, les rétrécissements et fistules d'origine congénitale, et, d'autre part, l'existence d'un canal génital double, dans toute son étendue ou seulement dans une de ses parties.

Note additionnelle.

[Pour bien comprendre les vices de conformation de l'appareil génital, il est indispensable d'avoir présentes à l'esprit les principales phases de son développement. Je les résumerai de la façon suivante :

Tout d'abord *l'appareil génital interne* se développe au niveau du corps de Wolff, de chaque côté de la colonne lombaire, en même temps que les reins. C'est, d'une part, en dedans, l'ovaire qui résulte d'une prolifération de l'épithélium germinatif (voy. fig. 1) et, d'autre part, en dehors, le canal de Müller qui, en s'allongeant, donnera naissance successivement à la trompe, à l'utérus et au vagin. Du corps de Wolff se détache un conduit appelé canal du corps de

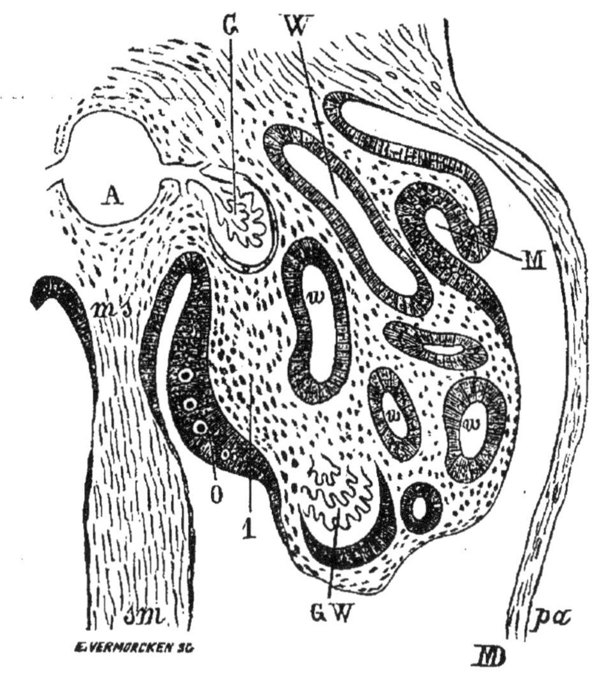

Fig. 1. — Corps de Wolff au 5e jour de l'incubation.

A. aorte ; *ms*, *sm*, mesentère ; *pa*, paroi abdominale latérale ; *g*, ramification vasculaire venue de l'aorte, et allant former un glomérule du corps de Wolff ; *W*, Corps de Wolff ; *w*, Coupes des canaux secondaires du corps de Wolff ; *G. W*, un de ces canaux en rapport avec un glomérule ; 1, stroma de la glande génitale, O, épithélium de la glande génitale montrant déjà des ovules primordiaux ; M, ébauche du canal de Müller.

D'après Mathias Duval.

Wolff. En sorte qu'à cette période précoce de la vie embryonnaire l'appareil génital interne est représenté, de chaque côté de la ligne médiane, par l'ovaire, relativement très volumineux, d'aspect ovoïde, flanqué de deux conduits : le canal de Müller et le canal du corps de Wolff. Ces conduits convergent de façon que les deux canaux de Müller se soudent sur la ligne médiane, leur cloison disparaît, et il en résulte un conduit unique, utéro-vaginal. Quant aux canaux du corps de Wolff, ils disparaissent habituellement. Ils peuvent anormalement persister sous le nom de conduits de Gaërtner et donnent naissance parfois à des kystes à situation spéciale.

Cependant, *l'appareil génital externe* se manifeste au début sous l'aspect d'une légère dépression située à l'ex-

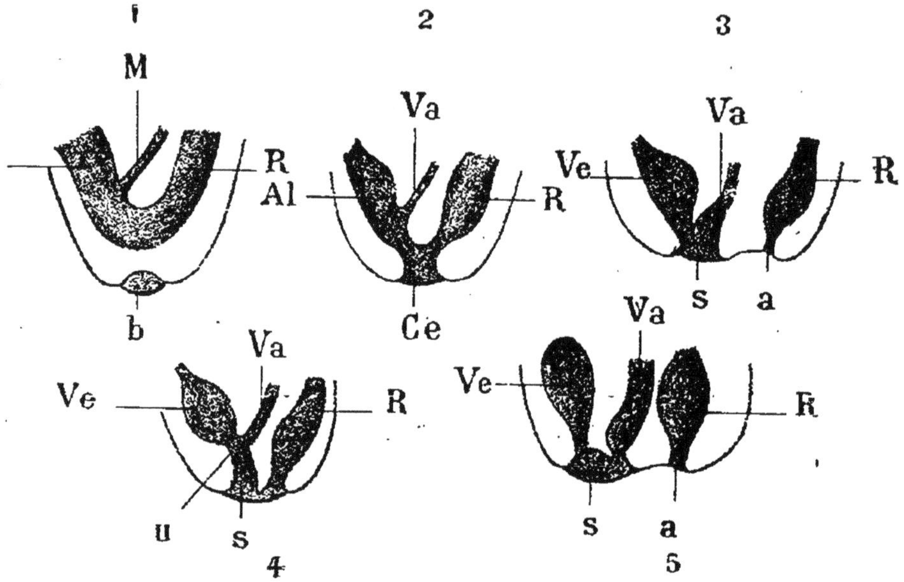

Fig. 2. — Développement des organes génitaux externes de la femme (Schrœder).

1. *Al*, allantoïde, qui deviendra la vessie ; R, rectum ; *M*, canal de Müller (vagin) ; *b*. origine du cloaque externe. — 2, *Ce*, cloaque externe ; *Va*, vagin. — 3. Le périnée est formé, l'anus et le sinus uro-génital (*sa*) sont séparés ; *Ve*, vessie ; *a*, anus ; *s*, sinus uro-génital ; *v*, vagin. — 4. L'urètre (*u*) est encore la continuation directe du sinus uro-génital (*S*) dans lequel s'abouche aussi le vagin. — 5. Organes génitaux complètement développés. Le sinus uro-génital est devenu le vestibule (*s*) auquel aboutissent l'urètre et le vagin, qui en reste séparé cependant par l'hymen.

trémité caudale et à laquelle on a donné improprement le nom de cloaque externe. Cette dépression est limitée en arrière par l'éminence caudale, en avant par le tubercule génital (futur clitoris) et latéralement par deux saillies dites bourrelets génitaux (futures grandes lèvres).

Sur une coupe antéro-postérieure de l'embryon (voir les schémas ci-joints de Schrœder) (fig. 2), on voit que le cloaque externe est séparé par une lame endo-épidermique, dite membrane cloacale, d'une cavité profonde nommée cloaque interne. Celui-ci est l'aboutissant de deux conduits, l'un, antérieur, le conduit allantoïdien, l'autre, postérieur, l'intestin postérieur ; le conduit allantoïdien n'étant d'ailleurs qu'une évagination antérieure de l'intestin postérieur.

Les conduits de Müller et de Wolff accolés en un cordon dit cordon génital viennent déboucher dans le canal allantoïdien. Bientôt un éperon se forme, puis progresse d'avant en arrière et de haut en bas, divisant le cloaque interne en deux cavités secondaires, l'une postérieure, intestinale, l'autre antérieure uro-génitale. Cette cloison atteint bientôt la surface de l'embryon, au niveau de la membrane cloacale et va constituer le périnée, séparant ainsi l'anus de la région antérieure ou vulvaire.

A cette période du développement, il n'existe donc plus de communication entre l'intestin et l'appareil génital. Mais, par contre, l'appareil urinaire et l'appareil génital communiquent largement au niveau du conduit uro-génital, c'est un véritable cloaque uro-génital. Mais peu à peu un éperon se développe entre la portion urinaire et la portion génitale, entre l'urètre et le vagin, constituant la cloison urétro-vaginale.

En même temps, la membrane cloacale, momentanément épaissie, s'est perforée, de sorte que l'urètre et le vagin viennent s'ouvrir au fond d'une dépression, vestige de la membrane cloacale, qui n'est autre que la région vulvaire. A l'union du vagin (terminaison inférieure des deux canaux de Müller) et de la vulve (transformation de la membrane cloacale) se trouve la membrane hyménéale.]

Cliniquement, les variétés de malformations les plus importantes sont les suivantes :

§ 1. — Malformations fœtales par arrêt de développement
(par aplasie et hypoplasie).

1. *Absence des annexes de l'utérus.*
2. *Absence de l'utérus.*
3. *Absence de tout l'appareil génital,* avec ou sans
4. *Pseudo-hermaphrodisme.*
5. *Utérus unicorne* par arrêt de développement d'un des canaux de Müller.

6. *Rétrécissements en cordons ou en diaphragmes* au niveau du col utérin (à son orifice interne ou à son orifice externe) du vagin, de l'hymen, de la vulve. Parfois absence de la vulve.

7. *Fistules congénitales recto-vaginales ou recto-vulvaires.*

8. *Epispadias et hypospadias.*

1 et 2. **L'absence totale de l'utérus et de ses annexes** est très rare. C'est habituellement au moment de la puberté qu'elle est reconnue. Quand on fait l'examen anatomique d'un cas de ce genre, on voit partir d'un vagin rudimen-

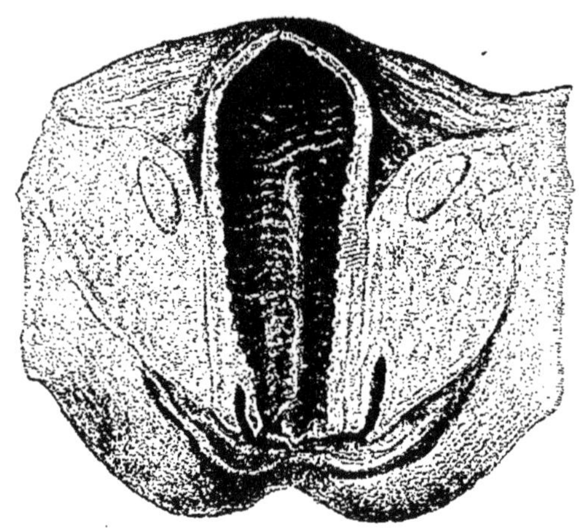

Fig. 3. — Coupe médiane et sagitale des organes génitaux d'un fœtus. La symphyse a été disjointe et ses deux moitiés ont été écartées. Absence de l'utérus. (Dessin original d'après une préparat. de la clin. de mal. des femmes de Munich.

taire un cordon musculaire qui représente l'utérus. Il atteint dans le bassin une petite cloison transversale, ébauche des ligaments larges. La vulve est habituellement bien conformée : tout au plus, constate-t-on chez ces sujets l'atrophie du clitoris et l'absence des poils du pubis. Les seins sont généralement peu développés. De même les ovaires sont le plus souvent atrophiés ou manquent complètement. O. Schæffer a fait l'autopsie d'un fœtus chez lequel il a observé l'absence totale de l'utérus et de ses annexes, coïncidant avec un vagin très allongé (voir fig. 3), si bien que l'appareil génital n'était constitué que par ce cul-de-sac.

Symptômes. — Les femmes atteintes de cette malformation n'éprouvent habituellement pas de sensations sexuelles. Mais le phénomène n'est pas constant. Il en est de même du symptôme le plus important, la non-apparition des règles au moment de la puberté. On peut observer une menstruation régulière. Le coït provoque des douleurs dues à la dilatation du vagin rudimentaire. Chez certaines femmes, dont le vagin est extrêmement réduit, le coït se pratique dans l'urètre dilaté et cette distension urétrale peut entraîner de l'incontinence d'urine (v. pl. 19, fig. 2). Parfois même, l'urètre est naturellement élargi en entonnoir, par suite de l'affaissement de sa paroi inférieure.

Diagnostic. — Le meilleur moyen de constater l'absence de l'utérus consiste à pratiquer l'exploration bimanuelle (pl. 19, fig. 2 et pl. 21, fig. 2). Un doigt introduit dans le vagin rudimentaire ou dans le rectum refoule la paroi vaginale ou rectale, tandis que l'autre main posée à plat déprime la paroi abdominale. On peut encore dilater l'urètre et pratiquer le toucher intra-vésical ou placer une sonde dans la vessie et combiner cette exploration vésicale avec la palpation abdominale.

Le tamponnement du vagin permet également d'établir le diagnostic. Celui-ci doit être complété par la recherche des annexes ou de leurs vestiges et cette exploration n'est jamais aisée.

3 et 4. **L'absence totale de l'appareil génital entraîne l'asexualité du sujet.** On l'observe sans autres malformations importantes, incompatibles avec la vie. La vulve peut manquer complètement. Dans un cas, O. Schæffer a vu la vulve obturée par un hymen épais et résistant qui se laissait déprimer de plusieurs centimètres grâce à une grande laxité de ses tissus.

Il peut arriver que par suite du développement exagéré du clitoris, de la fusion partielle des grandes lèvres, de l'atrophie des petites lèvres, entraînant un rétrécissement de l'orifice vulvaire, la région prenne l'aspect du **pseudo-hermaphrodisme.**

Une exploration attentive permet alors parfois de reconnaître la présence des glandes génitales dans l'épaisseur des grandes lèvres. De sorte que celles-ci ont l'apparence des bourses et peuvent d'ailleurs contenir en réalité les testicules. Tel est le véritable pseudo-hermaphrodisme.

La plupart des pseudo-hermaphrodites sont du sexe masculin ; certains d'entre eux sont aptes à la génération, le pénis étant suffisamment développé. Chez les pseudo-hermaphrodites féminins on a toujours trouvé de l'atrésie vaginale.

[Il existe deux variétés principales de pseudo-hermaphrodites, les *gynandroïdes* et les *androgynoïdes* suivant la classification du professeur Pozzi. Ce qui caractérise le sexe c'est la présence des testicules ou des ovaires et, d'une façon générale, il est remarquable de noter que les pseudo-hermaphrodites masculins (c'est-à-dire ceux qui sont pourvus de testicules, d'ailleurs plus ou moins atrophiés, ectopiés, et nuls au point de vue physiologique) ont l'aspect extérieur féminin, soit par le développement des seins (*androgynoïdes gynécomastes* de Pozzi), soit par la disposition des organes génitaux externes. Et ici encore il y a lieu de distinguer avec Pozzi deux variétés d'androgynoïdes : suivant qu'ils sont ou non hypospades, ils sont dits irréguliers ou réguliers.

De même, les gynandroïdes ou pseudo-hermaphrodites féminins, d'ailleurs beaucoup plus rares, quoique possédant des ovaires, ont l'aspect extérieur d'hommes (atrophie des seins, voix masculine, barbe plus ou moins touffue) et présentent un appareil génital externe d'apparence masculine.]

Quant à l'*hybridité* [*hermaphrodisme vrai*], par coexistence chez le même individu des testicules et des ovaires, elle n'est pas scientifiquement démontrée.

Traitement. — La création chirurgicale d'un vagin n'est rationnelle que lorsque l'utérus existe. Dans le cas contraire, le rôle du médecin doit se borner à éclairer le sujet sur son état et à instituer un traitement symptomatique au moment des règles. Celui-ci a pour but de calmer les douleurs ovariennes si elles existent et de détourner la congestion de l'ovaire par des purgations légères et des révulsifs cutanés. On a préconisé dans ces cas l'emploi de tablettes d'ovarine. Ce n'est qu'exceptionnellement qu'on aura recours à la castration.

Le médecin devra encore, en cas de pseudo-hermaphrodisme, fixer le sexe du sujet de façon à éviter le mariage de ce sujet mal conformé avec un individu du même sexe.

5. **L'utérus unicorne** provient de ce que l'un des canaux de Müller est resté rudimentaire. Dans ce cas, l'utérus est plus étroit, plus mince et recourbé en corne du côté normalement développé. La tunique musculaire est peu épaisse du côté de l'atrophie.

A un degré moins accentué, l'utérus est seulement asymétrique par arrêt de développement d'un côté. Les conséquences au point de vue de la grossesse et de l'accouchement sont étudiées dans l'*Atlas Manuel d'obstétrique*, § 15 1*a* et § 21 (1). L'ovaire et la trompe manquent souvent du côté de la corne utérine absente. Mais ce n'est pas constant; parfois il existe à la place de la trompe un canal d'une longueur égale, ayant la structure de la trompe, ou bien elle se présente sous l'aspect d'un cordon plein sur toute ou partie de son étendue.

Diagnostic. — Il y a une grande importance à reconnaître une grossesse développée dans une de ces trompes rudimentaires et à établir son siège exact. La rupture tubaire peut survenir et donner des accidents comparables à ceux d'une grossesse extra-utérine.

6, 7, 8. **Rétrécissements.** — On peut rencontrer des rétrécissements dans toutes les portions de l'appareil génital.

a) Les rétrécissements proviennent d'un arrêt de développement remontant à une période peu avancée de la vie embryonnaire, alors que les canaux de Muller constituent encore des cordons cellulaires pleins. Ils se rencontrent parfois sur une étendue assez grande (voy. le vagin oblitéré, planche 19, fig. 2).

b) **Les atrésies de la vulve, de l'anus et de l'urètre** coïncident souvent avec des fistules recto-vaginales ou vagino-urétrales. Elles correspondent à un arrêt de développement survenu à une période plus avancée de la vie embryonnaire. Ces malformations peuvent être isolées ou dépendent de vices de développement plus importants du cloaque, c'est-à-dire de cette cavité embryonnaire qui primitivement fait communiquer la vessie et le rectum et est fermée extérieurement. L'ouverture extérieure se produit seulement lorsque le septum recto-vésical se développe vers le bas et, tout en entraînant les canaux de Müller, forme peu à peu le périnée (voy. fig. 4).

La fermeture incomplète du canal de l'urètre donne naissance à l'**hypospadias** (voy. fig. 5). La déhiscence siège sur la paroi inférieure de l'urètre, vers le vestibule. Cette anomalie, relativement assez fréquente dans le sexe masculin, est très rare chez la femme. D'ailleurs, sa disposition anatomique et sa pathogénie sont toutes différentes de l'hypos-

(1) Édition française par Potocki, page 273 et page 387.

padias chez l'homme. [Puisque chez ce dernier l'hypospadias est un vice de conformation de l'urètre antérieur qui n'existe pas chez la femme ; l'urètre féminin correspond à l'urètre postérieur de l'homme et se développe comme celui-ci aux dépens du canal uro-génital ou allantoïdien.]

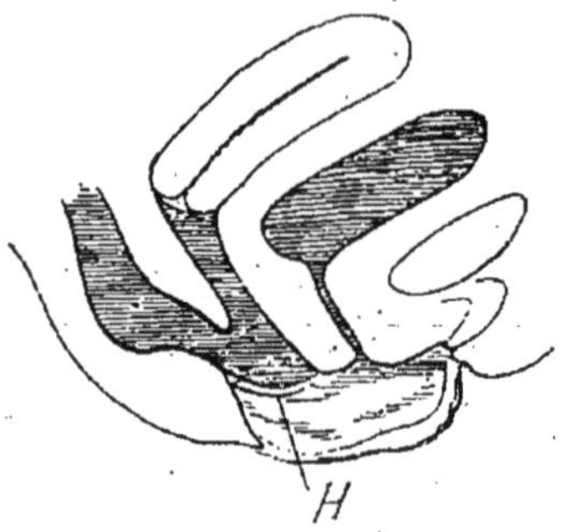

Fig. 4. — Oblitération anale. Fistule recto-vaginale congénitale. (Au-dessus de l'hymen).

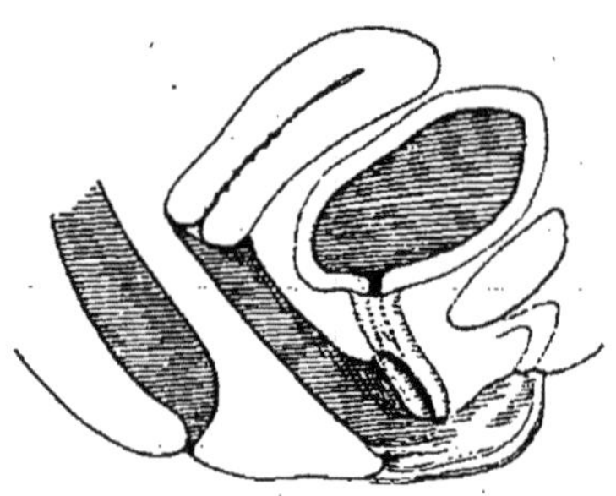

Fig. 5. — Hypospodias. — La paroi postérieure de l'urètre manque.

L'épispadias chez la femme est encore plus rare. Cette anomalie coexiste généralement avec la division du clitoris, de la symphyse et avec l'exstrophie vésicale. L'ouverture de l'urètre, au lieu de se faire normalement sous le clitoris, est reportée plus haut soit au-dessus du clitoris sous la symphyse (fig. 6), soit même plus haut encore au-dessus de la symphyse pubienne.

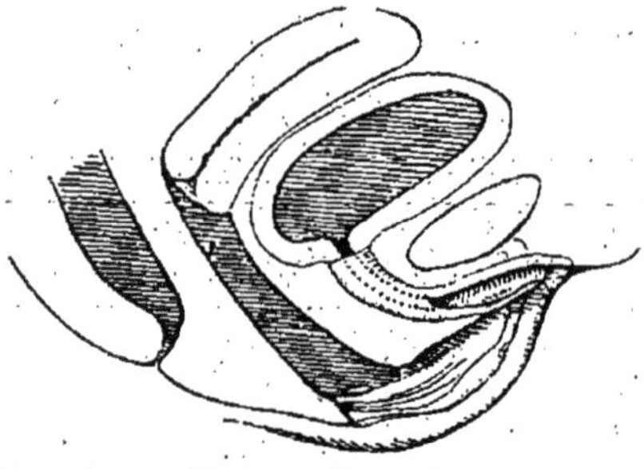

c) A une période plus avancée de la vie embryonnaire, il peut persister une **fistule recto-vestibulaire** par communication entre le canal ano-rectal et le vestibule vulvaire, au-dessous de l'hymen.

Fig. 6. — Epispadias. La paroi antérieure de l'urètre manque. — Clitoris fendu. —

C'est un vestige de la période de développement du périnée (par conséquent postérieur à l'existence du cloaque) qui se forme par la fusion du septum recto-uro-génital avec deux saillies qui se développent latéralement pour venir constituer le repli périnéal (voy. fig. 7-8, in texte).

d) Un quatrième groupe d'atrésies peut, dès cette période

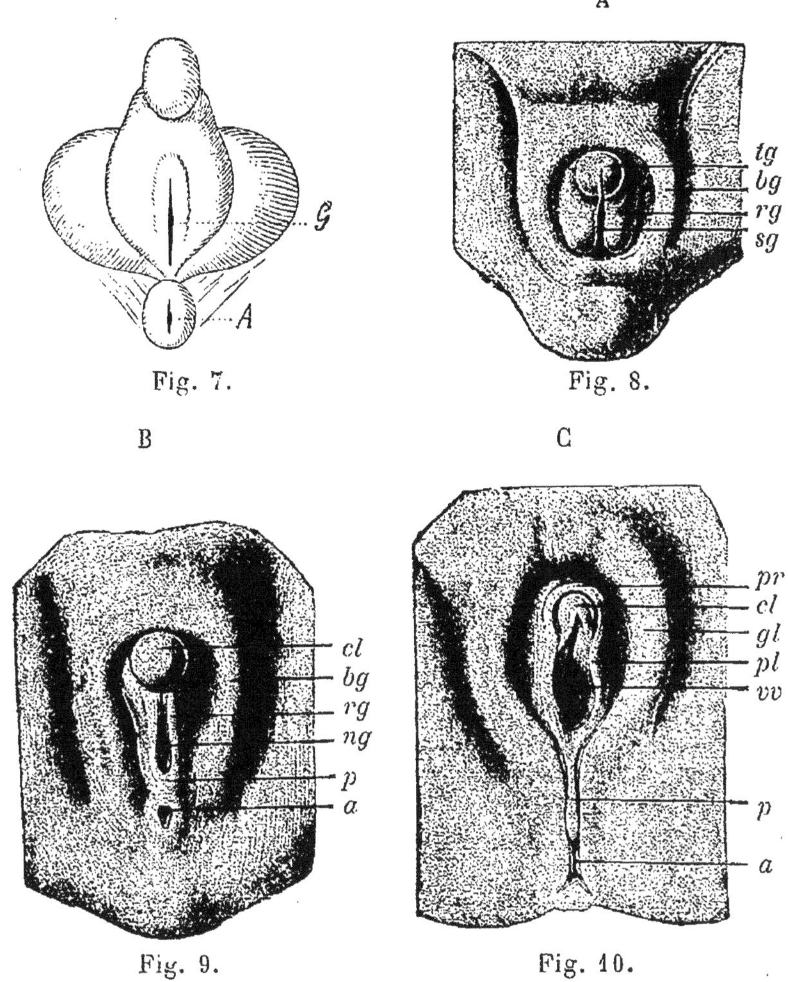

Fig. 7. — Derrière le tubercule génital relativement très développé, (clitoris) ouverture en forme de fente du sinus uro-génital (G); en arrière, l'anus (A).

Fig. 8 à 10. — Trois stades de développement des organes génitaux externes (d'après les modèles en cire de Ecker-Ziegler) A, Stade pendant lequel il n'est pas encore possible de distinguer les sexes; chez un embryon de huit semaines. Les stades B et C montrent, chez des embryons âgés respectivement de deux mois et demi et de quatre mois et demi, la transformation de l'ébauche primitive, dans le sexe féminin; *tg*, tubercule génital; *rg*, repli génital; *sg*, sillon génital; *bg*, bourrelet génital; *cl*, clitoris; *p*, périnée; *a*, anus; *ug*, entrée du sinus uro-génital ou vestibule du vagin; *v v*, vestibule du vagin; *pr*, prépuce du clitoris; *gl*, grande lèvre; *pl*, petite lèvre (Hertwig. Embryologie).

ou beaucoup plus tard, être constitué par des *adhérences inflammatoires*. Il s'agit alors de brides ou plus souvent de rétrécissements en diaphragmes. On observe ainsi des *rétrécissements de la vulve*, de l'*hymen*, l'*oblitération du vagin, du col utérin* à son orifice externe ou à son orifice interne. Ces anomalies se rencontrent avec un utérus normal ou coïncident avec un utérus bicorne.

Symptômes. — Ces atrésies génitales se manifestent par des symptômes différents et apparaissent à des périodes variables de la vie suivant leur nature et l'importance des troubles qu'elles entraînent.

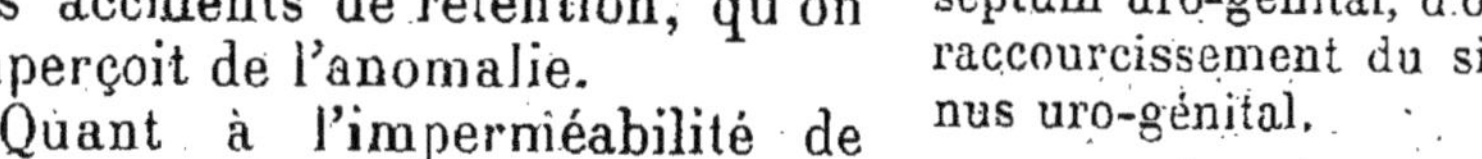

Fig. 11. — Progression du septum uro-génital, d'où raccourcissement du sinus uro-génital.

Quand on soupçonne une de ces malformations à la naissance il faut s'assurer d'emblée de la perméabilité de l'urètre et de l'anus. Mais cette exploration n'est pas toujours faite avec tous les soins désirables et ce n'est parfois que quelques jours après la naissance, par suite des accidents de rétention, qu'on s'aperçoit de l'anomalie.

Quant à l'imperméabilité de l'hymen, on ne la constate le plus souvent qu'au moment de la puberté, c'est-à-dire à l'époque où les règles devraient apparaître et font défaut.

On connaît des cas dans lesquels des femmes se marièrent dans ces conditions sans qu'on se soit rendu compte que l'absence des règles tenait à une imperforation de l'hymen.

D'une façon générale l'absence des règles est le signe essentiel de toutes les atrésies génitales, sauf dans les cas d'utérus bicorne avec perméabilité d'un des côtés. Les douleurs n'apparaissent qu'au moment de la puberté par suite de l'hémorragie menstruelle. Suivant le siège de l'oblitération, il se produira un *hématocolpos* [hématome vaginal], une *hematométrie* [hématome utérin] ou un *hématosalpinx* [hématome tubaire].

Les douleurs se manifestent de la façon suivante : d'abord périodiques, elles deviennent persistantes avec des exacerbations. La collection sanguine provoque naturellement des douleurs à la miction et à la défécation, et entraîne indirectement des troubles digestifs, des vomissements, etc. En cas d'occlusion du col utérin, le sang pénètre plus vite dans la trompe que lorsqu'il s'agit d'un hématocolpos (voy. planche 40, fig. 2, examen microscopique), et cet incident est fâcheux à cause de la fragilité des parois tubaires. D'où la nécessité de pratiquer l'exploration avec les plus grandes précautions. De plus, il en résulte des douleurs par suite de l'inflammation péritonéale consécutive à l'épanchement d'une petite quantité de sang par le pavillon de la trompe. La distension sanguine d'une corne utérine mal développée expose aux mêmes dangers.

L'atrésie (fig. 12) est moins grave lorsque le canal génital est double dans toute son étendue (utérus et vagin cloisonnés). Dans ce cas, en effet, la rupture de la poche de rétention se fait le plus fréquemment dans le canal génital perméable. L'hématome peut suppurer ou se putréfier. La rupture de la poche peut se faire au niveau d'une portion amincie du col et alors, suivant le siège exact de la rupture, le sang s'épanche dans la cavité péritonéale provoquant de la péritonite ou dans le plancher périnéal le long du vagin, produisant un *hématome de la vulve* ou *du vagin*.

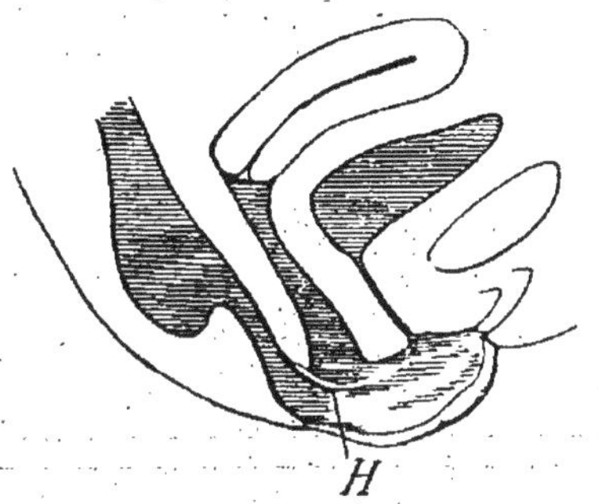

Fig. 12. — Fistule recto vestibulaire (hyménéale) avec atrésie congénitale de l'anus.

Dans le rétrécissement de l'anus, avec fistule vaginale, les matières sont expulsées par le vagin (voy. fig. 4). S'il existe un anneau sphinctérien au niveau de la fistule, l'évacuation des matières et des gaz pourra se faire d'une façon périodique. Dans le cas contraire ou bien lorsque l'orifice est placé trop haut dans le vagin, la situation devient insupportable, en dépit des soins de propreté les plus minutieux. Si l'orifice est trop étroit, ou l'intestin coudé, on peut voir survenir de la constipation et même des accidents d'occlusion.

Il en est de même dans les cas de fistule ano-vestibulaire et d'anus périnéal (voy. fig. 12). Le périnée peut même faire totalement défaut quand les replis latéraux qui le constituent ne se sont pas développés.

L'incontinence d'urine est la conséquence de l'*hypospadias* très prononcé ; elle est la règle dans l'*épispadias* (voy. fig. 5 et 6 du texte).

Diagnostic. — Chaque fois qu'il y a retard dans l'établissement des règles, il faut se livrer à un examen direct. Dans les atrésies de l'hymen et du vagin (voy. fig. 13 du texte), on voit une membrane tendue, bleuâtre, d'apparence kystique. L'atrésie du col utérin (fig. 14) empêche de pratiquer le cathétérisme utérin. L'hystéromètre pénètre dans la cavité cervicale si le rétrécissement siège au niveau de l'orifice interne ; il est arrêté à l'entrée en cas d'atrésie de l'orifice externe. En cas de dédoublement du conduit génital,

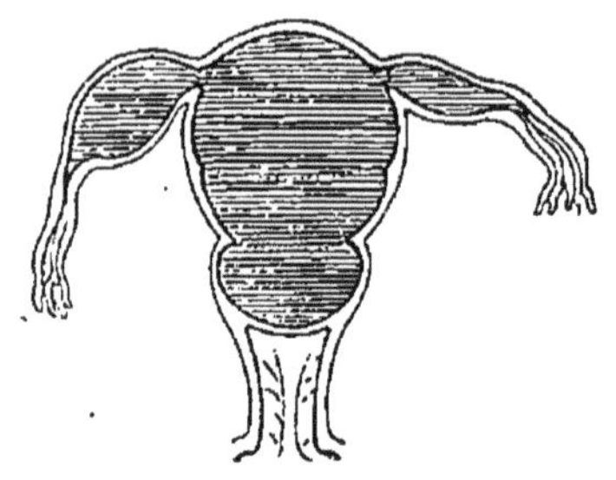

Fig. 13.— Atrésie vaginale par septum transversal (on voit les deux orifices du col). Hémato-colpos partiel. —Hémato métro-salpinx partiel bilatéral.

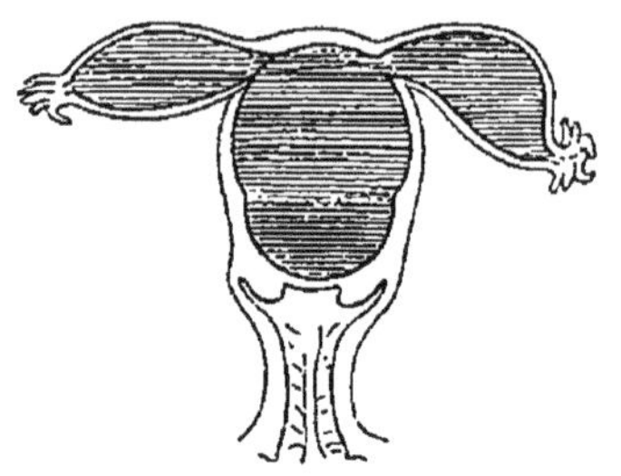

Fig. 14. — Atrésie du col. Hémato-métro-salpinx. On voit l'orifice interne. L'orifice externe est libre.

la sonde ne peut pénétrer que dans l'un des deux canaux.

La palpation complète l'examen. Le toucher rectal permet de sentir contre la vessie une tumeur tendue rénitente au-dessus de laquelle l'utérus forme une petite masse dure.

Si la poche est plus volumineuse, comprenant tout l'utérus, celui-ci garde la forme d'un sablier par suite de la résistance de l'orifice interne du col. Latéralement, on sent, par une exploration douce, les trompes sous forme de deux poches également tendues et rénitentes (voy. fig. 13 et 14).

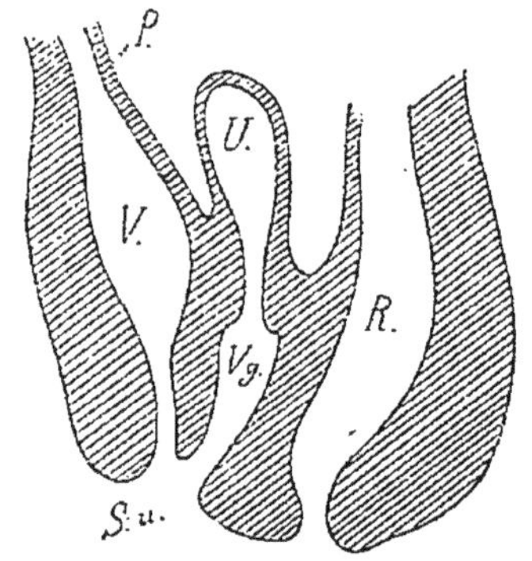

Fig. 15. — Au 5e mois de la vie fœtale, le col utérin se sépare du vagin (*vg.*). L'urètre est aussi nettement séparé de la vessie. Le septum vésico-vaginal forme le vestibule.

Les *brides vaginales* se reconnaissent par le toucher rectal et l'exploration bi-manuelle (voy. planche 19, fig. 2).

Traitement. — L'indication formelle est de débrider les membranes obturantes : on pratique d'abord une ouverture étroite de façon à laisser le sang s'écouler lentement sous peine de voir survenir des accidents de collapsus. La rupture des poches tubaires nécessite la laparotomie d'urgence. Celle-ci est encore indiquée en cas de distension d'une corne utérine rudimentaire. S'il s'agit d'un utérus et d'un vagin doubles, il est préférable de supprimer la cloison plutôt que d'en pratiquer simplement l'incision. La poche sanguine peut s'infecter et se transformer en pyocolpos ou pyométrie suivant le siège de l'atrésie. Cette complication sera traitée par l'ouverture large, l'établissement d'un drainage et le lavage régulier et fréquent de la cavité.

Si le vagin manque complètement (planche 19, fig. 2), s'il est réduit à un cordon, on créera un vagin artificiel en cheminant prudemment dans le tissu cellulaire entre la vessie et le rectum repérés par des cathéters, et l'on maintiendra l'asepsie du trajet ainsi créé à l'aide de compresses antiseptiques. Pour combattre l'oblitération cicatricielle du nouveau canal vaginal, il faut recourir à la méthode autoplastique.

S'il se reproduit des adhérences secondaires ou même d'emblée, si l'on a des raisons de les redouter on enlève les ovaires par la cœliotomie et on fixe l'utérus à la vulve pour éviter la formation d'une nouvelle poche.

L'absence congénitale du périnée et les fissures urétrales seront également traitées par des opérations plastiques. Les fistules recto-vaginales et recto-vestibulaires quand elles sont étroites peuvent guérir presque spontanément à la suite d'une légère cautérisation. Mais quand elles sont plus larges, elles nécessitent une opération plus importante consistant à replacer le rectum dans sa position normale et l'anus à sa place après restauration périnéale.

§ 2. — Malformations fœtales par hyperplasie

1. *Dédoublement de tous les organes.*

a) De tout l'appareil génital.

α) *Utérus didelphe,* l'utérus et le vagin se développent par deux canaux de Müller restant séparés sans se différencier, c'est-à-dire constituant deux cordons pleins ou bien deux conduits creux terminés en cul-de-sac.

β) Ici l'*utérus et le vagin* sont également *doubles* et juxtaposés, mais les deux conduits de Müller se sont différenciés en utérus et vagin. Chaque canal utéro-vaginal ne possède naturellement qu'une trompe et qu'un ovaire.

Ces deux malformations ne se produisent que chez des monstres atteints d'anomalies plus graves incompatibles avec la vie. C'est ainsi que O. Schæffer a observé à la clinique gynécologique de Munich deux cas du premier type (α) avec ectopie des viscères et absence de la vessie, des reins, du cloaque, etc. et un cas du deuxième type (β) avec hernie ombilicale donnant issue à tous les viscères et imperforation de l'anus. Le dédoublement de la vulve n'a aucune signification pratique.

b) Dédoublement des annexes de l'utérus : ovaires, trompes par division de ces organes pendant le développement.

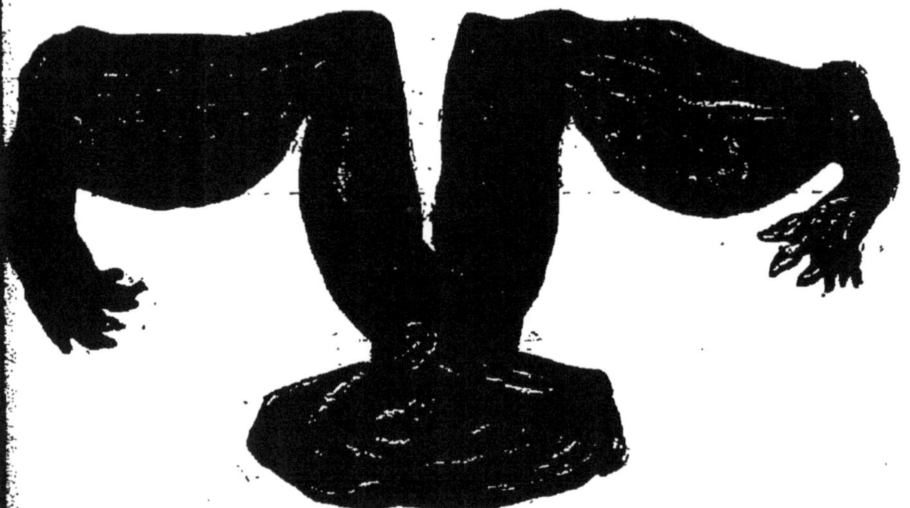

Fig. 16 — Utérus à col double avec vagin simple.

c) Dédoublement de l'utérus (planche 2, fig. 2, et fig. 16 du texte), *utérus bicorne*. Les portions des conduits de Müller qui doivent former le corps utérin restent séparés et se continuent avec un col unique et commun. A un degré moins accentué, il existe une simple échancrure au fond de l'utérus constituant l'utérus arqué.

2. *Dédoublement par une cloison.* — Ici les conduits de Müller ne sont pas restés séparés partiellement ou totalement comme dans les cas précédents, ils sont accolés en canons de fusil, mais la cloison qui les sépare primitivement ne s'est pas résorbée. Normalement cette résorption commence à la 8e ou 10e semaine et d'abord dans la por-

Planche I. — Vulve d'une pluripare non gravide (aquar. origin. d'après un cas de la clinique des maladies de femmes de Heidelberg). Les grandes et petites lèvres sont écartées. Aux débris de l'hymen se rattache un canal terminé en cul-de-sac, profond d'un centimètre environ, visible au niveau de la commissure postérieure, et qui doit être considéré comme congénital. L'auteur a déjà rencontré des formations analogues chez les fœtus ainsi que des kystes de l'hymen. Le périnée est intact.

tion du conduit qui formera le vagin entre la 20e et la 30e semaine. On comprend donc que tous les degrés de bifidité et tous les degrés de cloisonnement de l'utérus et du vagin

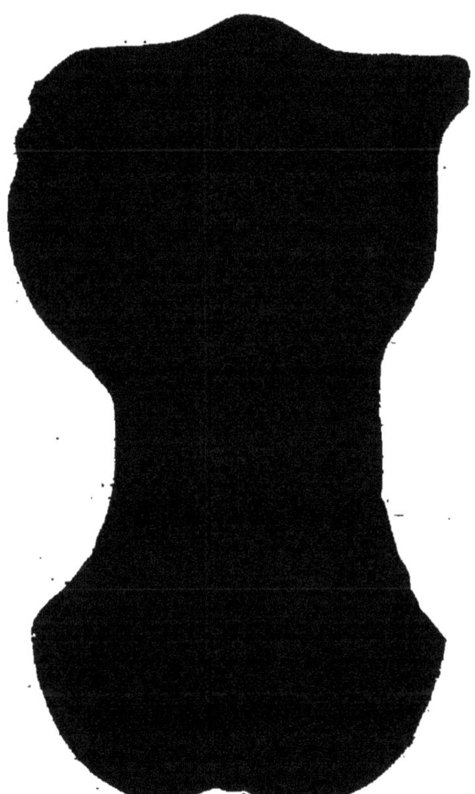

Fig. 17. — Vagin cloisonné avec imperforation d'un des conduits. Embouchure des glandes de Skene à l'orifice urétral.

puissent se recontrer. On aura ainsi un utérus bicorne cloisonné complètement ou incomplètement, avec un ou deux cols, et cela avec ou sans vagin cloisonné d'une façon plus ou moins complète (voy. planche 2, fig. 2 et fig. 17 du texte). Un des conduits peut être atrésié comme nous l'avons dit plus haut.

L'hymen peut être cloisonné ou biperforé et par suite de sa grande résistance il peut jouer un rôle important dans la pathologie génitale.

Symptômes. — L'influence de ces malformations sur l'accouchement a été signalée dans l'*Atlas manuel obstétrical* (2e édit., § 21 *a*). Il en résulte souvent un développement incomplet de tout l'appareil génital et la stérilité. On observe souvent de l'aménorrhée chez ces sujets faibles de constitution. Le devoir du médecin est de les dissuader du mariage.

Traitement. — Ligature ou section de la cloison au thermocautère. Si on pratique la castration pour combattre des hémorragies dues à un fibrome ou l'hystérectomie totale, étant donnée l'existence possible d'un troisième ovaire, il faut savoir qu'on peut s'exposer à un échec ou voir survenir ultérieurement une grossesse abdominale.

[Ce sont là des faits tellement exceptionnels que, pratiquement, il n'y a pas lieu de s'y arrêter.]

II. — ARRÊTS DE DÉVELOPPEMENT ET ANOMALIES DE LA PÉRIODE INFANTILE ET DE LA PUBERTÉ

1. *Utérus fœtal* (souvent à fond plat).
2. *Utérus infantile* et utérus membraneux.
3. *Utérus infantile antéfléchi.*
4. *Sténose du col et de l'orifice externe.*
5. *Sténose vulvo-vaginale ou hyménéale.*
6. *Développement prématuré.*
7. *Diminution ou suppression des règles.*
8. *Dysménorrhée.*
9. *Ménorragies.*
10. *Stérilité.*

§ 1. — Malformations de la période infantile.

1, 2. Les arrêts de développement que nous dénommons **utérus fœtal** ou **infantile** coïncident avec des troubles

Planche II. Fig. 1. — *Vue au spéculum du col d'un utérus infantile.* Dans cette figure, comme dans les suivantes, le vagin est mis en évidence à l'aide des valves de Sims ou de Simon, la malade étant couchée sur le dos. On voit les lèvres écartées, et les parois vaginales déplissées, le col occupant le fond.

Pour le médecin privé d'assistant la position latérale de Sims est le plus favorable car on n'a besoin dans ce cas que de placer la valve postérieure, la paroi antérieure s'étale d'elle-même. La partie supérieure du tronc s'appuie sur l'épaule gauche et la poitrine ; le bras gauche est placé parallèlement au corps sur la table matelassée et peut, à la rigueur, tenir le spéculum. La cuisse gauche est presque étendue, la droite fortement fléchie. Le médecin se place derrière la malade.

La figure représente un col frêle, petit, avec l'orifice étroit, arrondi d'un utérus peu développé, souvent combiné avec une sténose congénitale du canal cervical et une antéflexion infantile de l'utérus (voy. § 3, 1 à 4).

Planche II. Fig. 2. — *Vue au spéculum du col double d'un utérus bicorne cloisonné avec vagin simple.* Les canaux de Muller ne sont pas placés symétriquement par rapport à l'axe du corps; d'habitude, celui du côté droit est plus rapproché de la symphyse. On voit ici aussi la situation asymétrique des deux orifices à côté l'un de l'autre (voy. § 2, de même que dans l'*Atlas obstétrical*, fig. 97 et § 15 1 *b* 21 *a*). En cas d'utérus double, il peut y avoir aussi deux museaux de tanche séparés dans le vagin qui est lui-même cloisonné généralement, ou bien l'utérus étant incomplètement cloisonné, il n'y a qu'un orifice externe.

fonctionnels que nous avons énumérés plus haut (de 3 à 10) et avec une faiblesse générale de la constitution, l'idiotie, etc.

Dans la forme fœtale, le corps utérin ne s'est pas développé, si bien que le col paraît relativement trop grand. La portion vaginale est très petite et présente un orifice étroit. C'est aussi le cas pour l'utérus infantile (pl. 2, fig. 1). Cependant le corps utérin est assez développé pour que la paroi musculaire ait la résistance de celle du col. Mais au point de vue de la forme, le corps est placé sur le col comme s'il n'en était que le prolongement aplati et non comme le corps utérin normal, c'est-à-dire d'aspect piriforme et plus volumineux que le col.

L'*utérus membraneux* représente une atrophie primitive de l'organe.

Ces trois formes représentent en somme trois variétés d'atrophie utérine.

Le **diagnostic** s'établit par l'exploration bimanuelle, au besoin par le toucher rectal et par le cathétérisme prudent de l'utérus (1).

Traitement. — Combattre l'anémie, le lymphatisme par des fortifiants. Activer la circulation locale par le massage, les bains de siège chauds, les injections vaginales excitantes et les crayons intra-utérins. On pourra y associer les scarifications fréquentes du col, l'application de sinapismes sur les cuisses au moment des règles et l'électrisation faradique en introduisant une sonde dans l'utérus et en plaçant l'autre pôle sur le pubis.

3, 4. **L'antéflexion infantile** (planche 15, fig. 3) se rencontre sur un utérus petit et s'accompagne souvent de **sténose** du canal cervical ou du museau de tanche. L' « antéflexion puérile » consiste dans la courbure à concavité antérieure d'un organe souple de volume normal, mais avec une paroi vaginale antérieure trop courte dans l'axe de laquelle se trouve un col pointu, moyennement développé.

Symptômes. — Dysménorrhée et stérilité. Ces deux troubles peuvent être uniquement d'origine mécanique par suite de l'étroitesse du col ou à cause de la coudure prolongée de l'organe jointe à des inflammations secondaires qui le rendent irréductible en faisant perdre à l'utérus sa flexibilité. Cependant, la cause la plus fréquente de ces deux symptômes est la gêne circulatoire et la congestion de la muqueuse utérine qui en résulte. Le développement incomplet de l'organe contribue encore à causer la stérilité.

Diagnostic. — Le palper bimanuel, après évacuation de la vessie (pl. 22) permet de reconnaître l'antéflexion. On note ainsi la forme et la direction de la portion vaginale. L'hystéromètre introduit dans l'utérus complète les renseignements sur la direction de l'utérus et le calibre du col (2). On voit de cette façon si la cavité cervicale est rétrécie dans toute son étendue ou seulement au niveau d'un de ses orifices. Ultérieurement l'introduction de la sonde permettra de pratiquer la dilatation de la cavité utérine ou du canal cervical.

(1) La profondeur normale de la cavité utérine est de 6 centimètres.

(2) Le canal cervical normal permet l'introduction d'une sonde de 4 mm. de diamètre.

Traitement. — On combattra la sténose (lorsqu'il a été démontré que les douleurs ne relèvent pas d'une autre cause et en particulier de l'endométrite), en pratiquant une dilatation tous les quinze jours au moyen d'une sonde métallique, d'une tige de laminaire ou d'un tamponnement à la gaze iodoformée.

On obtiendra un résultat plus durable en pratiquant la section bicommissurale du col à l'aide des ciseaux de Cowper immédiatement après les règles. On unit la muqueuse cervicale à la muqueuse vaginale par des sutures antéro-postérieures qui vont de la lèvre antérieure à la lèvre postérieure du col. Dans ce procédé de sutures de Sims on voit souvent les lèvres de la section cervicale s'unir de nouveau l'une à l'autre ; aussi vaut-il mieux faire quatre incisions en étoile suivant la méthode de Kehrer ou fixer dans l'incision un lambeau de la portion de lèvre excisée. Pansement à l'aide de tampons d'ouate à la ferripyrine. En cas de sténose de tout le canal cervical, on peut avoir recours aux courants faradiques en plaçant le pôle négatif dans la cavité cervicale. La technique doit être la suivante : courant de 50 milliampères pendant 5 minutes. deux fois par semaine ; une période de traitement et une reprise.

[Je ne dirai rien du traitement électrique appliqué à la sténose cervicale n'en ayant aucune expérience personnelle; je constaterai seulement que cette méthode, très vantée en Amérique, n'a pas rencontré beaucoup de partisans parmi les gynécologistes français. Le meilleur traitement de la sténose cervicale, et en particulier de celle qui nous intéresse ici, c'est-à-dire de la forme congénitale, me paraît être la *stomatoplastie* par le procédé que Pozzi a décrit en 1893 et qui consiste à élargir l'orifice externe du col et une portion du canal cervical à l'aide d'un évidement bilatéral et antéro-postérieur des lèvres du col après section des deux commissures (voy. fig. 18).]

Contre l'antéflexion : introduction d'une tige intra-utérine formée d'une petite tige d'argent courte, placée dans le col comme une sonde et présentant une portion aplatie de deux centimètres à deux centimètres et demi de diamètre suivant la méthode de Winckel. La portion intra-utérine doit avoir deux à trois millimètres de diamètre et une longueur d'un centimètre à un centimètre et demi moindre que celle de la cavité utérine. Si cette tige ne peut pas être introduite directement, l'utérus est d'abord redressé au moyen d'un hystéromètre et on glisse la tige le long de celui-ci.

Pendant les premiers jours, la tige est maintenue avec un tampon d'ouate et on impose à la malade un repos absolu. Son expulsion ou l'apparition de douleurs sont l'indice d'une réaction inflammatoire.

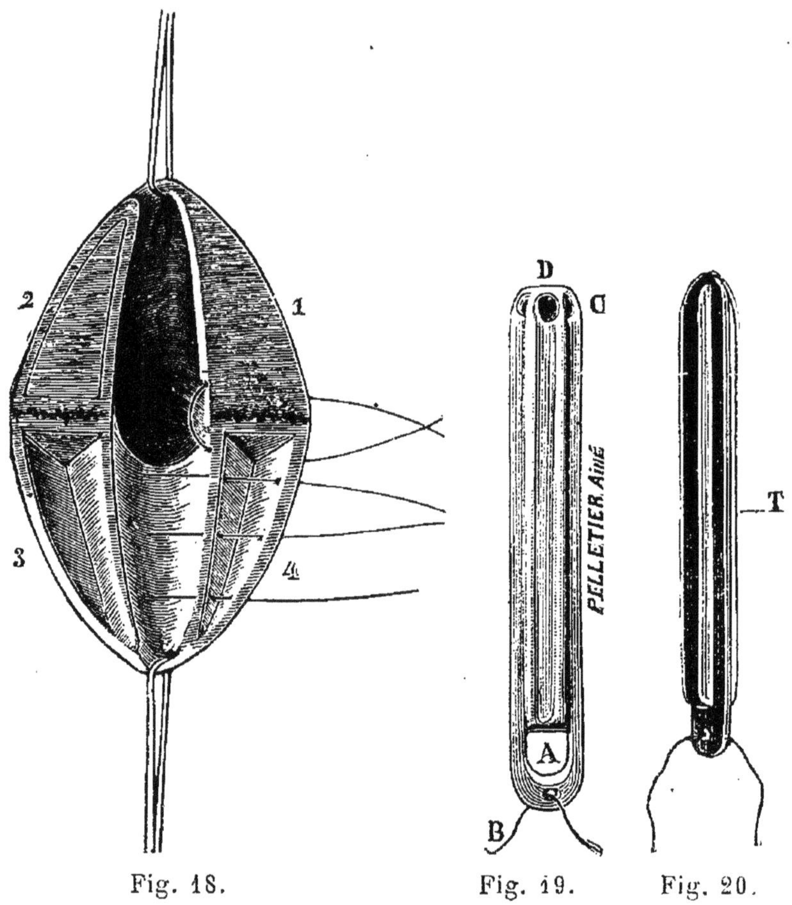

Fig. 18. Fig. 19. Fig. 20.

Fig. 18. — Evidement commissural du col. (D'après Pozzi)
Fig. 19. — Tige intra-utérine de Lefour (dernier modèle)
Fig. — 20. — Tige actuelle de Lefour modifiée par M. Levy.

Cette tige ne combat pas seulement la coudure défectueuse de l'utérus, mais elle agit surtout, comme le montre l'expérience (Winckel), contre la dysménorrhée et contre la stérilité. De plus, elle favorise le développement de l'organe. Elle doit être changée tous les deux mois, et la malade devra prendre des injections vaginales quotidiennes.

[Les opérations plastiques sur le col, la stomatoplastie de Küster et Pozzi en particulier, ne sont indiquées que lorsqu'il existe, ce qui n'est pas exceptionnel, de la sténose du

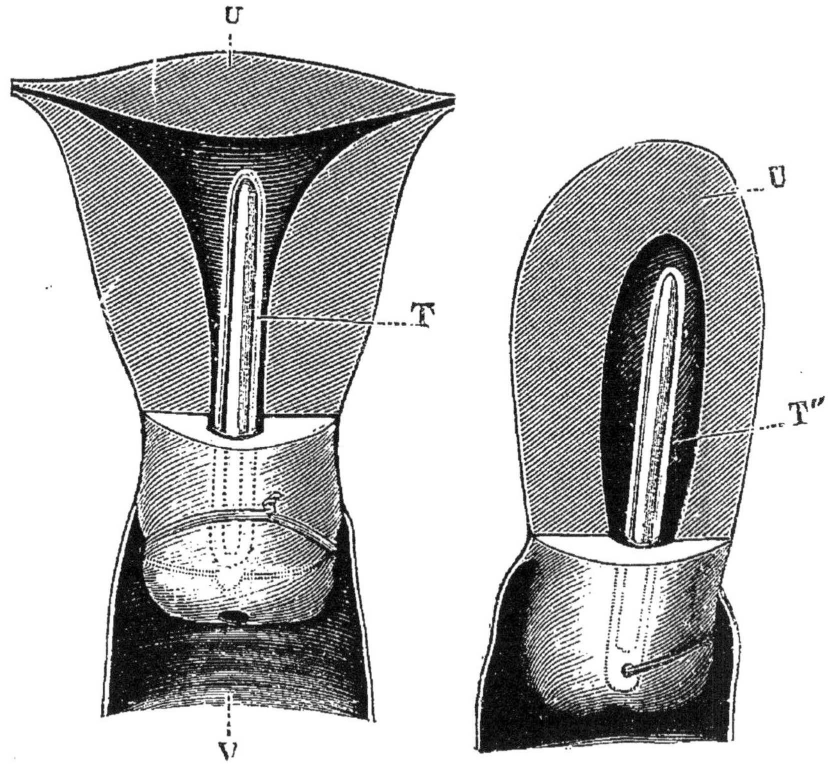

Mode de contention de la nouvelle tige de Lefour
(Fig. 21. — Vue de face). (Fig. 22. — Vue de profil).

col associée à l'antéflexion congénitale. Quant aux interventions sur la face externe de l'utérus (hystérotomie de Defontaine, hystérectomies partielles cunéiformes) leurs indications sont encore plus limitées. Le traitement de choix de l'antéflexion congénitale est la dilatation lente, progressive et prolongée, à l'aide de laminaires d'abord puis avec une tige métallique maintenue à demeure pendant des semaines et même des mois. La tige de Lefour répond parfaitement à ces indications. Sa longueur lui permet de pénétrer profondément dans la cavité du corps utérin, ce qui est indispensable pour obtenir le redressement, de plus ses cannelures permettent l'écoulement menstruel, enfin l'œillet situé à l'extrémité inférieure de la tige rend sa fixation possible à l'aide d'un crin passé d'autre part à travers une des lèvres du col (fig. 19 à 22).]

5. **Sténose vulvo-vaginale ou hyménéale.** — On ne doit en faire le débridement que si l'atrophie vaginale est très prononcée et alors il y a lieu de pratiquer une autoplastie à lambeau. Un hymen trop résistant, s'opposant au coït, doit être incisé ; les lèvres de l'incision seront ourlées par un fil de catgut pour prévenir les hémorragies qui pourraient se produire sous l'influence d'un coït brutal ou au moment de l'accouchement.

Si le rétrécissement est peu prononcé, on peut le dilater extemporanément ou progressivement avec une mèche de gaze iodoformée. Chez les sujets nerveux on observe souvent en même temps de la contracture des sphincters (vaginisme).

§ 2. — Anomalies de la menstruation.

La menstruation est un phénomène physiologique apparaissant à l'époque de la puberté, c'est-à-dire de 14 à 16 ans dans nos climats, plus tôt dans les pays chauds, plus tôt également dans les villes que dans les campagnes. Elle se caractérise par un écoulement sanguin résultant d'une congestion des organes génitaux qui se produit régulièrement tous les mois au moment de la mise en liberté d'un ovule arrivé à maturation (rupture d'un follicule de Graaf ou ovulation). La muqueuse utérine ramollie et hyperhémiée est ainsi préparée à recevoir et à nourrir un ovule fécondé. Le phénomène dans son ensemble (ovulation et menstruation) est régularisé par le système nerveux et est accompagné de variations dans les phénomènes d'assimilation qui ont leur minimum pendant l'hémorragie. Le siège de l'hémorragie est la muqueuse du corps de l'utérus en dehors de l'état gravide (1).

Souvent des douleurs précèdent ou accompagnent la menstruation et les variations dans les mutations intra-organiques. On observe également des éruptions (herpès

(1) Voy. *Atlas d'Obstétrique*, édition française par J. Potocki, page 27, § 1.

labial, acné), des démangeaisons, des frissons, des névralgies, de la lassitude, des vertiges, des borborygmes, des alternatives de diarrhée et de constipation, de la leucorrhée pendant les deux jours qui précèdent les règles, des envies fréquentes d'uriner et des dépôts uratiques dans les urines.

6. **Développement prématuré.** — La menstruation survient dès l'enfance avec la maturation complète des organes génitaux (c'est à tort qu'on range dans ces cas les hémorragies d'origine génitale survenant parfois chez les nouveau-nés). Si chez ces jeunes sujets, qui par leur aspect général (mamelles, poils) paraissent avoir atteint l'âge adulte, une grossesse survient, celle-ci évolue habituellement sans complications.

7. **Diminution et absence des règles. Etiologie.** — Dans les §§ 1, 2 et 3 nous avons déjà rangé une série de causes d'aménorrhée par suite de malformations génitales. Nous pouvons les diviser en :

a) *Causes organiques permanentes* : absence d'utérus, d'ovaires ou de follicules de Graaf coïncidant avec un développement complet du reste de l'appareil génital (que cette altération soit congénitale ou consécutive à une ovarite de la puberté).

b) *Troubles fonctionnels disparaissant dans un certain nombre de cas* : organes génitaux restés infantiles (faible volume, antéflexion, sténose, muqueuse incomplètement développée), anémie surtout chez les névropathes (vascularisation insuffisante de l'utérus).

c) Causes mécaniques pouvant être modifiées : atrésies.

d) Aménorrhées secondaires, temporaires ou tardives : troubles de l'état général (par exemple, morphinomanie, obésité); maladies aiguës graves, troubles sérieux de la circulation à la suite de refroidissement ou d'émotions (frayeur, crainte d'une grossesse) ; maladies de l'appareil génital : métrites (atrophie de la muqueuse), périmétrites (ovaires, pavillons des trompes englobés dans les exsudats), ovarites, tumeurs ovariennes, hyperinvolution puerpérale (atrophie de l'appareil génital), enfin en tant que processus physiologique de la grossesse. Il est d'ailleurs à remarquer que l'ovulation et la congestion sont possibles même en cas d'aménorrhée.

Traitement. — Tout d'abord, il est indispensable d'établir s'il s'agit d'une véritable aménorrhée, c'est-à-dire s'il n'existe pas un obstacle mécanique à l'écoulement sanguin. Il faut alors lutter contre l'atrésie congénitale ou acquise (§ 1). Il faut ensuite éliminer par l'exploration les causes d'aménorrhée énumérées au chapitre A et dont le traitement a été donné dans le § 1.

Le groupe *b* (voy. § 3) réclame un long traitement, mais qui donnera souvent de bons résultats. Un régime fortifiant est ici de première nécessité.

Tout ce qui peut nuire au développement de l'organisme est à éviter : le surmenage, et surtout le surmenage intellectuel (par exemple les efforts de mémoire souvent répétés, la station assise pendant des heures devant des devoirs de classe, des travaux manuels et en particulier des broderies, les visites trop fréquentes aux expositions, les bals, etc.). Il est également nuisible de dormir trop ou trop peu. Les sécrétions exagérées sont aussi une cause d'affaiblissement (diarrhée, pertes blanches, masturbation), il en est de même d'une nourriture mal choisie.

Tout d'abord, il faut recommander un régime carné, fortifiant, mais ne causant ni indigestion, ni ballonnement, un travail régulier à la cuisine et dans la maison et, si possible, à la campagne. Quotidiennement une à deux heures de marche sans fatigue. Les selles doivent être rendues régulières par l'usage des fruits, le massage abdominal, les lavements d'eau tiède, savonneuse ou non, les lavements d'huile, et même les laxatifs doux. Comme stimulant de l'appétit, il faut prescrire surtout les solutions d'hémoglobine, les poudres d'hémalbumine, les vins au peptonate de fer, la teinture de quinquina, etc.

Pour régulariser la circulation du sang on emploiera tous les jours un ou deux bains de pieds chauds (à 28° ou 30° Réaumur), en ajoutant à l'eau quelques cuillerées à soupe de sel ou de farine de moutarde. On peut encore prendre des bains de siège chauds ou des bains complets. Enfin il est bon d'appliquer des sinapismes sur les cuisses au moment où la congestion des organes pelviens et l'écoulement vaginal annoncent l'époque menstruelle. D'autre part, il ne faut prendre ni bains froids, ni bains d'eau courante et il faut être chaudement vêtu. Les villes d'eau et les stations élevées sont favorables. [En France, ces malades sont envoyées à Luxeuil, Plombières, Néris, Cauterets, Luchon, Amélie-les-Bains, Bagnoles, Saint-Sauveur, Bourbonne, Bourbon-L'Archambault, Saint-Honoré, etc.].

Les bains de mer n'agissent que comme cure d'air, en stimulant l'appétit.

Chez les jeunes filles chlorotiques et nerveuses on obtient de bons résultats en les faisant engraisser suivant la méthode de Weir Mitchell-Playfair.

Le traitement local est étudié au § 3. J'insisterai seulement ici encore sur le massage.

Le **groupe d** sera traité selon la nature de l'affection causale.

Signalons seulement ici comme médication adjuvante : le permanganate de potasse, le salicylate de soude, la santonine, l'aloès ; et encore faut-il bien savoir que ces médicaments ne sont pas toujours efficaces. L'hyperinvolution sera traitée par le massage et les courants induits (voy. § 3, sténose).

Dans les cas d'*aménorrhée*, nous avons à envisager et à traiter toute une série de **complications :**

α) *Dénutrition intense* qui s'accompagne d'une dyspepsie grave avec ballonnement du ventre et entraîne secondairement l'anémie et la chlorose.

β) *Hémorragies supplémentaires* (hémoptysies, hématémèses, flux hémorroïdaire). On peut également observer (quoique plus rarement) des hémorragies provenant du rein, de la vessie, de l'estomac, de l'intestin, ou encore des hémorragies cutanées, nasales, conjonctivales, auriculaires, gingivales, dans la chambre antérieure de l'œil ou au niveau de cicatrices.

Cependant, il est souvent difficile de savoir si ces hémorragies sont le résultat ou bien plutôt la cause de l'aménorrhée surtout si elles ne sont pas périodiques.

γ) *Éruptions*. — On observe également des éruptions supplémentaires sous forme d'érythèmes, d'impétigo, d'herpès, surtout aux lèvres, ou de pustules d'acné.

Traitement. — Des hémorragies supplémentaires : irrigations chaudes, scarifications du col.

Contre l'acné : lotions de Kummerfeld, onguent de Lassar, pommade soufrée, pilules d'ammoniaque caustique (0,1 centigr. en dragées). Contre l'urticaire et l'érythème : laxatifs, alcool salicylé, alcool mentholé à 5 p. 100, atropine, salicylate de soude (6 à 8 grammes par jour).

Contre l'eczéma impétigineux (pustules avec croûtes jaunes) : pommade à la vaseline, ou onguent de Wilson au benzoate de zinc ; pommade au bismuth.

Contre l'herpès : onguent de Wilson au benzoate de zinc.

δ) *Troubles nerveux périodiques :* névralgies, palpitations, poussées congestives à la tête, dyspnée (asthme utérin), toux utérine, crampes d'estomac, troubles de la digestion, etc.

Traitement. — Contre les névralgies et l'asthme : caféine, antipyrine, inhalations de chloroforme, infusion de digitale, vessie de glace sur le cœur. Hydrothérapie et traitement général destiné à tonifier le système nerveux.

8. La **dysménorrhée** est caractérisée par des douleurs violentes, condamnant les malades au repos. Ces douleurs partent de la cavité utérine et des ganglions nerveux juxtacervicaux et irradient dans la région lombaire. Les autres organes malades (foie, vésicule biliaire, cœur, poumons, estomac) contribuent à provoquer ces douleurs et les exagèrent. On observe également des symptômes hystériformes se traduisant par : une hémicrânie réflexe, des nausées, des vomissements, des vertiges, des syncopes.

On distingue sept formes de dysménorrhée d'après l'étiologie :

a) *Dysménorrhée réflexe* dans les affections des ovaires, des trompes, du tissu cellulaire péri-utérin, etc.

b) Au début d'un *myome interstitiel.*

c) Dans la *névralgie utérine* avec flexion spasmodique de l'utérus due à une frayeur, à l'interruption d'un coït, à la masturbation, à des irrigations trop chaudes et trop violentes, à un traumatisme de l'utérus ou à un brusque refroidissement.

d) *Dysménorrhée congestive* dans les flexions utérines et dans tous les cas provoquant une hyperémie de l'organe et de ses ligaments. La douleur précède la congestion et disparaît avec elle, en même temps que les vaisseaux se vident.

e) *Dysménorrhée inflammatoire* dans l'endométrite, la métrite, la para et la périmétrite.

Ici, la douleur est à son maximum au commencement des règles, et disparaît lentement après leur cessation. L'utérus lui-même est très sensible et parfois contracturé.

f) *Dysménorrhée par obstruction mécanique.* — Elle est souvent consécutive aux affections signalées en *c* et *d* (voy. aussi § 3 et 4, Aménorrhée). Elle peut encore résulter d'une excrétion sanguine trop rapide et retenue en masse, d'une sténose ou flexion du col utérin ou encore d'un gonflement de la muqueuse utérine.

Les douleurs sont expulsives, et s'accompagnent de l'élimination de caillots volumineux ou de débris de la muqueuse.

g) *Dysménorrhée par exfoliation menstruelle* de la muqueuse ou *dysménorrhée membraneuse* sans endométrite. Lorsque les formes *d* et *e* sont très accentuées, des lambeaux de muqueuse sont expulsés, parfois même celle-ci est éliminée en entier sous forme d'un grand lambeau triangulaire auquel on donne le nom de caduque menstruelle. La dysménorrhée membraneuse est donc le résultat d'une endométrite exfoliatrice.

Diagnostic et traitement :

a) Dans toute dysménorrhée, il faut, par une exploration bimanuelle attentive et au moyen de l'hystéromètre, établir l'état de tout l'appareil génital et se rendre compte de la constitution de la malade.

b) Les myomes de petit volume ne peuvent pas être diagnostiqués. Ils ne deviennent appréciables que lorsqu'ils commencent à soulever la paroi utérine ou qu'ils ont pris une consistance nettement différente. Les douleurs fixes, violentes et lancinantes, ne s'accompagnant pas de fièvre, sont ici caractéristiques. On les combattra à l'aide des différents calmants, en suppositoires, en ovules ou en injections : hydrate de chloral, extrait de belladone ou d'hyoscyamine, extrait thébaïque, antipyrine. On y adjoindra des stimulants : sinapismes, compresses d'alcool mentholé ou d'alcool camphré, ergotine, bains salés. Au moment des crises, le repos au lit est nécessaire.

c) Les névralgies signalées au paragraphe *c* seront traitées par le bromure de potassium, la caféine, le benzoate de soude, la phénacétine, l'antipyrine (qu'on peut administrer en lavements), l'extrait fluide de viburnum prunifolium, le permanganate de potasse (à prendre une semaine avant les règles). On y ajoutera les ovules et révulsifs déjà cités, l'ergotine, l'hydrastis. Enfin, on favorisera la diaphorèse.

d) La dysménorrhée congestive nécessite le repos au lit. Le ventre et tout le corps doivent être chaudement couverts Les bains de mains chauds, la révulsion cutanée est indiquée ici comme plus haut (v. *b*.). Les laxatifs et l'ipéca combattront l'embarras gastrique, et contre le catarrhe on administrera de l'émétique, des diaphorétiques. Pour faciliter la circulation locale on peut faire des scarifications ou appliquer deux sangsues sur la région et les faire suivre d'un tamponnement.

Contre les douleurs, il ne faut administrer qu'en dernière analyse les calmants indiqués en *b*, sous forme d'injections vaginales ou rectales, de suppositoires ou d'ovules. Ce sont les lésions causales qu'il faut traiter : les flexions par des pessaires et le massage, la sténose par des laminaires.

e) L'indication est de combattre l'inflammation. Les crises seront traitées comme en *d*. Avant tout il faut recommander les saignées à l'aide de deux sangsues, les laxatifs, les scarifications de la muqueuse cervicale, les excisions cunéiformes (voy. métrites), les cautérisations par la chaleur, et en particulier par la vaporisation (voy. le traitement de l'endométrite).

f) Voir le traitement de la sténose et de l'aménorrhée aux §§ 3 et 4, p. 19. Les douleurs ne surviennent qu'après l'établissement des règles.

g) En cas de dysménorrhée membraneuse, deux sangsues sur la région, renouvelées plusieurs fois, empêcheraient, d'après V. Winckel, la chute de la caduque menstruelle et permettraient la conception et la guérison. On peut essayer le curettage et la cautérisation après l'opération à l'aide du perchlorure de fer ou du chlorure de zinc. On se trouvera mieux encore de l'emploi de l'air chaud ou du thermocautère (voy. le traitement de l'endométrite).

Les *symptômes* sont analogues à ceux signalés en *b* et en *d*.

Des sensations de chaleur et de froid, des nausées, des vomissements, des vertiges, de la céphalée, des syncopes, constituent autant de symptômes prodromiques qui sont suivis ou non de convulsions de nature hystérique. On observe encore une douleur limitée au bas-ventre. L'hémorragie est parfois peu abondante.

La membrane mentionnée plus haut se détache en provoquant ou non des douleurs. Quand elle est entière, elle a l'aspect d'un sac triangulaire avec les trois orifices utérins (les deux orifices tubaires et l'orifice cervical profond). La face externe, détachée de la paroi utérine, est irrégulière, villeuse ; la face interne est lisse avec des sillons et des orifices glandulaires ponctiformes.

Structure microscopique de la caduque menstruelle : on y voit un tissu cellulaire infiltré et gonflé avec de nombreuses petites cellules rondes qui ne le recouvrent pas complètement. Dans l'intervalle des sillons et des orifices de tubes glandulaires tassés les uns contre les autres, tapissés d'un épithélium cylindrique et des vaisseaux. On rencontre rarement de grosses cellules. En résumé, c'est la structure de l'endométrite interstitielle.

Les muqueuses curettées en dehors des règles ne présentent pas cette structure (Löhlein). On voit aussi parfois en cas de vaginite exfoliatrice des membranes se détacher du vagin, qui sont tapissées d'un épithélium à cellules pavimenteuses polygonales avec noyaux relativement petits et vésiculeux. Ces cellules proviennent aussi parfois de l'épithélium altéré de la partie inférieure du col (voy. les planches 28 à 31).

Diagnostic histologique (voy. *Atlas d'Obstétrique*, fig. 10, 15, 67 *a* et *b*). La caduque vraie de la grossesse est formée d'une couche de grosses cellules irrégulièrement arrondies (cellules déciduales) avec un et souvent plusieurs noyaux volumineux, de sorte que le tissu conjonctif, d'ailleurs en petite quantité, est complètement masqué.

9. **Ménorragies.** — Sous ce nom, nous ne comprendrons que les hémorragies utérines se produisant au moment des règles en quantité trop abondante relativement à l'état général. De sorte qu'il survient un état anémique, ou, chez des sujets déjà anémiés, on voit s'accentuer les vertiges, les syncopes, les bourdonnements d'oreilles, les mouches volantes, les nausées, les vomissements, la constipation, la pâleur des muqueuses, la lassitude, les douleurs de rein, l'essoufflement, les palpitations, etc. La ménorragie peut être habituelle ou passagère.

Etiologie : *a*) *Affections génitales* : tumeurs, prolapsus, inflammation produisant le gonflement de la muqueuse utérine.

b) *Maladies d'autres organes* causant des troubles de la circulation (maladies du cœur, des poumons, des reins, de la rate, du foie).

c) *Affections de l'intestin* (dysenterie, constipation).

d) *Congestions d'origine nerveuse* (émotions, boissons chaudes).

e) *Maladies constitutionnelles* (maladie de Werlhof, développement exagéré du pannicule adipeux).

Traitement. — Symptomatique : repos dans la position horizontale, diète, boissons calmantes (acidulées, gazeuses), compresses chaudes d'alcool, sinapismes. Contre les affections génitales du groupe A : voir le traitement de l'endométrite (en particulier de la forme fongueuse et hémorragique), de la métrite chronique à la phase d'engorgement, de la para et de la périmétrite, des polypes fibreux et muqueux de l'utérus, du sarcome et du carcinome, des tumeurs de l'ovaire, des flexions et du prolapsus de l'utérus.

En attendant un traitement radical, on combattra les hémorragies avec l'ergotine, l'hydrastis canadensis ou l'hydrastinine, avec des injections vaginales chaudes (36° à 42° Réaumur) renouvelées toutes les trois à six heures, ou à l'aide d'un tamponnement vaginal très serré à la gaze iodoformée ou à l'ouate salicylée, ou même par un tamponnement intra-utérin avec de la gaze iodoformée ou une laminaire.

Comme hémostatique local, on appliquera du perchlorure de fer liquide sur un tampon d'ouate en laissant au besoin la tige (de bois ou d'aluminium) qui le porte pendant deux ou trois heures dans la cavité cervicale. La ferripyrine est un bon hémostatique, nullement irritant. On peut l'employer en poudre sur un tampon ou mieux sous forme de gaze stérilisée. J'ai eu également de bons résultats avec des injections d'une solution de gélatine ou avec l'emploi de l'air chaud (voy. le traitement de l'endométrite hémorragique).

Contre les ménorragies du groupe b, on obtient de bons résultats avec la digitale, les expectorants et une cure thermale à Karlsbad, Franzensbad, Kissingen, Wildungen, Neuenahr, Vichy.

Pour le groupe c : laxatifs : infusions de séné en lavements, infusions concentrées de rhubarbe à 10 p. 100 : huile de ricin.

Pour le groupe d : même traitement que pour la dysménorrhée, et, en particulier, l'hydrothérapie.

Pour le groupe e : hémostase locale comme pour le groupe *a* : ergotine, cure d'amaigrissement selon la méthode de Banting, Mendelsohn, Epstein, Œrtel, combinée avec le traitement de Marienbad : nourriture végétale, hydrothérapie et injections sous-cutanées de gélatine dans l'hémophilie et le purpura, hypophosphite de chaux par la bouche ou le rectum.

Note additionnelle

[Il est impossible d'établir une limite absolument tranchée entre les ménorragies et les métrorragies, c'est-à-dire entre les hémorragies survenant au moment des règles et celles qui se produisent en dehors des règles, par la raison que souvent les ménorragies se prolongent pendant des semaines, interrompues par des arrêts de quelques heures, constituant en définitive de véritables métrorragies.

Nous aurons, par la suite, l'occasion d'insister sur l'étiologie des hémorragies utérines en étudiant les différentes affections qui peuvent en être la cause, mais, dès maintenant, je voudrais mettre en relief l'importance de ce *diagnostic étiologique*. Si, en effet, il est facile de reconnaître la métrorragie, il n'est pas toujours aisé d'en trouver la cause, et, cependant, cette notion est indispensable pour instituer un traitement rationnel. Le problème est d'autant plus complexe que je pense avec nombre de gynécologistes que l'ovaire peut être lui-même le point de départ des métrorragies en dehors de toute lésion apparente de l'utérus.

Malgré tous ses efforts et toute sa sagacité, le clinicien sera parfois embarrassé pour donner une étiquette étiologique à l'hémorragie qu'il constate. Cette hésitation ne doit pas le désarmer; il doit agir promptement, surtout si la métrorragie est abondante, et appliquer méthodiquement le traitement convenable. Le gynécologiste possède aujourd'hui un ensemble de moyens hémostatiques qui lui permet de triompher de l'hémorragie utérine la plus grave, par son abondance ou par sa persistance. Je laisse complètement de côté les métrorragies de la grossesse et celles qui succèdent parfois aux accouchements ou aux avortements; elles ont été étudiées dans l'*Atlas Manuel d'Obstétrique*. Les principaux moyens hémostatiques à mettre successivement en œuvre sont par ordre d'importance : 1° les injections chaudes; 2° le tamponnement; 3° le curettage; 4° la dilatation utérine à la laminaire; 5° la cautérisation; 6° l'hystérectomie ou l'oophorectomie.

Toute femme dont les règles sont trop abondantes ou trop prolongées doit être couchée dans le décubitus dorsal, la tête basse, et soumise aux injections vaginales d'eau bouillie très chaude, c'est-à-dire à la température de 50 à 55°.

Si ce traitement ne suffit pas à arrêter l'hémorragie, on peut le compléter par le tamponnement vaginal. J'ai vu dans le service de Tillaux des métrorragies arrêtées par l'application sur l'orifice externe du col d'un tampon d'ouate imbibée d'une solution de perchlorure de fer étendue (2 parties d'eau, 1 partie de perchlorure de fer liquide). D'autres chirurgiens emploient le sérum gélatiné. Il faut savoir que ce traitement est bien souvent insuffisant.

Le curettage, très facile à pratiquer dans ces utérus déjà

dilatés et habituellement flasques, parvient souvent à arrêter l'hémorragie, surtout si on le fait suivre d'une cautérisation de la muqueuse utérine avec la glycérine créosotée ou le chlorure de zinc.

Il est une méthode excellente et que je ne saurais trop recommander, car elle est essentiellement bénigne, c'est la dilatation à la laminaire. On introduit dans la cavité utérine une tige de laminaire ; on peut, le plus souvent, d'emblée en placer une d'un gros calibre. Sinon, après vingt-quatre heures d'une dilatation à l'aide d'une laminaire de moyen calibre, on parviendra à en introduire une volumineuse. Celle-ci est maintenue à l'aide d'un tamponnement vaginal pendant plusieurs jours. La muqueuse utérine, c'est-à-dire la surface de suintement, se trouve comprimée de dedans en dehors par la laminaire qui tend sans cesse à gonfler, tandis que le muscle utérin entre en contracture réflexe et comprime la muqueuse de dehors en dedans. L'hémorragie est souvent arrêtée d'emblée par ce moyen, et au bout de quelques jours, lorsqu'on retire la laminaire, l'hémostase persiste.

Une cautérisation énergique peut triompher d'une hémorragie qui a résisté à la dilatation. J'ai eu ainsi l'occasion de tarir définitivement une métrorragie qui datait de huit mois et avait persisté malgré deux curettages et une dilatation. Profitant de ce que cette dilatation avait maintenu béante la cavité utérine, j'en cautérisai vigoureusement la surface à l'aide d'un tampon d'ouate imbibé d'une solution très concentrée de chlorure de zinc (25 p. 100). Ce badigeonnage provoqua d'assez vives douleurs qui disparurent rapidement. Le lendemain, la malade fut soumise à une nouvelle séance de cautérisation. Le résultat fut un arrêt immédiat de l'hémorragie, et, par la suite, sous l'action adjuvante d'un traitement général hygiénique et fortifiant, les règles reparurent normales comme fréquence et comme quantité.

L'extrême ressource consiste dans l'hystérectomie ou l'oophorectomie. On a vu des hémorragies rebelles céder à l'ablation d'un ovaire malade.

Ces divers moyens thérapeutiques, d'une importance progressivement croissante, s'adressent à ces cas de ménorragies abondants et rebelles dont la cause échappe souvent et pour lesquelles on a invoqué des lésions relativement minimes de la muqueuse utérine (dégénérescence angiomateuse de Quénu). Dans un cas personnel (1) et dans un autre fait inédit de M. Chaput, le professeur Cornil a constaté de simples lésions de *métrite glandulaire kystique*, la muqueuse du corps utérin présentant des dilatations analogues à celles qu'on rencontre fréquemment sur la muqueuse du col et bien connues sous le nom d'œufs de Naboth.

Il est évident que lorsque les ménorragies sont symptomatiques d'une affection utérine (cancer et surtout fibrome), l'affection passe avant le symptôme, et c'est elle qui fournit les indications opératoires].

§ 3. — Stérilité.

La stérilité peut être due à la constitution physique ou psychique de l'homme ou de la femme ou dépendre d'une altération de l'embryon. Ces causes se divisent en quatre groupes :

1. *Impossibilité du coït par absence des organes génitaux ou par influence nerveuse ou psychique.*

Homme.	Femme.
Epi et hypospadias. Parésie ou paralysie des nerfs excréteurs due à une influence psychique ou à un affaiblissement du système nerveux (lésions cérébrales ou médullaires, âge avancé, perversion sexuelle, etc.).	Atrésie ou oblitération de l'hymen ou du vagin. Vaginisme. Tumeurs ou inflammations de ces organes.
Absence de sécrétion spermatique par rétrécissement cicatriciel ou par hypertrophie de la prostate.	Absence de désir sexuel.

2. *Azoospermie ou absence de l'ovulation.*

Atrophie testiculaire (par orchite blennorragique, traumatique, etc.). Atrésie des canaux éjaculateurs.	Absence d'ovulation d'origine congénitale ou consécutive à une ovarite. Arrêt de développement des follicules. Tumeurs ovariennes.

(1) Communication orale.

3. *Le sperme introduit dans les voies génitales de la femme ne parvient pas à l'ovule.*

Atrésie ou oblitération de l'utérus ou des trompes (par coudure).
Bouchon muqueux du col (endométrite).
Tumeur utérine ou tubaire.
Fausses membranes et adhérences péri-ovariennes.

4. *L'œuf ne se fixe pas sur la muqueuse utérine.*

Endométrite. Tumeur utérine.
Faiblesse.
Affections propres de l'œuf.

Examen.

Homme.	Femme (voir § 1 à 4).
Comme la blennorragie est une cause fréquente d'azoospermie et de rétrécissements cicatriciels, il faut chercher dans les antécédents et par l'exploration directe s'il y a rétrécissements, sécrétion muqueuse et si le sperme renferme des spermatozoïdes (en quantité et de forme normales).	Composition des règles. Y a-t-il des pertes blanches ? (gonocoques). Examen de l'utérus au spéculum et à l'hystéromètre. Exploration bimanuelle de l'utérus et des annexes.

Traitement. — Le traitement doit être conforme à la cause de la stérilité. S'il est impossible d'en trouver la raison, on devra conseiller à la femme de conserver le sperme aussi longtemps que possible dans le vagin. Sims a montré que le cul-de-sac vaginal postérieur sert de réservoir au sperme : le col utérin y plongeant à l'état normal. Le coït peut encore être pratiqué, la femme ayant le bassin relevé, ou bien more canino.

II

VICES DE CONFORMATION ET VICES DE POSITION

I. — HERNIES

Les hernies résultent de l'engagement des organes abdominaux dans des canaux naturels préformés qui s'élargissent par suite de faiblesse de leurs parois. Ainsi les organes abdominaux viennent saillir sous les téguments au niveau de la paroi abdominale, dans la région fessière, ou bien à la hauteur du canal crural, du vagin ou des grandes lèvres. Les hernies vaginales sont étudiées à part, comme inversion du vagin au § 7.

§ 1. — Hernies et autres déformations de la vulve.

Le contenu de la hernie peut être représenté par l'utérus, surtout par une corne utérine (voir *Atlas-Manuel d'obstétrique*, édition française par le docteur J. Potocki (fig. 104, p. 280), hernie d'une corne utérine gravide ; en cas d'utérus bicorne, ou par ses annexes (ovaires, voir § 1, Pseudohermaphrodisme) ; ces organes sont accompagnés ou non de l'intestin et de ses dépendances, ou bien celui-ci constitue la hernie à lui seul.

La voie la plus fréquemment suivie est le canal inguinal (texte, fig. 23) ; plus rarement la hernie se fait en avant du ligament large le long du releveur de l'anus. Dans le premier cas, on l'appelle hernie inguino-labiale ou antérieure et, dans le second, hernie vagino-labiale ou postérieure. Le sac peut atteindre le volume d'un melon.

Diagnostic. — On reconnaîtra la nature de la tumeur à la variation de son volume, à l'impulsion que lui imprime la pression intra-abdominale, à sa réductibilité ; celle-ci s'accompagne de sensation de flot, si le contenu de la hernie est liquide, et de gargouillement s'il est gazeux. L'ovaire hernié se distinguera à sa forme et à sa sensibilité spéciales.

Traitement. — Comme dans toute hernie, il faut réduire la tumeur et la maintenir réduite à l'aide d'une pelote (de Scarpa) ou avec un volumineux pessaire en gomme durcie. Quand elle est irréductible, il faut ouvrir le sac et pratiquer la cure radicale.

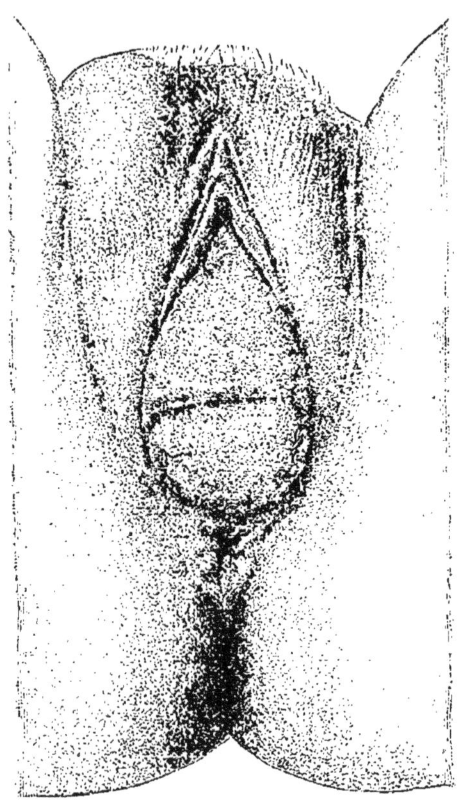

Fig. 23. — Inversion des deux parois vaginales avec déchirure du périnée. Hernie inguino-labiale droite.

Parmi les autres vices de conformation, nous citerons le dédoublement et l'hypertrophie d'un des organes, soit des petites lèvres, soit du clitoris, s'accompagnant d'irritations, d'ulcérations ou d'œdème local.

Traitement. — Lotions fréquentes avec des liquides astringents, applications de compresses imbibées d'une décoction d'écorces de chêne, d'eau blanche. On pourra encore employer la vaseline boriquée, le dermatol, les poudres de talc, de bismuth, d'amidon, les bains de siège au son, et, comme calmants, des badigeonnages avec une solution forte de cocaïne.

II. — INVERSION ET PROLAPSUS

L'inversion et le prolapsus présentent des connexions étroites, la première prédisposant au second. L'inversion du vagin entraîne l'utérus à la vulve. Dans certains cas, l'inversion vaginale et le prolapsus utérin relèvent de la même cause. L'inversion utérine entraîne un prolapsus plus accentué et plus complet de l'organe à travers la vulve. D'autre part, le prolapsus utérin et l'abaissement apparent dû à l'hypertrophie du col amènent le déroulement de la muqueuse vaginale.

§ I. — Inversion du vagin et de l'utérus.

L'inversion vaginale n'entre que pour une faible part dans la constitution des hernies. Celles-ci sont produites surtout par la paroi vésicale postérieure (**cystocèle**, planche 5, fig. 1) et par la paroi rectale antérieure (**rectocèle**, planche 5, fig. 2)

Plus rarement, d'autres organes s'engagent dans la partie supérieure du vagin, soit par le cul-de-sac péritonéal antérieur, soit par le cul-de-sac postérieur. Dans l'*Atlas Manuel d'Obstétrique* (fig. 102 à 105, p. 278) (1), j'ai décrit des cas de grossesse développée dans un utérus en rétroflexion adhérente ou de grossesse extra-utérine dans lesquels la poche fœtale tendait à traverser la paroi vaginale.

Les hernies vaginales de l'ovaire ou de l'intestin (**ovarocèle** et **entérocèle**) sont encore plus rares (planche 19, fig. 1).

Je signalerai encore les **hydro et pyocolpocèles** (planche 58, fig. 1 et planche 59, fig. 5) et ces saillies de la paroi vaginale constituées par des tumeurs siégeant dans le cul-de-sac de Douglas (planches 58 et 59 et *Atlas-Manuel d'Obstétrique*, dans les cloisons vésico-vaginales ou recto-vaginales (planche 58, fig. 3, planche 88, fig. 5, 6).

Les ovaires ou les anses de l'intestin grêle prolabés dans le cul-de-sac de Douglas et fixés à ce niveau peuvent, en cas de rétroflexion ou de prolapsus de l'utérus, repousser la

(1) Edition française par le docteur J. Potocki, p. 278 à 280.

paroi vaginale et, dans les cas extrêmes, apparaitre à la vulve.

On conçoit que le prolapsus des parois vaginales antérieure et postérieure sous de telles influences se produise rarement d'une façon simultanée puisqu'il faudrait pour cela admettre une pression s'exerçant à la fois sur les culs-de-sac recto et vésico-utérins.

Cela se voit, rarement d'ailleurs, dans l'ascite (l'utérus étant vertical ou en rétroflexion). On l'observe plus souvent dans la suppuration pelvienne diffuse (pyocolpocèle).

Diagnostic. — (Voy. le schéma et l'étude faite plus loin du diagnostic différentiel des tumeurs du cul-de-sal de Douglas, au § 35).

La hernie vaginale de l'ovaire se reconnaît par l'exploration bimanuelle à sa forme, à sa sensibilité, à ses rapports avec la trompe et l'utérus. Mais si l'organe est augmenté de volume et enveloppé dans des fausses membranes, on est forcé pour le reconnaître de se livrer à un diagnostic différentiel très complet. Au besoin, on aura recours au toucher rectal.

La hernie vaginale de l'intestin ou entérocèle présente les mêmes symptômes que toutes les hernies intestinales : gargouillement perçu au doigt et à l'oreille, impulsions données au contenu du sac par la toux et les efforts.

On aura, pour reconnaître l'hydro et le pyocolpocèle, les symptômes classiques de l'ascite et de la péritonite (voir. péritonite), sans compter les commémoratifs.

Pronostic et Traitement. — L'entérocèle ne gêne qu'au moment de l'accouchement. On peut alors faire la réduction par le rectum. D'après les circonstances, on pourra être amené à pratiquer la colporraphie pendant la grossesse.

Il est plus ou moins difficile de réduire un ovaire prolabé suivant le degré et l'importance des adhérences. Le décubitus latéral ou la position genu-pectorale sont souvent utiles ; on aura recours en cas de besoin au chloroforme et on s'aidera du toucher rectal. En cas de tumeur ovarienne, ou bien pendant une grossesse ou au cours de l'accouchement, cette réduction peut avoir des conséquences fâcheuses (voy. *Atlas-Manuel d'Obstétrique*, § 16, p. 295 21 *c*, fig. 109) (1). Si la réduction échoue, il faut avec un trocart ponctionner la tumeur ou l'extirper par le vagin.

(1) Edition française par le docteur J. Potocki.

L'hydro et le pyocolpocèle au point de vue pronostic et thérapeutique dépendent de leur cause originelle. Dans certains cas, on sera autorisé à faire la ponction par le vagin.

L'Inversion de la **paroi vaginale postérieure** peut entraîner de la **Rectocèle** (fig. 24). Mais celle-ci n'est pas constante, la paroi rectale se trouvant séparée de la paroi vaginale postérieure par un tissu cellulaire assez lâche.

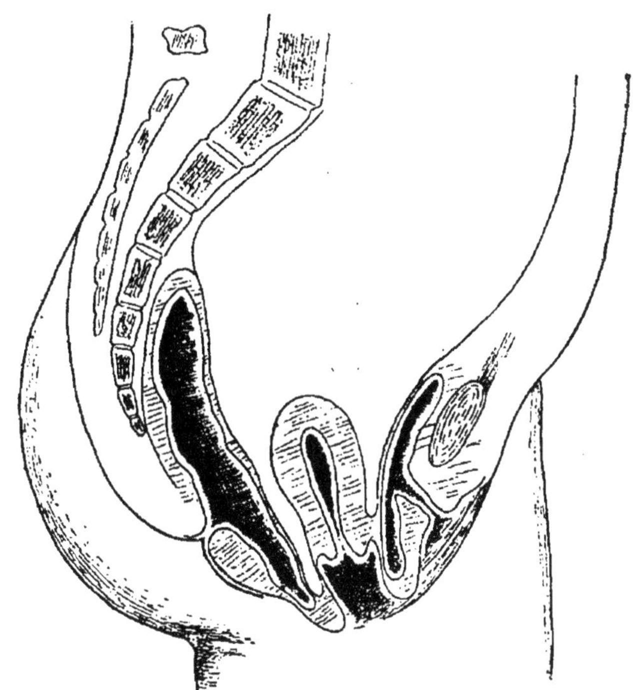

Fig. 24. — Prolapsus génital : prolapsus proprement dit avec cystocèle et rectocèle (S. Bonnet et Petit).

Souvent d'ailleurs c'est la rectocèle qui entraîne secondairement l'inversion vaginale postérieure. Les *causes* habituelles sont : l'affaiblissement des parois vaginales, la béance de la vulve, avec ou sans déchirure du périnée, le prolapsus utérin. Au toucher, la rectocèle donne la sensation d'une poche qui sera une cause de constipation et de troubles de la défécation (ténesme) (planche 4, fig. 1; planche 5, fig. 1, fig. du texte 27).

Les indications du *traitement* sont : la reconstitution du périnée, le raccourcissement et le rétrécissement du vagin.

Ces opérations seront décrites à propos du « prolapsus utérin ».

Si une vaginite a provoqué un relâchement de la musculature vaginale, on conseillera des injections vaginales astringentes avec de l'acétate d'alun à 10 ou 20 p. 100 et on appliquera des tampons ou des ovules de glycérine au tannin. Les pessaires ne peuvent jouer dans ce cas qu'un rôle accessoire.

Il est beaucoup plus fréquent de voir la **cystocèle** compliquer l'**inversion de la paroi vaginale antérieure**, par la raison que les deux organes sont étroitement unis et que sous l'influence de la pression intra-abdominale, la vessie tend à suivre la paroi vaginale. La vessie se divise en deux portions, l'une qui reste derrière la symphyse tandis que l'autre descend dans la poche vaginale en entraînant l'urètre. Celui-ci prend la forme d'un S. Une sonde courbe introduite dans l'urètre arrive directement dans la poche vésicale quand on dirige la concavité en bas (voy. planche 4, fig. 2 et 3 ; planche 3, fig. 5 ; planche 5, fig. 2 et 4 ; planches 8 et 9 (cathétérisme) ; planche 12 et planche 13 disposition dans le prolapsus artificiel et *Atlas-Manuel d'Obstétrique*, § 15, II, B, p. 280 (1) (rapports dans la grossesse).

Les troubles circulatoires qui se produisent dans les parties prolabées peuvent entraîner de la dysurie. Celle-ci s'accompagne de sécrétions muqueuses et comme l'évacuation complète de la vessie est impossible, il survient du catarrhe vésical, de la cystite et des calculs peuvent se former.

Traitement : comme ci-dessus.

[Le prolapsus de la paroi vaginale antérieure avec cystocèle peut être le point de départ d'une véritable *incontinence d'urine*. C'est là un fait important sur lequel Gérard Marchant a attiré l'attention et que j'ai eu, pour ma part, l'occasion d'observer. Des malades ayant eu plusieurs enfants et présentant un relâchement du plancher périnéal et du canal vaginal s'aperçoivent qu'elles ont de la peine à conserver leurs urines. Au début, ce trouble ne survient que lorsque les malades marchent vite et à pas allongés ; au contraire, dans la station assise, et même dans la station debout, lorsque les cuisses sont rapprochées ou que la malade marche à petits pas, l'urine ne s'échappe pas involontairement. Ce trouble est parfois la première manifestation

(1) Edition française, par le docteur J. Potocki.

du prolapsus génital. La restauration de la paroi vaginale antérieure par une colporraphie étendue suffit à rétablir le fonctionnement urétral normal, sans qu'on ait besoin, habituellement, de recourir à la torsion de l'urètre sur son axe suivant une méthode analogue à celle préconisée par Gersuny].

Inversion utérine.

L'inversion utérine est une affection plus grave que l'inversion vaginale, mais qui se produit dans les mêmes con-

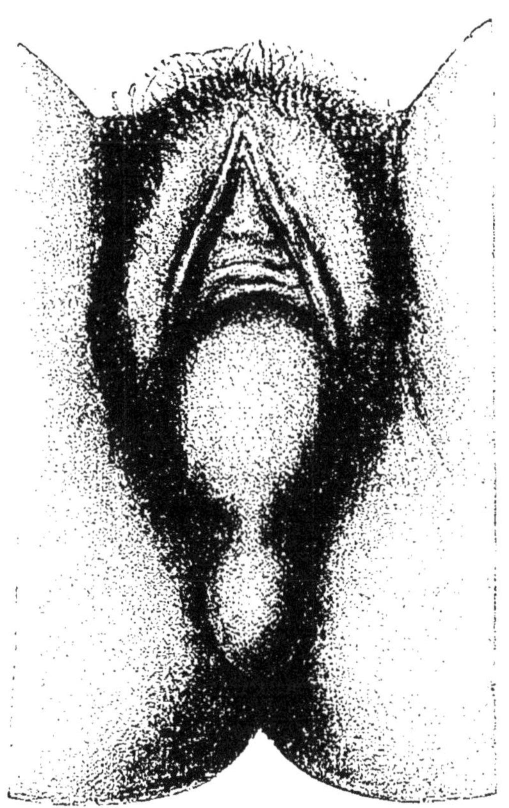

Fig. 25. — Inversion utérine complète par myome du fond. (voy. planche 3).

ditions. La cause principale est ici aussi le relâchement et l'élargissement du corps utérin et des parois cervicales. Il faut encore une cause occasionnelle et celle-ci est le plus souvent aiguë, puerpérale. C'est à la suite d'un accouchement trop rapide, d'une manœuvre de Crédé trop violente ou de tractions sur le cordon qu'elle se produit. Ou bien elle est chronique, elle résulte alors le plus souvent de la présence d'un polype fibreux qui est « accouché » à travers le col en entraînant le fond de l'utérus. Si ce polype est sous-muqueux, la muqueuse seule le suit ; s'il est interstitiel, la musculeuse et parfois aussi la séreuse l'accompagnent, formant ainsi un entonnoir péritonéal. En cas d'inversion puerpérale, les annexes ou des anses intestinales (Kehrer) peuvent s'engager dans cet entonnoir péritonéal et au bout de quelque temps contracter des adhérences (voy. planche 3, fig. 2).

On peut distinguer plusieurs degrés d'inversion. Elle est complète, lorsqu'elle comprend le col jusqu'au museau de tanche. Si le vagin est entraîné en même temps que l'utérus il y a inversion et prolapsus. Elle est incomplète, si elle ne s'étend que jusqu'à l'orifice interne. Le degré le moins accentué est la simple dépression du fond de l'utérus (voy. planche 3). L'inversion puerpérale aiguë peut persister et devenir chronique.

Symptômes. — Par suite de l'étranglement, la muqueuse se tuméfie, s'épaissit et saigne facilement. La compression entraîne le développement d'ulcérations qui s'étendent sur la muqueuse vaginale. Le sphacèle est une complication possible. Les inversions puerpérales aiguës s'accompagnent d'accidents graves de shock.

Les douleurs et les hémorragies qui constituent les symptômes essentiels varient suivant les sujets et l'évolution de la tumeur. Ces accidents nécessitent le repos au lit et anémient la malade.

Diagnostic. — Il est arrivé plusieurs fois qu'on a enlevé l'utérus en inversion parce qu'on le prenait pour un polype, aussi est-il important de faire un diagnostic précis. Dans l'inversion complète avec prolapsus, on trouve une tumeur saignant facilement, rouge, de consistance élastique, sensible à la mobilisation. On peut, à sa surface, distinguer parfois les embouchures des deux trompes.

Dans l'inversion incomplète, il est possible d'introduire une sonde le long de la tumeur formée par le corps utérin. Cette sonde pénètre assez loin dans la cavité cervicale, plus profondément en avant qu'en arrière (3 à 4 centimètres). L'exploration bimanuelle est très importante car elle montre

Planche III. Fig. 1. — *Dépression du fond utérin*, stade initial de l'inversion, pouvant être produit, lorsque l'utérus est ramolli, avec la pince de Crédé ou par tiraillement du cordon.

Fig. 2. — *Inversion utérine partielle.* Une partie du col est restée en place. Au contraire une cavité péritonéale importante s'est formée dans l'utérus en inversion. Cet entonnoir est rempli par l'ovaire et la trompe.

Fig. 3. — L'utérus s'est retourné jusqu'au niveau de l'orifice externe, mais celui-ci a résisté.

Fig. 4. — L'utérus complètement retourné est descendu à la vulve, si bien que la partie supérieure du vagin s'est retournée jusqu'au niveau du constricteur de la vulve et du releveur de l'anus.

Fig. 5. — *Prolapsus complet de l'utérus rétrofléchi et du vagin avec déchirure périnéale.* — Cystocèle (voy. fig. du texte 28 et les pl. 8 à 10). Le sommet de la vessie s'applique au fond de l'utérus ; le diverticule vésical descend jusqu'au niveau de l'orifice interne ; le cul-de-sac de Douglas descend dans le prolapsus, mais ne contient pas d'anses intestinales, sauf dans des cas rares (*entérocèle*). Celles-ci sont retenues par le corps utérin rétrofléchi. L'orifice du museau de tanche présente de l'ectropion ; le col est tuméfié.

Cette figure représente une des possibilités extrêmes du prolapsus et en même temps son mode le plus fréquent de développement.

l'absence de l'utérus à sa place normale et permet de constater l'existence d'un « entonnoir péritonéal ».

[On attachait jadis une grande importance à la recherche de la sensibilité pour établir le diagnostic différentiel entre le polype et l'inversion utérine. L'exploration à l'aide d'une épingle déterminait une certaine sensibilité en cas d'inversion utérine, tandis que la piqûre d'un polype ne provoquait aucune sensation. Ce signe est infidèle et on ne saurait aujourd'hui lui attribuer une grande valeur. La différence de consistance est plus importante ; l'utérus en inversion est habituellement mou, tandis que le polype est de consistance plus ferme. C'est surtout lorsqu'on se trouve en présence d'un polype ramolli, en voie de sphacèle que l'erreur peut être commise ; l'exploration bimanuelle, le toucher rectal, au besoin même l'introduction d'une sonde dans la vessie en démontrant l'absence du corps utérin derrière le pubis fournissent le caractère le plus important de l'inversion. Mais c'est surtout les commémoratifs qu'il faut interroger. N'oublions pas en effet que l'inversion est à peu près toujours consécutive à l'accouchement, qu'elle soit aiguë ou chronique.

Le polype fibreux du fond de l'utérus en évoluant vers le vagin peut entraîner la paroi utérine; il la déprime, et ainsi se produit un certain degré d'inversion *secondaire* au polype. Mais cette légère inversion en « cul-de-bouteille » n'est nullement comparable à la grosse inversion de tout le corps utérin à travers le col telle qu'on l'observe après l'accouchement.]

Traitement. — En cas de tumeur utérine, l'énucléation permet généralement la réduction de l'utérus séance tenante. On pratiquera l'hystérectomie, si l'épaississement des parois de l'organe l'a rendu irréductible. Section immédiatement au-dessus de l'orifice cervical et suture soignée du péritoine.

Dans l'inversion puerpérale aiguë, on aura recours à la réduction manuelle, en s'efforçant (comme dans le phimosis) de réduire d'abord la portion de la paroi cervicale la plus rapprochée de l'orifice externe, en faisant comprimer d'autre part le ventre avec deux mains, de façon à empêcher les tractions de rétrécir ou même de déchirer le vagin. On aura d'autant plus de chance de réussir qu'on agira d'une façon plus précoce.

Si la réduction échoue, après une désinfection locale, on repoussera l'utérus à l'aide de *tampons d'ouate* tassés et recouverts de substances astringentes, de façon qu'il soit rentré en partie dans le col. Des injections froides achèveront la réduction et exciteront la contraction des parois. Le *massage* utérin sera un bon adjuvant de ce traitement. On verra parfois survenir de la fièvre, néanmoins ce traitement ne sera abandonné que s'il se produit des symptômes de péritonite.

La *cœliotomie* ne sera faite qu'en désespoir de cause. La meilleure méthode à employer est celle de Küstner. Pour pouvoir inciser par la cavité abdominale la paroi postérieure de l'utérus suivant sa longueur, il ouvre transversalement le cul-de-sac vaginal postérieur. Puis il fait la réduction du fond de l'utérus. Kehrer emploie l'incision du cul-de-sac vaginal antérieur.

Note additionnelle

[Je n'insisterai pas sur le traitement de l'inversion puerpérale immédiatement après l'accouchement, cette question intéressant plus l'accoucheur que le gynécologiste. D'ailleurs, à ce moment, la réduction est le plus souvent aisée par le simple taxis. En cas d'utérus infecté, il y aura des précautions toutes spéciales à prendre pour obtenir sa désinfection et par suite la chute de la température.

Pendant la période d'involution, le traitement de l'inversion puerpérale est d'autant plus aisé qu'on agit plus près de l'accouchement. Il est indispensable, habituellement, de se livrer à ces manœuvres sous le sommeil chloroformique. On essaiera d'abord le taxis de préférence aux réducteurs métalliques qui risquent de perforer l'utérus éminemment friable. Pour être efficace, le taxis doit être périphérique ou latéral et non central. Si ces tentatives échouent on est autorisé à faire la compression avec un tamponnement à la gaze iodoformée, ou bien à l'aide du pessaire en caoutchouc de Gariel ou du ballon de Champetier de Ribes.

L'échec de ces différentes manœuvres conduit à des interventions plus importantes. Mais celles-ci ne sont généralement entreprises qu'à une période plus éloignée de l'accouchement, lorsque l'inversion est devenue chronique. On se contente, en attendant, de combattre les accidents de l'inversion, c'est-à-dire les hémorragies et l'infection. Si même l'utérus est très septique et si les accidents infectieux résistent aux différents moyens employés pour les combattre, on devra avoir recours sans tarder à l'hystérectomie, et de préférence à l'hystérectomie vaginale.

Dans l'inversion utérine chronique nous retrouvons les mêmes méthodes opératoires. Contrairement à ce qu'on aurait pu penser à priori les modifications et en particulier l'atrophie que subissent les parois utérines, notamment la muqueuse, n'entraînent pas fatalement la perte fonctionnelle de l'organe. En sorte que, si les moyens de réduction dits de douceur tels que : taxis latéral, réducteurs métalliques, compresseurs, ne réussissent pas, on ne doit pas s'adresser d'emblée à l'hystérectomie ; celle-ci, encore dans ce cas, ne doit être considérée que comme l'ultime ressource, s'il est démontré que la réduction n'est pas possible même au prix d'une opération. La chirurgie conservatrice de l'inversion utérine chronique, peu connue en France, par la raison qu'il semble que cette complication de l'accouchement soit plus rare en France qu'à l'étranger, jouit d'une grande faveur en Allemagne, en Italie, en Suède et aux Etats-Unis. Elle est conforme à nos idées actuelles de chirurgie et mérite d'être soigneusement étudiée.

La réduction opératoire de l'inversion peut être faite par la voie abdominale ou par la voie vaginale.

La méthode abdominale ou opération de Gaillard Thomas (1869) consiste à aller par la laparotomie dilater le col, l'anneau d'inversion, qui constitue le principal obstacle à la reposition de l'organe. Cette opération n'a été pratiquée qu'un petit nombre de fois et les résultats n'en sont pas très encourageants.

La véritable méthode est l'opération par la voie vaginale. Certains chirurgiens ont pu se contenter d'une simple incision sur le col, pratiquant ainsi par le vagin l'opération que Gaillard Thomas recommandait par la voie haute. Elle ne réussit guère que dans les cas d'inversion incomplète de date relativement récente.

On a encore eu recours à l'incision de l'utérus sans intéresser le col; c'est en particulier la méthode de Kustner.

L'opération qui a donné les meilleurs résultats et qui semble répondre au plus grand nombre des cas est l'incision de toute la paroi utérine y compris le col, c'est-à-dire la colpo-hystérotomie totale suivie de la réduction.

L'incision est faite sur la paroi postérieure ou sur l'antérieure, après débridement large du cul-de-sac vaginal ; le procédé postérieur est celui de Piccoli-Josephson ; l'antérieur celui de Spinelli-Oui.]

§ 3. — Prolapsus du vagin et de l'utérus.

Lorsque le museau de tanche se trouve situé plus bas que la ligne des épines sciatiques on dit qu'il y a prolapsus utérin. Lorsque la partie inférieure du vagin apparaît à la vulve en même temps que le col, il y a prolapsus incomplet ou partiel du vagin. Il est complet, quand il atteint les culs-de-sac. De même, on appelle prolapsus incomplet de l'utérus les cas où le col seul apparaît à la vulve. Dans le prolapsus utérin complet, l'organe tout entier sort de la vulve, accompagné du vagin complètement retourné. Il y a en même temps de la rectocèle et de la cystocèle.

Situation et direction normales de l'utérus.

L'utérus en position normale est logé dans le petit bassin et placé en antéversion, c'est-à-dire que la face antérieure est obliquement couchée sur la vessie tandis que la face postérieure, fortement convexe, est parallèle à la courbure sacrée, si bien que le grand axe est dirigé de haut en bas et d'avant en arrière. D'une façon plus précise : le fond de l'utérus se trouve au niveau du détroit supérieur, l'orifice externe du col est sur la ligne bi-épineuse (des épines sciatiques) (voy. planches 14 et 22), plus près du sacrum que de la symphyse.

Mais cette position élevée n'est pas constante. L'utérus est en équilibre instable. Il s'abaisse à chaque inspiration, et plus encore dans la station debout ; le fond de l'organe s'abaisse tandis que le col se relève. En un mot, il oscille autour d'un axe passant par l'orifice interne ou profond du col. Cette portion du col, entourée par le tissu cellulaire sus-vaginal et par les culs-de-sac du vagin, est suspendue par les ligaments sacro-utérins et surtout par les fibres musculaires lisses qu'ils renferment, aux parois pelviennes et au sacrum. Dans le décubitus dorsal, l'utérus prend une position inverse, le fond de l'organe se porte en arrière tandis que le col se rapproche de la symphyse. La position varie encore suivant l'état de réplétion de la vessie et du rectum (voy. les §§ 10 et 11, planches 17, 2 ; 14, 1 et 4).

L'utérus n'est donc pas suspendu d'une façon fixe par ses ligaments ; ceux-ci empêchent seulement que ses oscillations dépassent un certain degré. En somme, il repose indirectement sur le plancher pelvien, de telle sorte que le museau de tanche s'appuie contre la paroi vaginale postérieure, tandis que le col est entouré par les culs-de-sac vaginaux et par le tissu cellulaire paracervical. Le fond du vagin est soutenu en partie par les ligaments représentés dans l'*Atlas d'obstétrique*, fig. 75, mais surtout par les parois vaginales elles-mêmes ; celles-ci étant fixées par le plancher pelvien, c'est-à-dire par les muscles constricteur de la vulve et releveur de l'anus, enfin par le périnée. La paroi vaginale antérieure repose en haut sur la paroi postérieure et en bas sur le périnée. La paroi postérieure s'appuie dans toute son étendue sur le périnée. L'intégrité de celui-ci est donc un obstacle important au prolapsus des organes génitaux internes, mais il n'est pas le seul, et lui-même se maintient grâce à la résistance des ligaments (voy. l' « anatomie » dans l'*Atlas-Manuel d'obstétrique*, § 7) (1).

Il est à remarquer que les appareils normaux de suspension et de soutien ne peuvent résister à une pression un peu forte venant d'en haut (tumeurs) ou à une traction par en bas. La pression atmosphérique affaiblit les moyens de suspension quand on entr'ouvre le vagin (position genu-pectorale et spéculum de Sims) (voy. *Atlas obstétrical*, fig. 63). Les ligaments ronds n'ont qu'une action très restreinte, comme des brides relâchées.

Les dimensions de l'utérus influent sur ces rapports (tumeurs,

(1) Edition française par Potocki, p. 151.

grossesse). Le volume normal de l'utérus, sa forme, sa structure et ses annexes ont été étudiés dans l'*Atlas obstétrical* (2e édit., § 1, 2, 5 avec les planches).

Le cul-de-sac de Douglas est normalement situé à 7 centimètres de l'anus et le cul-de-sac vésico-utérin à 7 centimètres 1/2 de l'orifice urétral.

La *longueur* de l'utérus, mesurée extérieurement, atteint :

Chez les vierges : 6 à 8 centimètres et le poids est de 40 gr.

Chez les femmes : 8 à 10 centimètres et le poids est de 100 gr.

La *largeur* est :

au niveau du fond chez les vierges : 4 à 5 centimètres.
— — chez les femmes : 5 cent. 1/2 à 6 cent. 1/2.
— du col, de 2 centimètres à 2 centimètres 1/2.

L'*épaisseur* chez les vierges atteint 2 à 3 centimètres.
— chez les femmes atteint 3 à 3 centimètres 1/2.

La cavité utérine a une longueur de :

	dans son entier	le corps	le col
Chez l'enfant . . .	2,6	0,8	1,8
Chez la vierge pubère	5,4	3,2	2,2
Chez la multipare . .	5,9	3,3	2,6

La sécrétion de la muqueuse du corps est épaisse et visqueuse, celle du col : albumineuse, gélatineuse. Elles sont toutes deux alcalines et renferment de la mucine (coagulable par le vinaigre).

Les parties prolabées de la muqueuse vaginale et de la portion vaginale de l'utérus s'ulcèrent facilement (planches 8 et 10) ; en d'autres points, cette muqueuse se recouvre d'un épithélium épais et à cellules superficielles cornées (planche 28, fig. 2). Les lèvres du museau de tanche sont en ectropion (planches 10 et 12 et fig. 28 et 29 du texte).

Le canal vulvaire (sur une longueur de 1 à 2 centimètres) reste en place, même dans les cas les plus prononcés de prolapsus et forme un bourrelet autour de la tumeur constituée par le vagin et l'utérus, et, parfois aussi, par des portions de la vessie et du rectum (planches 10 et 13). Dans ces portions herniées, l'urine et les matières fécales peuvent séjourner, et ainsi se produisent secondairement des calculs où survient de l'inflammation catarrhale, surtout lorsque l'urètre est coudé, ce qui est fréquent. Si toute la moitié postéro-inférieure de la vessie (planche 4, fig. 3 ; planche 5, fig. 2 ; planche 12) constitue ce diverticule les uretères sont également coudés et il peut en résulter de l'hydronéphrose.

La rétroversion de l'utérus est une prédisposition à cette complication comme aussi au prolapsus, surtout lorsqu'elle

Planche IV. Fig. 1. — *Prolapsus incomplet d'un utérus en rétroversion.* — Rectocèle et inversion vaginale.

Fig. 2. — *Prolapsus utérin incomplet avec hypertrophie de la partie moyenne du col : inversion vaginale avec cystocèle* (voy. pl. 12). Le fond de l'utérus se trouve à peu près à sa hauteur normale. L'hystéromètre nous montre que le canal utérin est plus long que normalement (il dépasse de 5 à 6 centim.). La distance séparant les deux orifices du col montre que cet allongement est dû à l'hypertrophie du col. On reconnait la partie du col allongée aux rapports des culs-de-sac vaginaux avec les orifices du col.

Sur la figure, nous voyons le cul-de-sac vaginal postérieur à son niveau normal, l'antérieur abaissé, mais pas plus profond qu'il ne doit être. Le col intra-vaginal n'est pas allongé contrairement à la portion moyenne située au niveau de l'insertion du vagin.

Fig. 3. — *Prolapsus total de l'utérus antéfléchi et antérieur du vagin avec cystocèle. Coudure caractéristique de l'urètre* (voy. pl. 8 et 9, cathétérisme).

Fig. 4. — *Prolapsus total de l'utérus rétrofléchi*(1er degré) *et du vagin.* Petits diverticules du rectum et de la vessie.

Planche V. Fig. 1. — *Prolapsus de la paroi postérieure du vagin. Rectocèle. Abaissement de l'utérus rétrofléchi* (IIe degré). — La paroi vaginale inférieure se retourne rarement la première. Dans le cul-de-sac peut se former un diverticule du rectum, reconnaissable au doigt.

Fig. 2. — *Prolapsus de la paroi antérieure du vagin.* — Cystocèle très accentuée. Antéflexion utérine au premier degré. Abaissement utérin. On reconnait la cystocèle par le cathétérisme (voir pl. 8 et 9).

Planche V, Fig. 3. — *Réduction de l'utérus prolabé, au moyen d'un pessaire à tige de Martin.* — On emploie celui-ci lorsque le plancher pelvien ne présente pas un point d'appui suffisant à un instrument contre les pressions venues d'en haut. La tige repose sur le releveur de l'anus et l'accompagne dans ses déplacements latéraux.

Dans notre cas, on voit qu'il s'agissait d'un pseudo-prolapsus ; car l'utérus réduit, le fond déborde sa situation normale, le corps utérin s'est antéfléchi entraînant un diverticule du sommet de la vessie. Il s'agit d'un allongement hypertrophique du col dans lequel l'amputation serait indiquée.

Planche V. Fig. 4. — *Hypertrophie de la lèvre antérieure du col. D'où inversion de la paroi vaginale antérieure et cystocèle.*

Planche VI. — *Inversion de la paroi vaginale postérieure. Leucorrhée.* — Le périnée est intact.

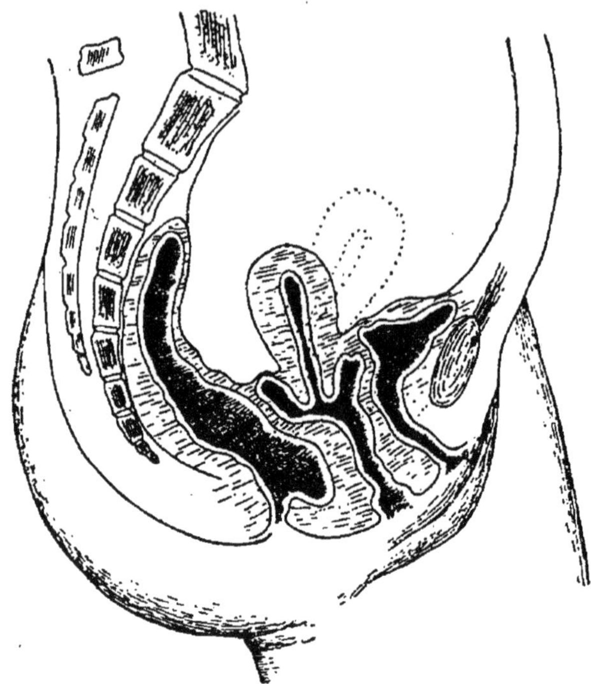

Fig. 26. — Prolapsus génital. 1er degré ou abaissement simple (d'après S. Bonnet et Petit).

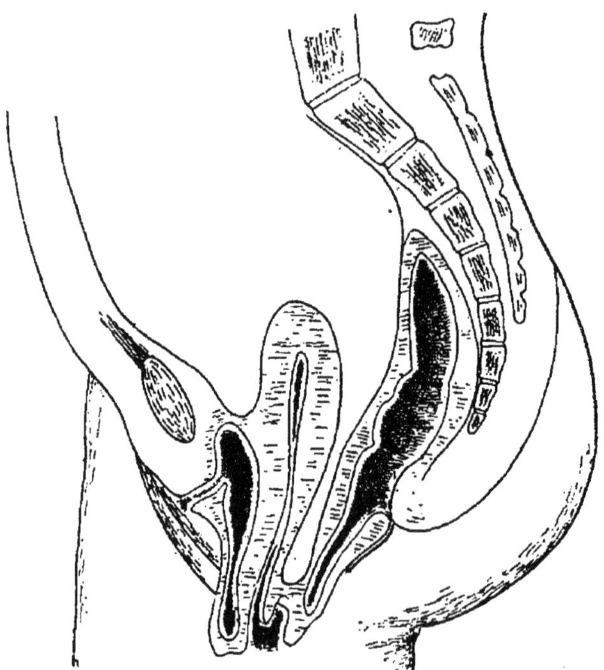

Fig. 27. — Prolapsus génital. Abaissement avec allongement du segment sus-vaginal du col. (Les deux culs-de-sac vaginaux sont effacés) ; cystocèle et rectocèle (d'après Schrœder).

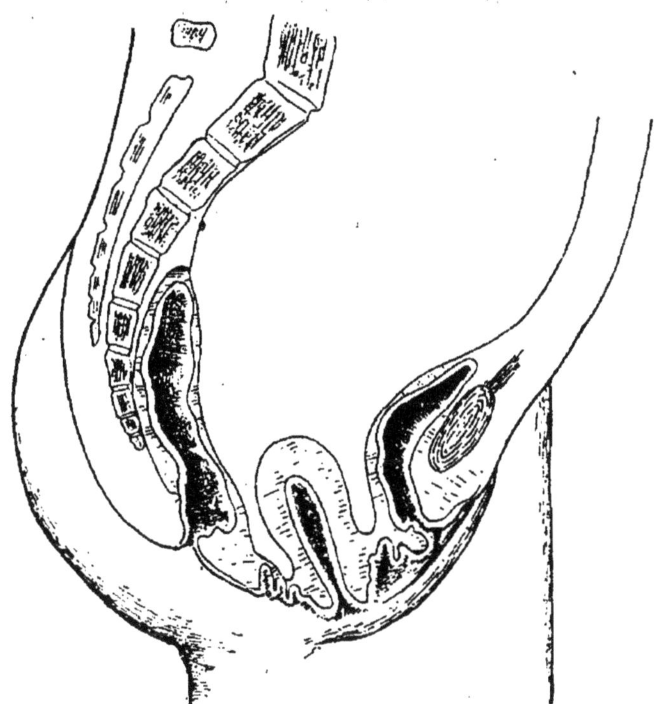

Fig. 28. — Prolapsus génital.
Prolapsus proprement dit avec colpocèle.

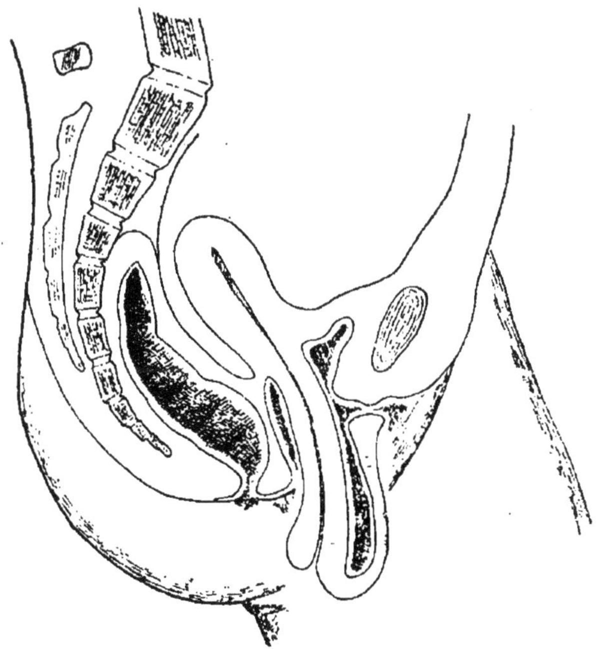

Fig. 29. — Allongement du segment moyen du col.
(Le cul-de-sac vaginal postérieur est conservé) ; cystocèle
(d'après Schrœder).

coïncide avec une déchirure du périnée (d'où manque d'appui pour la paroi vaginale) et avec l'abaissement de l'utérus (voy. planche 4, fig. 1 ; planche 5, fig. 1 ; planche 13 ; planche 19, fig. 1). Comme le cul-de-sac péritonéal de Douglas est situé exactement au-dessus du cul-de-sac vaginal postérieur, il peut descendre avec lui, entraînant des anses intestinales (pl. 4, fig. 4 et pl. 13).

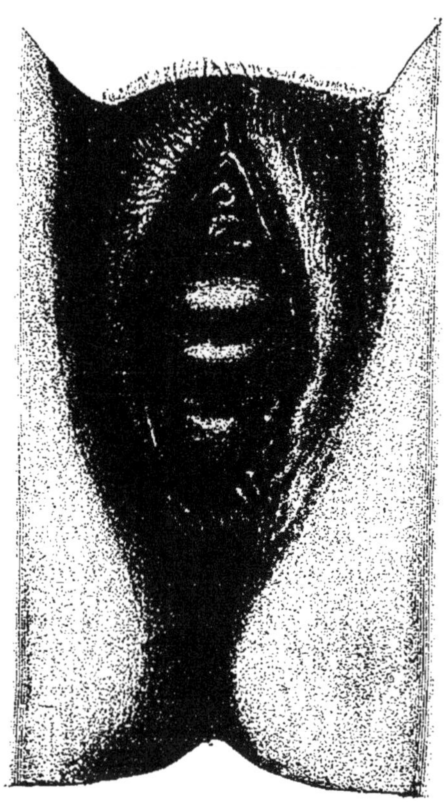

Fig. 30. — Prolapsus incomplet de l'utérus. Inversion vaginale à travers une déchirure du périnée. 3° degré jusqu'à l'anus. Col échancré.

L'évolution du prolapsus s'accomplit de la façon suivante : soit par suite de déchirure du périnée, soit par faiblesse du plancher pelvien et des muscles constricteur de la vulve et releveur de l'anus, la paroi vaginale antérieure perd ses points d'appui normaux (voy. planches 6, 7, 25, 27). Le tubercule vaginal descend d'abord et se place d'une

Planche VII. Fig. 1. — *Inversion vaginale par suite de déchirures du périnée au* 3e *degré* (allant jusqu'à l'anus). Le tubercule vaginal est abaissé.

Planche VII. Fig. 2. — *Aspect du col en cas d'élévation de l'utérus.* — Le col ne se présente pas dans le vagin comme une saillie libre, mais occupe le sommet de l'entonnoir vaginal. Son orifice, de forme ovalaire, est entr'ouvert (voy. § 8).

façon permanente entre les petites lèvres. Puis la partie supérieure du vagin commence à descendre et peu à peu s'engage à travers l'orifice vulvaire en se retournant (ainsi qu'on peut le reproduire expérimentalement). L'utérus qui est encore en position normale, est attiré en bas et en avant (planche 54, fig. 2 et 3). Alors la moitié inférieure de la paroi postérieure du vagin commence à descendre, entraînant le cul-de-sac postérieur et exerçant ainsi une traction sur la partie postérieure de l'utérus (planche 54, 4). L'utérus se place d'abord verticalement, puis en rétroversion, se trouvant ainsi dans le prolongement de l'axe du vagin qui est devenu presque vertical au lieu d'être très oblique d'arrière en avant et de haut en bas. Le corps utérin a perdu son point d'appui sur la paroi antérieure du vagin et sur le périnée et de même le col ne s'applique plus contre la paroi vaginale postérieure (voy. planches 4, 13, 17 à 19). Il en résulte que la moindre pression venue brusquement d'en haut, une chute et toute une série de causes agissant de la même façon suffisent pour amener l'abaissement et la sortie de l'utérus (fig. 26 du texte). La même pression par en haut détermine, surtout dans les cas d'utérus à parois molles, la coudure du corps sur le col, c'est-à-dire la *rétroflexion utérine*. La vessie et les culs-de-sac restent alors en place comme cela se voit sur les planches 4 et 5.

Si le prolapsus est complet, la pression continue à agir et met l'utérus en inversion, la muqueuse à l'extérieur ; c'est l'*ectropion* de la muqueuse qui, dans les cas extrêmes, peut atteindre l'orifice interne du col. La muqueuse gonflée se sphacèle : des érosions, des ulcérations se produisent (voy. planches 8, 10). Les troubles circulatoires entraînent une tuméfaction et une pâleur livide du col (planche 10). Cette stase sanguine amène, en cas de prolapsus permanent, de l'inflammation et une augmentation de volume d'où il résulte non seulement le développement de polypes muqueux, mais aussi une hypertrophie secondaire et un allongement du col (planches 4, 5 et 12). Le corps utérin prend peu de part à cet allongement. La couche superficielle de l'épithélium est cornée (voy. planche 28, 2). La couche musculaire de la paroi vaginale s'épaissit, le tissu adipeux disparaît.

Ainsi s'expliquent facilement les *symptômes* : la sensation d'abaissement de l'organe est fort gênante ; pendant la station debout et la marche, la malade a la sensation de

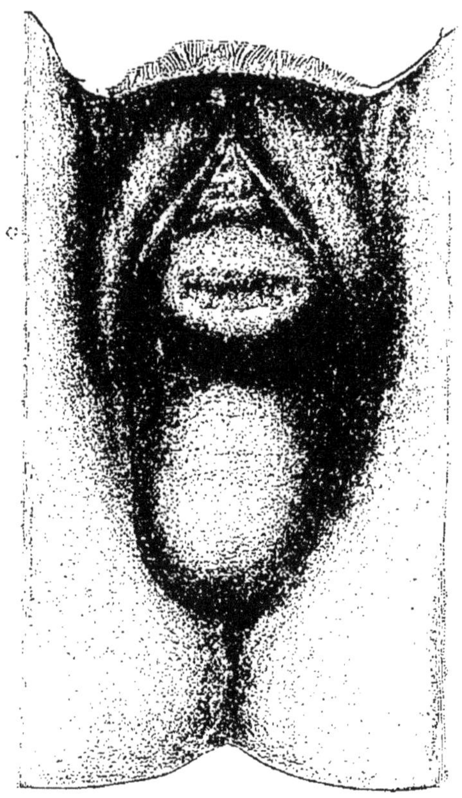

Fig. 31. — Prolapsus complet de l'utérus rétro-fléchi. Erosion simple sans rectocèle.

chute de l'utérus. En cas de prolapsus complet, la marche est rendue difficile. Par suite du frottement, l'utérus est douloureux et s'ulcère. De même, il se produit des excoriations des cuisses. Les muqueuses du vagin et du col s'enflamment : elles sécrètent des mucosités et du pus, et peuvent même être le siège de ménorragies abondantes et douloureuses. Les parties prolabées sont très augmentées de volume, simplement par stase sanguine au début, et, plus tard, par hypertrophie des tissus (métrite chronique) (planches 28 et 32). Le tiraillement des ligaments des annexes provoque des troubles nerveux et dyspeptiques. La miction et la défécation sont gênées ; il se produit des phénomènes de rétention. L'inflammatiom secondaire de la séreuse péritonéale, outre ses inconvénients propres, entraîne la formation de brides autour de la trompe et de l'ovaire, d'où la stérilité. Celle-ci résulte encore des altérations de la muqueuse utérine et des difficultés que ces malades éprouvent à pratiquer le coït et à retenir le sperme. Enfin ces adhérences immobilisent les organes en position vicieuse.

Etiologie. — Le prolapsus congénital de l'utérus est d'une extrême rareté ; je l'ai observé chez un enfant atteint d'hydroméningocèle (à la clinique gynécologique de Munich). J'en ai vu un second cas à la clinique de Heidelberg en 1894 (1). Chez les vierges aussi le prolapsus est rare ; il peut survenir en soulevant un lourd fardeau.

Le plus souvent, c'est à la suite de troubles de l'accouchement et d'efforts abdominaux prématurés qu'on l'observe, car, non seulement à cette période, l'utérus a tendance à se placer en rétrodéviation et même à y rester, mais en outre les accouchements difficiles (dans lesquels on emploie le forceps), amènent la déchirure du périnée, en même temps que la distension et le relâchement des parois du conduit génital et de ses moyens de suspension (ligaments, muscles constricteur de la vulve et releveur de l'anus) (voy. planches 13, 17, 54 et p. 43) (2).

De même qu'une involution puerpérale insuffisante provoque facilement la rétroversion d'un utérus mou et mal fixé par un vagin distendu et élargi, de même les inflammations de longue durée, les accouchements répétés chez des sujets affaiblis, et d'autre part les tumeurs volumineuses amènent l'abaissement de l'utérus (voy. *Atlas-Manuel d'obstétrique*, 2e édit., fig. 109) (3). Immédiatement après un ac-

(1) Rapporté dans les *Arch. f. Gyn.* par le Dr Heil, assistant. Je ne pourrais ajouter à ces deux cas qu'un troisième analogue de Gviesling (*Centralblatt f. Gyn.*, 1890). Depuis cette époque, quelques cas ont encore été publiés.

(2) Edition française, par Potocki, p. 72.

(3) Edition française par Potocki, p. 296.

couchement normal, on peut sentir la lèvre antérieure du col à peu de distance de la vulve.

Au point de vue du **pronostic**, il n'existe que rarement un sérieux danger de gangrène par suite d'étranglement, mais l'état général s'affaiblit par suite de toutes les complications précédemment citées. Les ulcérations constituent une prédisposition au cancer (von Winckel).

Le **diagnostic** sera établi par le mouvement d'expulsion de la « tumeur » lors de l'effort abdominal (toux, défécation pénible, efforts). Tandis que le prolapsus disparaît souvent par le décubitus dorsal et le repos.

L'utérus est-il contenu dans la tumeur ? Quelle est la longueur du vagin prolabé ? Y a-t-il des diverticules de la vessie ou du rectum ? On peut, par l'inspection, résoudre une partie de ces questions (voy. fig. du texte de 26 à 28 et planches 8 à 10). L'hystéromètre et le toucher permettent d'explorer le museau de tanche et le canal cervical, ainsi que la longueur du vagin resté en place. Le doigt introduit dans le rectum permet de constater la rectocèle et même dans les cas difficiles, montre que l'utérus n'occupe pas sa place normale. Le cathétérisme de l'urètre enfin permet de déceler le diverticule vésical.

Si l'utérus est complètement prolabé on peut en saisir le corps au niveau de la vulve et reconnaître en même temps sa position : est-il en rétroversion (ce qui est le plus fréquent) ou en antéversion ou bien est-il allongé ? (voy. fig. du texte 26 et 28).

Dans le prolapsus incomplet, il faut aussi reconnaître par le toucher rectal où se trouve le fond de l'utérus, c'est-à-dire s'il ne s'agit pas d'une hypertrophie du col. D'ailleurs l'hystéromètre permet de s'en assurer. (Normalement l'utérus a une profondeur de 6 centimètres). On mesure la distance qui sépare l'orifice externe de l'orifice interne au moyen d'un hystéromètre gradué (l'orifice profond oppose une certaine résistance au passage du bout renflé de l'instrument) ainsi que la distance qui existe entre le museau de tanche et le fond des culs-de-sac vaginaux antérieur et postérieur (voir pl. 12, 15 et dans l'*Atlas-Manuel d'obstétrique* la fig. 32 le schéma des dimensions normales).

Enfin, il faut s'assurer de la mobilité de l'utérus et voir s'il n'est pas déjà fixé par des adhérences avec les anses intestinales et les annexes prolabées.

Planche VIII. — *Prolapsus complet de l'utérus antéfléchi. Cystocèle.* On le reconnaît par l'introduction d'une sonde dans le diverticule (la sonde prend une direction verticale). Excoriation de la muqueuse vaginale en inversion.

Note additionnelle.

[Le prolapsus utéro-vaginal peut se rencontrer chez les vierges et chez les nullipares bien qu'il soit surtout fréquent chez les multipares et qu'il y ait chez ces dernières une relation évidente entre le prolapsus et les modifications apportées aux appareils de soutien de l'utérus et du vagin par les accouchements répétés. Chez les vierges et les nullipares, le prolapsus apparaît parfois brusquement sous l'influence d'une chute ou d'un effort violent ; on l'a décrit sous le nom de *prolapsus aigu* par opposition au prolapsus chronique, qui est la forme habituelle. On l'a encore appelé *prolapsus de force* par analogie avec les *hernies de force* de Malgaigne. En réalité, ce prolapsus aigu ne présente de particulier que la soudaineté de son apparition, car à y regarder de près, on constate qu'il relève des mêmes causes que le prolapsus chronique, c'est-à-dire qu'il est préparé par une insuffisance de l'appareil suspenseur de l'utérus et de la sangle périnéale, avec cette différence que cette insuffisance est d'origine congénitale au lieu d'être liée à une involution puerpérale incomplète. On l'observe chez les neuro-arthritiques, dont les tissus flasques et sans résistance prédisposent à toutes les ptoses viscérales. Il est inutile d'insister davantage sur cette forme aiguë du prolapsus car elle est aussi rare que la forme chronique est fréquente. Ce qui tend à prouver que l'insuffisance congénitale des appareils de suspension de l'utérus et du vagin est rarement assez prononcée pour entraîner à elle seule le prolapsus ; il faut, pour que celui-ci se produise, qu'à la prédisposition due au tempérament, s'ajoutent les causes répétées d'affaiblissement engendrées par des accouchements multiples.

L'*hypertrophie du col* est un des chapitres les plus intéressants de l'anatomie pathologique du prolapsus utéro-vaginal. On n'admet plus guère, aujourd'hui, la théorie de Huguier de l'hypertrophie primitive entraînant le prolapsus. Elle est secondaire ou même simplement concomitante. On distingue l'hypertrophie sus-vaginale et l'hypertrophie sous-vaginale suivant que l'augmentation de volume porte sur la portion du col située au-dessus des insertions vaginales ou sur le segment qui fait saillie dans le vagin. Schrœder admettait même une troisième forme, mixte pour ainsi dire, sous-vaginale en arrière, sus-vaginale en avant, correspondant à l'hypertrophie du segment moyen du col. Les causes qu'on a invoquées pour expliquer cette hypertrophie du col sont multiples : le prolapsus débute par le vagin ; les parois vaginales en se déroulant exercent une traction sur le col, pour peu que le corps utérin soit retenu en haut par ses ligaments suspenseurs, il en résultera un allongement de la portion sus-vaginale du col. D'autre part, l'attitude vicieuse que prend l'utérus au début du prolapsus entraîne des troubles circulatoires, des phénomènes de stase qui peuvent à la longue déterminer l'augmentation de volume du segment inférieur. Enfin la métrite parenchymateuse qui succède fréquemment à la déchirure du col survenue au moment de l'accouchement contribue encore à produire l'hypertrophie cervicale. Sous ces influences combinées, le col subit une véritable *dystrophie*. Il grossit, s'allonge, et, devenu flasque, il se laisse étirer. Quand on saisit les lèvres du museau de tanche avec une pince à griffes et qu'on exerce des tractions, on voit le col se développer à la façon d'un télescope, pour rentrer ensuite, quand on le refoule de bas en haut. On provoque ainsi un allongement apparent du col qu'Emmet avait confondu à tort avec l'allongement réel. L'utérus réduit, remis en place, l'hystéromètre introduit dans sa cavité pénètre à une profondeur de 12 à 14 centimètres ; l'organe est donc bien réellement allongé. Il est remarquable de constater que la cavité du corps a une longueur égale, quelquefois même inférieure à la normale, par suite d'un certain degré d'atrophie de cette portion, de sorte que l'allongement porte presque uniquement sur le segment cervical.

Le prolapsus de la paroi vaginale antérieure qui s'accompagne presque constamment de cystocèle peut être confondu avec l'*urétrocèle* et les *kystes du vagin*. La situation médiane de l'urétrocèle, sa forme circonscrite limitée à la paroi inférieure de l'urètre, et surtout la constatation de sa communication avec le canal de l'urètre, qu'il est facile de faire avec un stylet ou une sonde recourbée, permettront d'éviter la confusion. De même, l'indépendance complète de la tumeur vis-à-vis de la vessie et de

Planche IX. — *Degré prononcé d'inversion vaginale avec cystocèle et prolapsus incomplet de l'utérus en rétroversion.* Muqueuse épaissie. Vaisseaux dilatés.

Planche X. — *Prolapsus incomplet de l'utérus. Erosion simple* Col épaissi circulairement par stase. Rectocèle (aquarelle originale d'après un cas de la clinique de Heidelberg).

l'urètre, sa situation habituellement un peu latérale, sa consistance molle, son irréductibilité, la coloration grise ou violacée de la muqueuse qui la recouvre, feront penser qu'il s'agit d'un kyste du vagin et non de cystocèle.]

Traitement. — Au point de vue prophylactique, on réunira immédiatement les déchirures périnéales ; du moins les traitera-t-on aussitôt que possible. Lorsqu'on sait que l'utérus a tendance à se placer en rétroversion, on fera reposer si possible l'accouchée dans le décubitus latéral. On lui interdira de se lever trop tôt (jamais avant le 10 ou 14e jour). Surtout si elle présente la prédisposition indiquée plus haut, on proscrira naturellement tout travail dur, et en particulier celui qui exige des efforts, etc., et on ne lui permettra de se lever qu'après la deuxième ou la troisième semaine. S'il y a du relâchement des organes génitaux, on soutiendra, à l'aide d'un bandage en T, le périnée et le vagin qui tend à se dérouler. On applique un pessaire huit jours après l'accouchement dans les cas de métrite catarrhale, de constipation, ou de tumeur.

Quand le prolapsus est constitué, on pouvait penser à priori, d'après ce que nous savons de l'appareil de soutien des organes génitaux internes (voy. p. 47 et suiv.) et d'après les recherches de Kimmel (1) que le développement par le massage des muscles constricteur de la vulve, releveur de l'anus et de tout l'appareil musculaire du périnée constituait le traitement de choix. En réalité, pas plus que les autres, je n'ai vu par cette thérapeutique de succès nombreux et durables. Notre traitement opératoire ou même le pessaire réussissent bien mieux et donnent un résultat plus sûr et plus durable.

Le traitement *opératoire* est le plus radical et le plus sûr. Le malade étant dans le décubitus dorsal, l'utérus est ramené en avant en position normale, par la **rétrofixation du col**, avec ou sans ouverture du cul-de-sac de Douglas,

(1) Kimmel, Inaug. Dissert. 1894, Heidelberg.

par le **raccourcissement des ligaments ronds** au niveau du canal inguinal ou par la colpotomie antérieure. Cette dernière voie sert aussi au **raccourcissement des ligaments larges**, ou s'il s'agit d'un utérus épaissi à l'**excision cunéiforme de sa paroi antérieure.** Après la ménopause, on pourra libérer la vessie et fixer l'utérus au cul-de-sac vaginal antérieur ou à la vessie (**vagino** ou **vésico-fixation** de Dührssen, Mackenrodt). Enfin, on peut encore avoir recours à l'**hystéropexie abdominale** dans les rétroflexions adhérences ou dans les cas de relâchement extrême des ligaments et des parois vaginales. Le meilleur procédé est celui de Czerny-Léopold qui fixe la séreuse utérine directement au péritoine pariétal (Sænger fixe les ligaments ronds ou les ligaments larges à la paroi).

On soutiendra l'utérus en rétrécissant le vagin et en reconstituant le périnée : **colporraphie antérieure** de Sims contre le cystocèle. Elle consiste à exciser dans la muqueuse vaginale antérieure un lambeau losangique et à réunir les bords de la plaie. **Colporraphie postérieure** de G. Simon, Hegar, Bischoff, Martin, von Winckel, Fritsch, Neugebauer, Kehrer ; ou bien un lambeau muqueux triangulaire à base tournée vers le périnée ; ou bien on fait une incision dentelée de la muqueuse de façon à conserver la colonne vaginale postérieure ; ou bien encore on résèque latéralement une portion de muqueuse vaginale suffisante pour que la paroi vaginale postérieure soit rétrécie, allongée et présente une courbure normale tandis que le périnée est relevé, c'est-à-dire reconstitué. La colporraphie postérieure sera ainsi combinée à la réfection du périnée, on a ainsi fait une **colpopérinéorraphie** (Hegar, Kaltenbach) ou **colpopérinéoplastie** (Bischoff). Il faut agir très soigneusement, avoir un champ opératoire absolument net et uni, faire une incision répondant bien à ce que l'on a projeté, libérer largement les bords de la plaie, les suturer avec soin et savoir apprécier le résultat pour n'avoir rien en trop ni en moins dans ce rétrécissement artificiel du vagin, pour qu'après l'opération la vulve ne soit plus entr'ouverte et pour que les parois vaginales retrouvent dans le périnée reconstitué leur soutien naturel. Pour les sutures on emploira le catgut ou la soie fine, par exemple le catgut dans le vagin, les crins de Florence ou les fils d'argent à la suture périnéale.

S'il y a de l'ectropion de la muqueuse utérine ou une ulcération, on réséquera ces portions du col en faisant pas-

Planche XI. — *Antéflexion utérine chez l'enfant.* Vue du cul-de-sac de Douglas (aquarelle originale exécutée sur le cadavre).

ser autour d'elles l'incision de la colporraphie. De cette façon, on peut exciser non seulement des portions de muqueuse mais encore, plus profondément, des fibres musculaires (voy. métrite) ou un segment conique du col lorsque celui-ci est hypertrophié, ou enfin faire une amputation partielle du col. Les sutures, profondes et solides, seront faites à la soie.

Les préparatifs de cette opération et les soins consécutifs devront être également bien réglés : purger préalablement, bien nettoyer antiseptiquement le vagin (à trois reprises différentes et en comprenant la muqueuse cervicale), enfin réduire le prolapsus de façon à diminuer l'hyperémie de la région. Après l'opération, les malades doivent rester trois semaines au lit. Pendant les premiers jours, diète liquide, et un peu d'extrait thébaïque. A la fin de la première semaine, on enlève les fils de suture périnéale. Si on a placé dans le vagin des fils de suture non résorbables, on ne les enlèvera qu'en dernier lieu.

Des injections vaginales suppriment l'écoulement fétide. Enfin on donnera des purgatifs pour ménager les sutures.

Si l'utérus prolabé est trop adhérent à ses enveloppes pour que sa réduction soit possible (malgré la distension et la rupture des adhérences), si en même temps les douleurs sont très vives, il ne reste plus qu'à faire l'hystérectomie totale (Kehrer).

Quand les malades refusent l'opération, il faut avoir recours aux **pessaires** et aux **anneaux** comme appareils de contention. Les meilleurs sont :

1. Le *pessaire en anneau* de Mayer (voy. pl. 20, fig. 3) quand le vagin est encore étroit à sa partie inférieure. Il a malheureusement l'inconvénient de distendre le vagin. On emploiera les modèles en celluloïde ou en gomme durcie de préférence à ceux de caoutchouc.

2. Le *pessaire en traîneau* de Schultze corrige la rétro-déviation de l'utérus, lui laisse sa mobilité naturelle lorsque le vagin est très relâché et combat plus efficacement le prolapsus que :

3. Le *pessaire en 8* de Schultze qui est destiné à s'appuyer sur le périnée et rend de bons services lorsque celui-ci est intact.

4. Le *pessaire levier* de Hodge (pl. 20, fig. 4 et fig. 32 dans le texte), est utile dans l'inversion de la paroi vaginale antérieure car il ne distend pas mais au contraire redresse la portion moyenne du vagin.

5. Le *pessaire à tige* de Martin, modifié par Zangerle, s'appuie sur le releveur anal. Il est applicable aux prolapsus rebelles et aux cas de relâchement accentué du vagin. Les anciens *hystérophores* à tige ne sont pas bons et peuvent tout au plus servir comme dernière ressource pour les vagins distendus dans leur segment inférieur.

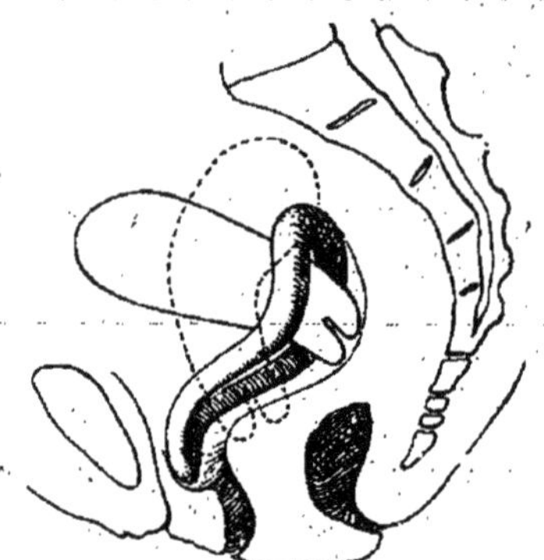

Fig. 32. — Pessaire en levier de Hodge, pour une rétroflexion de l'utérus au 1er degré, lui rendant sa position normale grâce surtout à la tension du cul-de-sac vaginal postérieur.

Par contre il y a deux modèles de pessaires qui ne sont pas suffisamment appréciés dans la pratique :

6. Le *pessaire en berceau ou en crochet* de Hewitt, en forme d'anneau recourbé.

7. Le *pessaire en gomme durcie creux et ovoïde* de Breisky (surtout les nos 2 et 3) combiné avec un bandage en T, pour les femmes inopérables ayant atteint le ménopause. Le pessaire doit être enlevé avec une pince.

Pour les règles à observer dans l'application des pessaires voir § 11. On fera d'abord la réduction du prolapsus dans le décubitus dorsal, en repoussant le col suivant l'axe du vagin en haut et en arrière, puis la paroi vaginale postérieure, l'utérus et enfin la paroi vaginale antérieure sont remis en place.

Provisoirement, la réduction peut être maintenue si la malade reste couchée sur le dos au moyen de tampons (imbibés de glycérine, renouvelés deux fois par jour). Breisky a proposé un porte-tampons avec conducteur permettant à la malade d'introduire elle-même ses tampons.

Note additionnelle.

[Le traitement de choix du prolapsus utéro-vaginal est

en effet le traitement opératoire. Ce n'est que dans des cas exceptionnels qu'on doit avoir recours aux pessaires. Il est remarquable en effet de voir avec quelle simplicité on opère des femmes même âgées. L'état athéromateux des vaisseaux si fréquent chez ces malades n'est pas une contre-indication à moins d'être extrêmement prononcé ; il en est de même des cardiopathies, qu'il s'agisse d'aortite chronique, ce qui est le plus habituel, ou de lésions mitrale ou tricuspidienne. Les altérations graves de l'appareil respiratoire, la bronchite et l'emphysème notamment, ont une plus grande importance, car elles sont un obstacle à l'administration du chloroforme et exposent les malades à un échec opératoire. La principale cause qui contre-indique l'opération est le mauvais état général de la malade. Chez les femmes très affaiblies ou cachectiques on devra recourir aux pessaires. Les plus usités en France sont le *pessaire à air* de Gariel (fig. 33 et 34), le *pessaire en anneau* de Dumontpallier (fig. 35 et 36), et l'*hystérophore*.

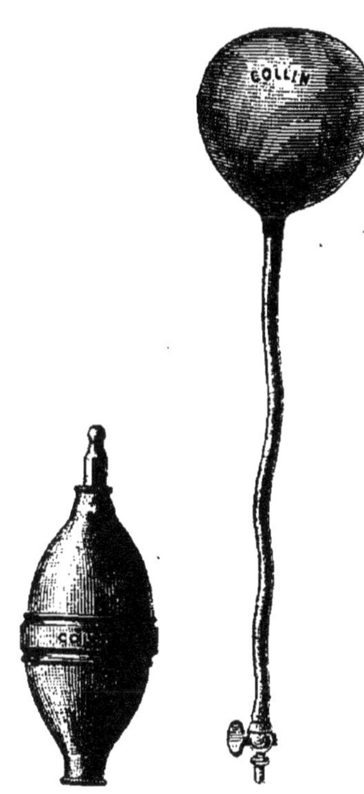

Fig. 33. Fig. 34.

Fig. 33 et 34. — Pessaire à air de Gariel.

Certaines femmes obtiennent un réel soulagement de l'application de ces appareils, mais il faut pour avoir ce résultat que les parois vaginales et le plancher périnéal aient conservé une certaine tonicité. Dans le cas contraire ces instruments sont plus nuisibles qu'utiles, et, en désespoir de cause, si l'utérus pend hors du vagin, sera-t-on réduit à conseiller le port d'une sorte de suspensoir destiné à isoler et à protéger l'utérus exposé par sa situation aux excoriations et aux infections.

A part ces cas, je le répète exceptionnels, le traitement chirurgical doit être institué et les résultats qu'on en obtient sont très satisfaisants. Les indications sont multiples, aussi est-il rare qu'on puisse se contenter d'une seule opération. L'acte chirurgical doit s'opposer au prolapsus utérin et au déroulement des parois vaginales; en outre, il y a le plus souvent, comme nous l'avons dit, un degré plus ou moins prononcé d'allongement du col. C'est pour remédier à ces diverses altérations que mon maître Bouilly pratique les opérations suivantes : après désinfection de la cavité utérine

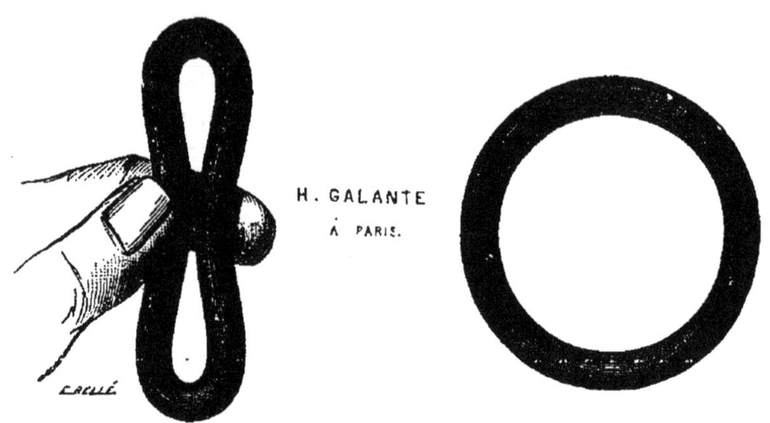

Fig. 35 et 36. — Anneau pessaire de Dumontpallier.

par un curettage soigné, ce chirurgien ampute le col utérin. La longueur du segment excisé variera suivant le degré d'allongement; lorsque l'hypertrophie cervicale atteint non seulement la portion intra-vaginale mais aussi le segment sus-vaginal, l'amputation sera élevée, après désinsertion préalable du vagin. Les culs-de-sac péritoneaux, et surtout le postérieur, se trouvent ouverts dans cette opération ; ils sont soigneusement oblitérés par une suture au catgut avant de placer les fils qui unissent la muqueuse vaginale à la muqueuse utérine.

Ce premier temps achevé, la paroi vaginale antérieure est largement excisée dans un espace losangique à grand diamètre vertical, et les deux lambeaux latéraux de la muqueuse vaginale sont réunis sur la ligne médiane par un surjet au catgut. Cette colporraphie antérieure a pour résultat de rétrécir la paroi vaginale correspondante et de réduire le cystocèle. Il faut reconnaître que, malgré l'étendue du segment de la muqueuse vaginale excisé, le résultat n'est pas toujours parfait, il persiste un certain degré de cystocèle, la paroi vaginale antérieure bombe à la vulve lorsque le malade fait un effort. Néanmoins, même dans ce cas, si le résultat esthétique n'est pas idéal, la malade ne retire pas moins de l'opération un grand soulagement, et on peut dire qu'au point de vue fonctionnel le résultat est très satisfaisant. On a cherché à faire mieux en pratiquant la fixation directe de la vessie ou *cystopexie*, et cette opération a été faite le plus souvent dans la région sus-pubienne. Les résultats ont été si peu encourageants que la plupart des gynécologistes y ont renoncé.

Dans un troisième temps opératoire, Bouilly trace sur la paroi vaginale postérieure un lambeau triangulaire à sommet postérieur voisin du col utérin et à base antérieure. Avant d'atteindre la vulve, les deux lignes qui limitent latéralement le lambeau se relèvent et gagnent obliquement la partie inférieure des petites lèvres. Les bords de l'excision vaginale postérieure sont réunis par un surjet au catgut, et le périnée est restauré par des fils d'argent placés

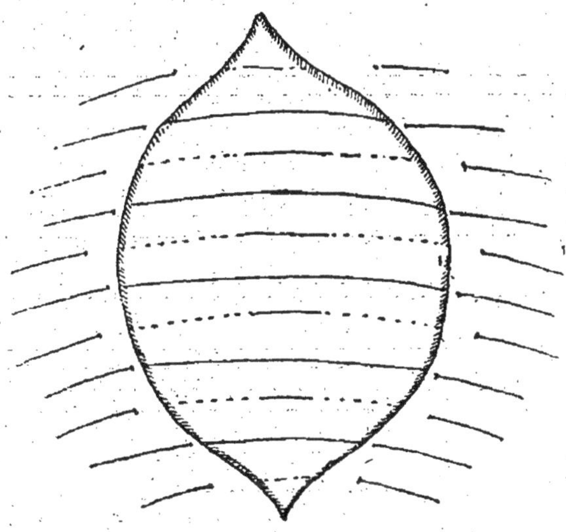

Fig. 37. — Colporrhaphie antérieure : avivement ovalaire de Simon. Trajet des sutures superficielles et profondes.

profondément avec l'aiguille d'Emmet, de façon à rassembler sur la ligne médiane une grande masse de tissus sous-muqueux. Cette méthode est en résumé inspirée de celle de Simon-Hégar (voir fig. 37 et 38).

L'avivement des muqueuses vaginale et vulvaire est pratiqué aux ciseaux courbes. Ce procédé a l'avantage de réduire au minimum l'excision des tissus et l'hémorragie au cours de l'opération. Sur la paroi vaginale postérieure, il est fréquent de rencontrer, chez les femmes atteintes de pro-

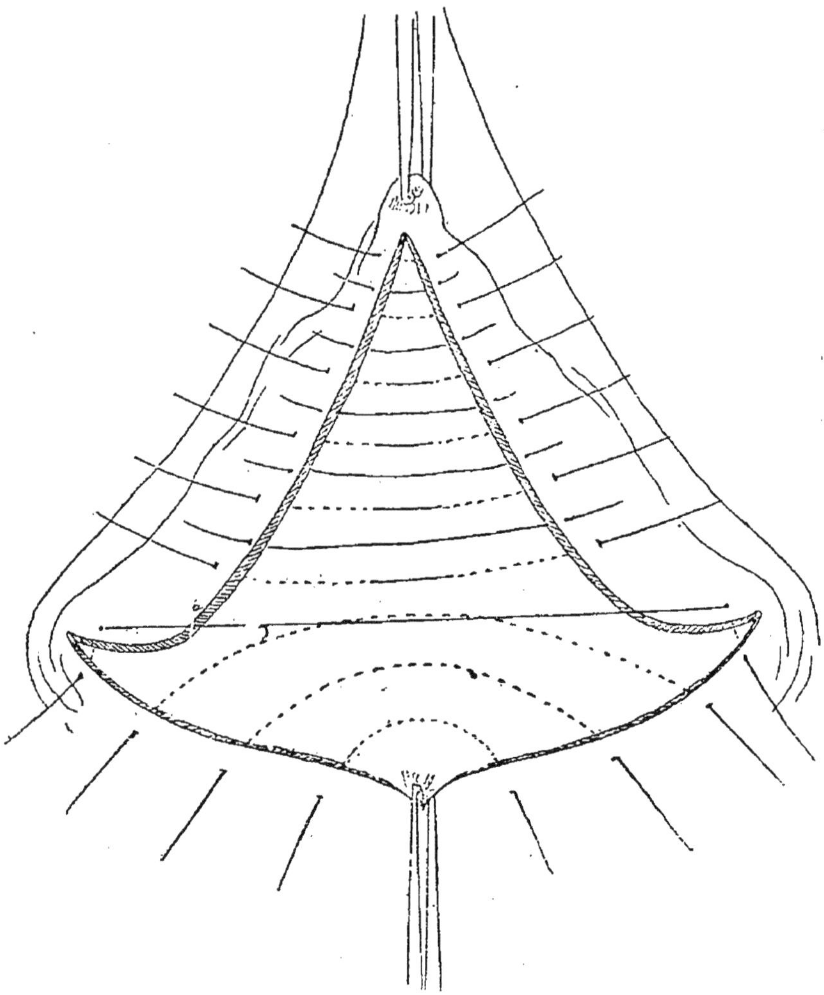

Fig. 38. — Colpopérinéorrhaphie, procédé de Hégar.

lapsus, des vaisseaux friables et abondants, notamment de grosses veines qui rampent sous une muqueuse amincie dans la cloison recto-vaginale. Lorsqu'on excise le lambeau vaginal postérieur au bistouri on s'expose à une hémorragie abondante qui nécessite une hémostase longue et minutieuse. On évite cet inconvénient par l'abrasion de l'épithélium vaginal aux ciseaux courbes.

J'ai pu me rendre compte de l'excellence des résultats obtenus par cette méthode de Bouilly. Dans la grande majorité des cas, cette opération vaginale complète est suffisante. Les parois vaginales resserrées, le plancher périnéal reconstitué, le col utérin excisé, le corps de l'utérus se trouve remonté et parfaitement maintenu. Dans les cas les plus défavorables, s'il persiste une tendance au prolapsus, on pourra appliquer un anneau de Dumontpallier. Ce dernier, prenant désormais point d'appui sur des parois vaginales rigides, achèvera de soulager les malades.

Pour ma part, je pense qu'on peut avantageusement associer dans ces cas l'opération vaginale telle que la pratique Bouilly à l'opération d'Alexander, c'est-à-dire au *raccourcissement des ligaments ronds*. Isolée, cette dernière serait tout à fait insuffisante, mais lorsque le vagin et le périnée sont restaurés, la résection large des ligaments ronds permet de remonter l'utérus et de le fixer derrière le pubis.

C'est dans le même but qu'on a conseillé l'*hystéropexie abdominale* soit qu'on fixe la face antérieure de l'utérus à la paroi abdominale, soit que la fixation porte sur les ligaments ronds au point où, larges et étalés, ils se détachent des bords de l'utérus, au voisinage de son fond.

J'aurai l'occasion de revenir sur l'hysteropexie à propos du traitement des rétrodéviations utérines; mais dès maintenant j'indiquerai ma préférence très marquée pour l'opération d'Alexander plus rationnelle, plus physiologique.

Quant au *raccourcissement des ligaments utéro-sacrés*, il doit être absolument rejeté dans le traitement du prolapsus utéro-vaginal, qu'on choisisse la voie sacrée ou la voie vaginale. La première nécessite un délabrement beaucoup trop considérable, le moindre défaut de la seconde est d'être un procédé aveugle.

Les *hystéropexies vaginales* antérieures ont subi en France un réel discrédit. Malgré les tentatives faites pour l'adoption des méthodes de Dührssen et de Mackenrodt, ces opérations vaginales n'ont pas résisté à l'objection pleine de justesse que leur fit jadis Trélat dans un style imagé : à savoir qu'on ne plante pas un clou dans une tenture.

Le *cloisonnement du vagin* de Le Fort est aujourd'hui abandonné. Son inconvénient est le même que celui des hystéropexies vaginales; ici encore on s'efforce de maintenir l'utérus réduit en prenant point d'appui sur les parois vaginales elles-mêmes relâchées et insuffisantes.

L'anatomie pathologique mieux étudiée a fait justice, il me semble, de toutes ces méthodes. Tout le monde s'accorde à l'heure actuelle pour reconnaître que dans le prolapsus utéro-vaginal chronique, le seul que nous avons en vue en ce moment, la lésion débute par le vagin et le périnée, l'abaissement de l'utérus n'étant que secondaire. En sorte que toute opération, sous peine d'être irrationnelle, doit avoir pour but principal de rétrécir le vagin et de reconstituer le plancher périnéal.

C'est pour cette raison que l'hystérectomie vaginale recommandée par certains gynécologues ne peut pas à elle seule guérir le prolapsus génital. Il est remarquable de voir à la suite d'une hystérectomie vaginale le vagin continuer à descendre, et les malades n'être en aucune façon soulagées des troubles que le prolapsus entraîne et en particulier des douleurs lombaires. Si bien que l'hystérectomie vaginale doit être suivie d'une résection large du vagin et d'une longue colpopérinéorraphie antéro-postérieure suivant la méthode de Fritsch ou de Pozzi.

Quant aux indications mêmes de l'hystérectomie vaginale, je pense avec Bouilly qu'elles ne sont pas aussi étendues qu'on a semblé le dire. Assurément, chez une femme qui a dépassé la ménopause et dont l'utérus pend hors de la vulve, l'ablation de l'utérus est une opération simple et logique. On n'oubliera pas que les vaisseaux utérins sont souvent athéromateux et pour éviter les accidents hémorragiques qu'on a parfois observés, on soignera particulièrement l'hémostase et les fils à ligature seront placés méthodiquement sur les pédicules artériels en évitant les ligatures en masse qui risquent de glisser. Mais ces cas sont de beaucoup les moins fréquents. A mesure que les malades prennent davantage confiance dans la chirurgie, elles s'adressent plus tôt à ceux qui peuvent les soulager des douleurs qu'entraîne le prolapus, et l'on voit de moins en moins, sauf dans la pratique rurale, de ces prolapsus complets hors de la vulve pour lesquels il est bien aussi simple et plus logique de faire l'ablation totale de l'utérus que d'en retrancher le segment cervical, en y associant, je le répète à dessein, une large résection vaginale.]

Je mentionne ici d'une façon accessoire l'élévation de

Planche XII. — *Prolapsus incomplet de l'utérus. Allongement de la portion moyenne du col avec hypertrophie « circulaire » de sa portion vaginale. Inversion vaginale antérieure, Cystocèle.* Le cul-de-sac vaginal postérieur a sa profondeur normale (voy. planche 4, fig. 2). (Aquarelle originale d'après une préparation de la clinique de Munich).

Planche XIII. — *Prolapsus artificiel,* au cours d'une opération, accompagné d'inversion vaginale et de cystocèle. L'utérus se place d'abord en rétroversion. Puis la traction continuant son effet attire l'organe suivant l'axe du vagin. (Les lignes ponctuées indiquent la situation normale de l'utérus et les positions obtenues par la traction). C'est de cette façon que se produit le prolapsus pathologique.

l'utérus. L'utérus dans cette nouvelle attitude ne joue qu'un rôle passif. Il est soulevé en totalité ou en partie par des tumeurs développées dans son épaisseur, ou par celles d'organes voisins, soit encore par suite des brides résultant d'une inflammation péritonéale (planche 16, fig. 1). Le *diagnostic* et le *traitement* dépendent uniquement de la cause de l'affection. Le premier est souvent difficile, et comme il s'agit le plus souvent de lésions prononcées ou anciennes, il faut pratiquer le cathétérisme utérin avec prudence à cause des altérations que l'organe a subies (ramollissement, amincissement).

En outre il faut remarquer que l'utérus peut être refoulé en haut, un obstacle s'opposant à sa rentrée dans le petit bassin, ou bien au contraire il peut être attiré en haut.

Le col ne fait souvent plus dans le vagin qu'une saillie comparable à la luette (planche 7, fig. 2).

[Chez les femmes âgées, lorsque l'utérus a subi son involution sénile, le col peut être extrêmement atrophié et même complètement effacé. Il ne faut pas confondre cette atrophie de l'organe avec son effacement résultant de son déplacement par en haut. D'ailleurs ce déplacement ne constitue pas à lui seul une maladie, il est toujours symptomatique d'une lésion de voisinage beaucoup plus importante. Dans les fibromes du fond de l'utérus à évolution abdominale, l'utérus peut être ainsi attiré en haut et disparaître presque complètement à l'exploration vaginale, mais le fait est rare. Il est infiniment plus fréquent d'observer cet effacement dans les kystes de l'ovaire qui ont pour effet d'attirer l'utérus au-dessus de la symphyse. C'est surtout dans les cas d'épanchement dans le cul-de-sac de Douglas qu'on trouve l'utérus remonté; le fait est particulièrement remarquable lorsqu'il s'agit d'un épanchement sanguin, d'une vaste hématocèle rétro-utérine. En ce cas, la paroi vaginale postérieure fait une forte saillie et ce n'est qu'à bout de doigt qu'on parvient à sentir le col effacé et aplati contre la symphyse pubienne. Ce sont là des observations qu'on a constamment l'occasion de faire en pratique gynécologique.]

III. — POSITIONS PATHOLOGIQUES DE L'UTERUS. VERSIONS ET FLEXIONS

Les positions pathologiques sont des déplacements de l'utérus en totalité, tout en perdant sa direction normale (par rapport à lui-même) : déplacements en avant, en arrière ou latéralement. Dans les versions, l'organe tourne autour d'un axe transversal ou sagittal (passant le plus souvent par l'orifice interne du col), mais sans se déformer, comme il le fait dans les flexions où le corps est infléchi sur le col. Ces trois formes peuvent se combiner entre elles et avec un changement de niveau de l'organe (voir le § précédent). On distingue trois degrés, suivant que le fond de l'utérus est encore situé plus haut que l'orifice externe, qu'il est à la même hauteur, ou plus bas.

§ I. — Positions pathologiques de l'utérus et de ses annexes.

Les déviations de l'utérus en totalité peuvent se faire en avant, en arrière, ou latéralement : antéversion, rétroversion et latéro-version, cette dernière pouvant être droite ou gauche.

L'organe peut être repoussé passivement, et cela, le plus souvent, par des infiltrations para ou périmétritiques, soit que la masse ainsi formée repousse progressivement l'utérus, soit que les adhérences cicatricielles en se rétractant attirent l'organe en sens contraire, comme on le voit sur les planches 44 et 45. Il peut arriver qu'au cours d'une même maladie l'utérus soit soumis à des impulsions divergentes (voy. planche 16, fig. 1 et 2 ; planche 17, fig. 1 ; planche 58, fig. 2). Les tumeurs agissent de la même façon, qu'elles appartiennent à l'utérus lui-même (par exemple antéversion par myome de la paroi postérieure, planche 58) ou aux organes voisins (voy. planche 59, 2 et 4 : kyste de l'ovaire ; tumeur du cul-de-sac de Douglas, surtout du rectum, ou du sacrum), ou enfin les déviations résultent de la dilatation exagérée d'un des organes voisins, de la vessie par exemple (planche 17, 2 et 14, 4), du rectum dans la constipation chronique, de la trompe (voy. pyosalpinx, planche 59, 3).

Il existe une déviation latérale d'origine congénitale et physiologique, due à l'insuffisance du développement des canaux de Müller et de leurs dépendances (trompes, ligaments larges).

Pour le *diagnostic*, il faut établir tout d'abord par l'exploration bimanuelle la position normale de l'utérus (voy. § 3, page 47) puis la cause du changement de position. Très fréquemment, il existe, en même temps que le changement de situation, une autre modification dans la position de l'utérus (voy. planche 17, 2 : rétroversion ; planche 14, 4 : élévation ; planche 16, 1 les deux ensemble). Lorsqu'il y a tuméfaction des annexes ou une tumeur dans le cul-de-sac de Douglas, il faut aussi penser à la grossesse extra-utérine (voy. fig. 112-116 dans l'*Atlas d'obstétrique*). On n'emploiera l'hystéromètre que lorsque l'exploration aura établi la position du corps de l'utérus. Il ressort de ce que nous venons de dire qu'un diagnostic différentiel des tumeurs du cul-de-sac de Douglas devra être fait.

Dans les changements de position sans complications, les deux culs-de-sac vaginaux gardent leur forme normale et leurs rapports : cependant on observe un changement de direction du vagin, son redressement, ou sa distension.

Le *traitement* comporte l'ablation des tumeurs et la rupture des adhérences par le massage.

Les annexes de l'utérus, trompe et ovaire, sont très souvent déplacées par suite d'inflammation, ou par le relâchement et la congestion des ligaments. Par suite des produits septiques qui venus de la trompe traversent l'ostium abdominal (ce sont le plus souvent des gonocoques, des

(1) Sur 130 préparations des organes génitaux de femmes adultes, O. Schaeffer a trouvé les annexes du côté droit d'une plus grande longueur, dans la proportion de 31,5 0/0 et celles du côté gauche dans la proportion de 27 0/0.

staphylocoques, des streptocoques), il se forme des infiltrations périutérines, péri-salpingiennes et périovariennes dont la rétraction cicatricielle amène l'adhérence à l'intestin ou au cul-de-sac de Douglas de ces organes précédemment libres et mobiles (planches 44 et 45).

Les trompes peuvent être coudées. Le prolapsus dans le vagin de l'ovaire ou d'une collection suppurée a déjà été mentionné au § 3, page 47, et on sait qu'ils peuvent former, avec ou sans l'utérus, le contenu de presque toute hernie abdominale (voy. § 6 et dans l'*Atlas manuel d'obstétrique*, la fig. 104). Cela peut aussi se produire en cas de prolapsus d'un utérus en inversion (voy. § 3, page 47, planche 3, fig. 2).

Les ovaires se déplacent ordinairement avec l'utérus, si bien qu'on peut les trouver dans toutes les directions, d'un seul ou des deux côtés. Le plus souvent, l'abaissement de l'ovaire accompagne la rétroversion de l'utérus (pl. 19, fig. 1), si bien qu'on peut sentir l'ovaire au-dessous de l'utérus.

Dans ces déplacements, les tumeurs jouent aussi leur rôle, soit qu'elles proviennent de l'ovaire lui-même et qu'elles l'entraînent (pour contracter ou non des adhérences avec d'autres organes), soit que, venant d'autres organes, elles repoussent la trompe et l'ovaire. Au sujet de la situation normale des organes génitaux internes, voy. la page 47.

Quant aux signes, diagnostic et traitement, voir le chapitre sur les inflammations de ces organes.

§ 2. — Antéversions et antéflexions de l'utérus.

Toute antéversion ou antéflexion n'est pas pathologique. Nous n'appelons ainsi que celles qui sont permanentes et en rapport le plus souvent avec une faible mobilité du corps de l'utérus. Celle-ci peut être due à la situation de l'organe dans le bassin ou à sa position sur le col. La flexion angulaire est dite « irréductible » quand l'antéflexion est due non à la limitation des mouvements mais à une trop grande flexibilité suivie d'une fixation par le développement inflammatoire du tissu cellulaire. Ce sont ces formes d'antéflexion que nous avons déjà vues au § 3 (3 et 4) sous la dénomination d'utérus infantile et puéril.

Etiologie. — D'après la définition, on peut toujours trouver (abstraction faite de cette forme infantile), une cause au déplacement en dehors de l'utérus.

Planche XIV, fig. 1. — *Antéversion utérine.* Position normale, quand la vessie est vide et que l'utérus n'est pas anormalement fixé. Le vagin a sa direction normale de haut en bas, et d'arrière en avant (dessin schématique original).

Planche XIV, fig. 2. — *Antéversion utérine,* pathologique parce que le fond utérin est situé plus bas que le col. Celui-ci est tourné en haut et en arrière. Col soulevé (dessin schématique original).

Planche XIV, fig. 3. — *Myome interstitiel de la paroi antérieure du corps utérin,* simulant une antéflexion au II-IIIe degré. Le cathétérisme permet d'éviter cette erreur. Compression de la vessie (dessin schématique original).

Planche 14, fig. 4. — *Antéversion ou antéflexion* (et en même temps rétro-position). La vessie étant distendue. Le corps utérin fixé à la vessie par la périmétrite sera élevé par la réplétion de la vessie, et redressé si sa courbure n'est pas devenue irréductible (dessin schématique original).

1. Le plus souvent, des brides dans le tissu cellulaire péri-utérin ou des exsudats péritonéaux. Ceux-ci peuvent tantôt fixer en avant le corps de l'utérus, à la vessie et à la paroi pelvienne antérieure (pl. 14, fig. 4), tantôt fixer le col en arrière, ce qui est plus fréquent. Qu'une bride exerce une traction sur la paroi postérieure d'un utérus encore flexible au niveau de l'orifice interne du col, il en résulte de l'antéflexion (planche 15, fig. 1). Mais celle-ci peut provenir aussi d'une fixation du col en avant, comme le montre la fig. 2 de la planche 15. C'est toutefois une exception.

2. Les tumeurs provoquent l'antéversion et l'antéflexion de différentes manières : si elles viennent d'autres organes, elles agissent par pression de haut en bas, c'est le cas des kystes de l'ovaire. Ou bien un myome de la paroi antérieure de l'utérus peut simuler une flexion (l'hystérométrie permet d'explorer la cavité utérine planche 14, fig. 3) ; de même un polype sous-muqueux, comme l'indique la fig. 4 de la planche 15. Les myomes de la face antérieure peuvent produire l'antéversion ou l'antéflexion suivant qu'ils occupent le corps ou le col de l'utérus.

L'augmentation de poids du corps utérin (métrite, congestion menstruelle, grossesse au début) amène son inclinaison en avant et son abaissement.

Küstner a observé de l'antéflexion congénitale chez les enfants bien constitués. C'est en contrôlant ce fait que j'ai pu montrer qu'il y avait très souvent en même temps des mucosités en abondance dans le canal cervical et des kystes folliculaires dans les ovaires.

Les *symptômes* et le *diagnostic* de cette antéflexion congénitale ont été déjà étudiés au § 3 (3 et 4): dysménorrhée, stérilité, constipation, douleurs vésicales, qui ne résultent pas tant des changements de rapports (coudure à l'orifice interne avec sténose, pression du corps utérin sur la vessie, voy. planche 14, fig. 2 et planche 15, fig. 3) que de l'hyperhémie accompagnant l'endométrite et la paramétrite. La constipation avec ses vives douleurs et ses phénomènes dyspeptiques est une des complications les plus constantes par suite de la rétraction cicatricielle des brides pararectales. Il en est de même de la cystite catarrhale. Les troubles nerveux jouent souvent un rôle important dans ces phénomènes.

Il faut s'assurer du caractère pathologique de l'antéversion ou de l'antéflexion, c'est-à-dire de l'immobilisation du corps utérin et de la fixation du col, et établir la cause de cette fixation, due le plus souvent à des masses inflammatoires entourant le col (planches 59 et 61, fig. 2) et à des brides se dirigeant vers le rectum. L'hystérométrie confirme la direction de la cavité utérine et l'exploration bimanuelle montrera les rapports du fond de l'utérus avec le col.

Le *traitement* doit naturellement s'adresser à la cause première ; voir par conséquent au chapitre concernant la paramétrite, la périmétrite, la métrite, le myome et § 3 (3 et 4). Les symptômes à combattre sont le catarrhe utérin (voir endométrite), les douleurs (voir la paramétrite et § 4, 8), les douleurs vésicales (voir la cystite) et la constipation. Celle-ci doit être combattue énergiquement ; on donnera des lavements d'un quart ou d'un demi-litre d'eau tiède, de l'huile de ricin, de l'infusion de séné ; on fera du massage du bas-ventre; on prescrira la diète végétale. On commencera par les médicaments les moins violents. Le ténesme rectal sera combattu de même que les douleurs causées par la dysménorrhée et la paramétrite, au moyen des calmants sous forme de suppositoires ou de lavements, et surtout par l'hydrothérapie.

Au moment des crises douloureuses et quand l'état inflammatoire s'exagère, on conseillera le repos au lit.

J'ai décrit au § 3 (3 et 4) le traitement opératoire et l'application des crayons intra-utérins. J'ajouterai qu'on peut

Planche XV, fig. 1. — *Antéflexion utérine* 2ᵉ *degré.* (Le fond de l'utérus est à la même hauteur que le col), fixé par des adhérences périmétritiques postérieures ou par la rétraction inflammatoire des replis de Douglas, au niveau de l'orifice interne. Béance de l'orifice externe. Pression sur la vessie. Les brides pararectales provoquent une constipation opiniâtre (voy. § 10).

Planche XV, fig. 2. — *Antéflexion utérine 1ᵉʳ degré.* Col horizontalement placé (variété rare), par suite de brides sous-péritonéales l'attirant contre la vessie qui forme un diverticule au niveau de l'orifice interne. Le corps utérin est vertical. Le museau de tanche regarde en avant et en haut. Le fond du vagin est attiré en avant si bien que l'axe du canal est vertical.

Planche XV, fig. 3. — *Antéflexion de l'utérus infantile avec sténose du col et de l'orifice interne. Dysménorrhée.* Disposition fréquemment rencontrée). (Voy. § 3, 3 et 4).

Planche XV. fig. 4 — *Antéflexion utérine* 3ᵉ *degré.* (Le fond de l'utérus est situé plus bas que le col.) Due à un polype utérin sous-muqueux (fibro-myome).

encore soutenir la portion vaginale de l'utérus par l'application d'un pessaire rond de Mayer. [Le pessaire rond de Mayer est l'analogue de celui que nous décrivons en France sous le nom de pessaire en anneau de Dumontpallier.] Enfin, on peut exciser les brides cicatricielles par le conduit vaginal (voy. planche 15, fig. 1).

Note additionnelle

[Pour éviter toute confusion et pour simplifier la description, il y a lieu de distinguer deux variétés absolument distinctes d'antédéviations de l'utérus, qu'il s'agisse d'antéversion et d'antéflexion. Dans un premier groupe de faits, l'antédéviation est secondaire à une affection importante telle qu'une salpingo-ovarite, une tumeur de l'utérus, un fibrome ou une tumeur d'un des organes voisins ; s'il existe des phénomènes inflammatoires, notamment dans le cas de salpingite, l'utérus dévié est immobilisé, dans le cas contraire il a conservé un certain degré de mobilité. Dans tous les cas, la déviation utérine est un symptôme accessoire qui doit s'effacer devant l'importance de l'affection causale. C'est elle que le clinicien doit rechercher et préciser, c'est contre elle que le chirurgien doit agir. La trompe enlevée, le myome supprimé, l'utérus reprend sa situation normale, et ne nécessite pas par lui-même de traitement spécial.

Il est inutile d'insister davantage sur cette première variété d'antédéviation de l'utérus par la raison que j'estime avec la majorité des gynécologistes français qu'elle ne doit pas être envisagée dans un chapitre spécial mais que son étude doit être faite au contraire en même temps que celle des différentes affections qui en sont la cause. Dans ce cas, en effet, ce n'est pas pour sa déviation utérine que le malade vient consulter mais pour la maladie qui en est le point de départ; le diagnostic n'est qu'à moitié fait lorsqu'on a reconnu la déviation car il faut remonter à la cause et ce n'est que lorsqu'on aura établi cette affection causale qu'on pourra instituer un traitement rationnel.

Ce premier groupe écarté, et c'est de beaucoup celui qui renferme les cas les plus nombreux, il reste une seconde variété d'antédéviations dans laquelle la déviation utérine constitue à elle seule à peu près toute la maladie. Certains gynécologues vont jusqu'à nier l'existence de cette antédéviation « essentielle » pour ainsi dire. D'après eux, ce n'est pas une maladie, mais la simple exagération d'une disposition normale physiologique. Cependant, pour être assez rare, cette affection n'en existe pas moins à mon avis et se présente au clinicien sous deux formes différentes : c'est d'abord l'antéflexion congénitale, et d'autre part, l'antédéviation mobile avec utérus volumineux qu'on observe parfois chez les multipares.

Nous avons déjà étudié plus haut l'antéflexion congénitale (voir page 19). Elle coïncide habituellement avec une sorte d'arrêt de développement de l'utérus, celui-ci a conservé le type infantile, peu volumineux dans son ensemble, le col est relativement plus développé que le corps et représente au moins la moitié de la longueur totale. L'inflexion se fait à l'union du col et du corps, au niveau de l'isthme ou bien plus haut, sur le corps. Nous avons insisté sur les accidents d'aménorrhée et de dysménorrhée qu'entraînent cette atrophie et cette inflexion utérines et nous avons dit qu'elle était une cause de stérilité. Nous ne reviendrons pas davantage sur les moyens à mettre en œuvre pour les combattre.

Reste l'antédéviation mobile avec gros utérus des multipares. Les malades qui présentent cette déviation accusent des douleurs rétro-pubiennes avec sensation de pesanteur. Ces douleurs sont continues, mais atténuées par le repos dans la position horizontale, elles s'exagèrent à la marche. Elles s'accompagnent souvent de quelques troubles urinaires et en particulier les malades se plaignent de la fréquence des mictions. Le toucher vaginal combiné au palper abdominal fournit les renseignements suivants : s'il s'agit d'antéversion le doigt arrive d'emblée sur la face antérieure de l'utérus qu'il longe sur toute son étendue, et le museau de tanche n'est perçu qu'en se dirigeant profondément vers le cul de sac postérieur. Dans le cas d'antéflexion, l'orifice cervical a conservé son orientation normale et tandis que le cul de sac postérieur est libre, le doigt rencontre dans le cul de sac vaginal antérieur une masse dure arrondie, séparée de la lèvre antérieure du col par un sillon plus ou moins marqué suivant les cas. La main gauche qui déprime la paroi abdominale pénètre derrière le pubis sans rencontrer le fond utérin. D'ailleurs qu'il s'agisse d'antéflexion ou d'antéversion, l'utérus dans son ensemble est gros, lourd, souvent douloureux au toucher, surtout si on cherche à le mobiliser. Il est facile de le relever, de le redresser. Mais sitôt que le doigt introduit dans le vagin cesse d'exercer une pression de bas en haut, l'utérus retombe et se replace en position vicieuse. L'exploration à l'hystéromètre contribue à indiquer le changement de direction de l'axe utérin et renseigne sur le degré de flexion ; on constate encore par ce moyen que la cavité utérine est un peu plus grande qu'à l'état normal.

A côté de ces signes capitaux, il est habituel d'en rencontrer un certain nombre d'autres qui complètent le tableau clinique. La leucorrhée est fréquente, les règles sont souvent plus abondantes qu'à l'état physiologique. Le plancher périnéal et le canal vaginal sort parfois relâchés. Les malades se plaignent de constipation opiniâtre ; les parois abdominales sont flasques, il existe un certain degré de ptose viscérale. Tantôt ce sont les symptômes de métrite qui dominent, et les malades présentent le *syndrome métritique* sur lequel nous aurons l'occasion de revenir, tantôt, en dehors de tout antécédent infectieux, en dehors de toute métrite, on observe surtout des phénomènes congestifs et des troubles névropathiques, il s'agit de ces malades que Richelot désigne sous les noms d'*arthritiques nerveuses*. Il va sans dire que dans des cas plus complexes, les deux facteurs : métrite et tempérament nerveux se trouvent associés et exercent l'un sur l'autre la plus fâcheuse influence.

En résumé, et pour nous en tenir aux antédéviations à utérus mobile de la femme adulte, les seules que nous devions envisager dans ce chapitre, il y a lieu d'établir pratiquement trois catégories. Dans la première, je rangerai les déviations latentes, qui ne se manifestent par aucun trouble et que le gynécologiste constate par hasard. Il faut savoir que ces déviations latentes sont fréquentes; elles n'exigent aucun traitement. Puis viennent les déviations liées à une métrite parenchymateuse chronique qui les rend douloureuses. La dilatation prolongée, le curettage, les pansements intra-utérins en modifiant la muqueuse utérine et en atténuant la métrite peuvent avoir contre elle une action favorable. J'avoue avoir une confiance moins grande que certains gynécologues dans les opérations pratiquées sur le col (opérations de Schrœder, d'Emmet, etc.) avec l'espoir d'obtenir la régression des lésions métritiques du corps et une diminution de son volume.

Le pessaire en anneau de Dumontpallier, la ceinture hypogastrique surtout, seront des adjuvants utiles du traitement institué contre la métrite.

Quant aux déviations douloureuses sans métrite qui ne sont que l'expression locale d'un état général névropathique et souvent d'une dystrophie plus ou moins généralisée, je pense qu'il y a grand intérêt à éviter scrupuleusemnt de les combattre par un traitement local quelconque tel que curettage ou dilatation, celui-ci étant plus nuisible qu'utile. Seule la ceinture hypogastrique trouve ici encore des indications, lorsque la ptose abdominale est manifeste. C'est surtout par les frictions, le massage et l'hydrothérapie qu'on devra agir.

Je ne voudrais pas terminer ce chapitre du traitement des antédéviations sans dire un mot de la fixation chirurgicale de l'utérus. On a proposé l'hystéropexie et le raccourcissement des ligaments ronds. J'élimine d'emblée toutes les fixations vaginales pour ne parler que des opérations abdominales. L'hystéropexie abdominale est défendue par de nombreux partisans tant en France qu'à l'étranger; j'avoue que le raccourcissement des ligaments ronds me paraît beaucoup plus logique parce qu'il est plus physiologique, et je ne vois pas la nécessité de faire le raccourcissement intra-abdominal lorsque le diagnostic a pu être établi d'une façon assez précise pour qu'il n'y ait pas de doute sur la mobilité de l'utérus et sur l'absence de toute lésion salpingo-ovarienne. De toutes les fixations utérines, c'est donc à l'opération d'Alexander que je donne la préférence, c'est-à-dire au raccourcissement intra-inguinal des ligaments ronds.

Cette opération trouvera rarement ses indications dans les antédéviations; cependant si malgré la ceinture hypogastrique ou le pessaire, malgré le traitement général chez la neuro-arthritique, et malgré le traitement local chez les femmes atteintes de métrite, les douleurs persistent et qu'il soit démontré qu'elles sont bien en rapport avec la déviation de l'utérus et non avec un état général névropathique très prononcé, il n'y a pas lieu de refuser à ces malades l'opération d'Alexander, rationnelle et essentiellement bénigne.]

§ 3. — Rétroversion et rétroflexion de l'utérus

Il y a rétroversion lorsque le fond de l'utérus se place verticalement au-dessus du col ou en arrière de lui, et lorsque cette position est permanente. Les différents degrés de la rétroversion, comme de la rétroflexion, doivent être envisagés indépendamment de la situation de l'utérus dans le sens vertical.

Étiologie. — La rétroversion congénitale ou la position verticale de l'utérus se rencontrent dans les cas d'arrêt du développement. On a également signalé des rétroflexions congénitales (Saxtorph, C. Ruge, von Winckel). Les rétroflexions infantiles sont plus fréquentes que les rétroflexions se produisant plus tard sous une influence pathologique. Von Winckel et Küstner pensent qu'un certain nombre de celles-ci doivent être rapportées aux premières [c'est à dire que bon nombre de rétroflexions dites acquises trouveraient leur véritable cause dans une prédisposition congénitale]. Et alors elles seraient provoquées par la réplétion habituelle de la vessie, par des efforts abdominaux violents et prématurés. De même l'accouchement et le décubitus dorsal exerceraient une influence fâcheuse sur un utérus à parois faibles.

Cependant l'accouchement agit encore d'autres façons, et le plus souvent par l'inflammation qu'il provoque coïncidant avec des blessures du cul de sac vaginal et avec la distension, le tiraillement et le relâchement des organes génitaux (planches 16 et 17, fig. 3).

Parmi les autres causes prédisposantes, il faut encore citer la faiblesse constitutionnelle et toutes les causes locales d'affaiblissement (affections chroniques et cachectisantes, subinvolution utérine après l'accouchement, maladies nerveuses, masturbation, etc.). A ce groupe se rattachent les cas de rétroversion simple dans lesquels l'auteur a observé des flexions passagères par contracture.

Le col peut être attiré en avant par les adhérences inflammatoires (planche 15, fig. 1 et planche 17, fig. 4) ou repoussé en avant du corps utérin par des tumeurs, par un rectum constamment distendu par une constipation opiniâtre, etc. Ou bien encore le corps utérin est fixé à la paroi rectale ou à la paroi pelvienne postérieure par des brides inflammatoires périutérines (planche 16, fig. 1 et 2 et planche 38).

Les fibro-myomes intra-utérins (planche 18, fig. 1 et 2) ou les tumeurs développées dans le cul de sac vésico-utérin et exerçant une compression sur l'utérus peuvent provoquer la rétroversion et la rétroflexion (planche 16, fig. 4). Il en est de même du décubitus dorsal agissant sur un utérus gravide. Qu'au poids de cet utérus s'ajoute la pression de la masse intestinale et, ce qui est fréquent, un certain abaissement de l'organe (planche 16, fig. 3), il en résulte un prolapsus de l'utérus en rétroflexion (planche 4, fig. dans le texte 31 et dans l'*Atlas manuel d'obstétrique* fig. 109, page 296).

Outre l'influence de l'inflammation primitive, il se produit secondairement et consécutivement à la rétroversion des adhérences de l'utérus aux plans séreux situés en arrière.

Symptômes. — Du côté de l'utérus, on observe des ménorragies par suite de l'hyperémie provoquée par l'inflammation ou par l'atonie vasculaire ; hyperémie qui entraîne secondairement un gonflement de la muqueuse.

On observe également des douleurs de dysménorrhée provenant de la coudure de l'utérus ou de ses contractions spasmodiques. Il existe encore une sécrétion muqueuse. La stérilité est moins constante que dans l'antéflexion.

La pression sur le vagin provoque des douleurs à la miction, par suite de la coudure de l'urètre ou des uretères

Planche XVI. Fig. 1. — *Rétroversion adhérente.* Utérus coudé et vertical, fixé par des adhérences sacro et recto-utérines, par la rétraction de ses ligaments. Vagin redressé par suite de l'élévation de l'utérus.

Dans les rétroversions, les altérations des ligaments sont la cause principale de la déviation. Dans les rétroflexions, il y a en outre altération du parenchyme utérin. La rétroversion se transforme aisément en rétroflexion. Les annexes sont le plus souvent à côté et en arrière de l'utérus, sauf quand elles sont fixées dans le cul de sac de Douglas.

Planche XVI. Fig. 2. — *Rétroflexion utérine* (1er degré, fond de l'utérus plus élevé que le col). *Adhérente.* Corps utérin fixé dans toute sa longueur à la séreuse du cul de sac de Douglas par des adhérences de périmétrite. Col attiré en avant. Lèvre antérieure amincie, ainsi que toute la paroi antérieure du col. Lèvre postérieure épaissie. Vagin abaissé et plissé. Compression de l'utérus par l'intestin.

Planche XVI. Fig. 3. — *Légère rétroflexion et abaissement de l'utérus puerpéral* par relâchement de l'appareil génital (décubitus dorsal, pression des organes abdominaux, travail pénible, etc.). (Comparez avec la situation normale de l'utérus puerpéral dans l'*Atlas-Manuel d'obstétrique*, fig. 20) (1). Très souvent la métrite puerpérale est la cause de la subinvolution utérine.

Planche XVI. Fig. 4. — *Rétroversion* (3e degré, fond utérin plus bas que le col), due à la présence d'un kyste de l'ovaire. Le col regarde en haut et en avant. Vagin vertical étiré, compression du rectum.

(planche 19, fig. 1), et parfois de la gène à la défécation (les matières sont aplaties, rubanées).

Des troubles nerveux réflexes apparaissent, non seulement dans la digestion (vomissements et migraines, dyspepsie) mais aussi dans la respiration et la circulation (tachycardie, toux utérine, asthme utérin, névralgies, etc.) et toute la série des manifestations hystériques : convulsions, perte de connaissance, hystéro-épilepsie, cardialgie, paraplégie, aphonie, toux spasmodique, boule et clou hystériques, hyperesthésie, et soit par compression, soit par inflammation, soit encore comme phénomènes réflexes : troubles moteurs et sensitifs des membres inférieurs (faiblesse, sensation de mollesse, crampes des mollets).

(1) Edition française par le docteur Potocki, page 52.

Le diagnostic sera établi par l'exploration bi-manuelle, après qu'on aura déjà reconnu par la palpation et l'inspection au speculum que la lèvre antérieure du col est amincie, raccourcie et dirigée en avant vers la symphyse, tandis que la lèvre postérieure est épaissie. On explorera d'abord le cul de sac de Douglas, puis on cherchera le corps utérin par la palpation abdominale ou par le toucher rectal. On cherchera aussi de cette façon si l'utérus est fixé par des adhérences.

Traitement. — Actuellement on traite manuellement les rétrodéviations (planches 21 et 22) soit qu'on réduise ainsi l'utérus non adhérent, c'est-à-dire qu'on replace le corps en avant du cul de sac vaginal antérieur, soit que l'on fasse le massage de l'utérus fixé (Thure Brandt) (Planche 23) massage qu'on peut combiner au besoin à la réduction forcée des adhérences, soit que l'on excite ainsi la tonicité affaiblie des éléments contractiles de l'utérus, de ses ligaments et de ses vaisseaux. Si l'utérus malgré sa mobilité ne se laisse pas réduire, on emploiera à l'exemple de Küstner une pince tire-balle, ou bien on se servira d'une façon prudente du cathéter utérin (voy. explicat. planche 20, fig. 1 et 2, page 92).

Si l'utérus peut être replacé dans sa position normale, on appliquera pour le maintenir un pessaire en levier (voy. page 93 et les fig. 32, 39, 40, 41, 44, 45, 46 du texte), car les douches froides sur le col et le sacrum, les injections vaginales, les injections sous-cutanées d'ergotine et autres tonifiants, le tamponnement, ne suffisent pas à rendre leur rigidité aux parois de l'utérus et encore moins à ses ligaments.

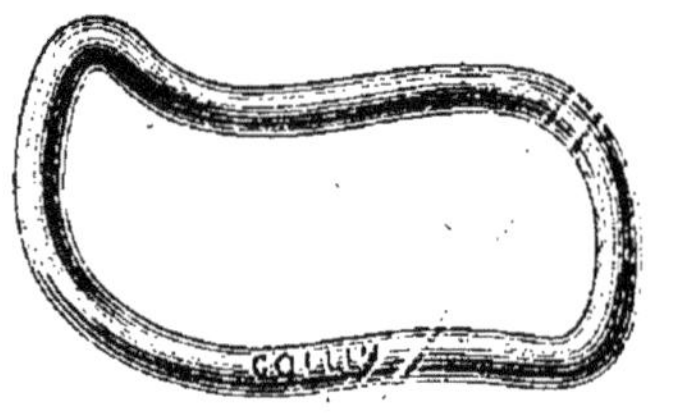

Fig. 39. — *Pessaire levier de Hodge* pour une rétroflexion de l'utérus au premier degré. Celle-ci est corrigée grâce à la pression du pessaire sur le cul de sac vaginal postérieur.

Les pessaires-leviers suivants seront essayés successivement :

1° Le pessaire en 8 de Hodge (assez fortement recourbé), lorsque les ligaments utéro-sacrés ne sont pas sensibles.

2° Le pessaire en 8 de Schultze lorsque le plancher pelvien est normal et que le vagin n'est pas trop relâché, l'instrument doit rester très longtemps.

Planche XVII. Fig. 1. — *Exsudat péritonitique encapsulé de l'espace de Douglas. Abaissement et antéversion fixe de l'utérus.* (Vagin très plissé et raccourci). Des péritonites circonscrites, l'inflammation et l'abaissement d'autres organes abdominaux produisent un exsudat qui s'accumule dans l'espace de Douglas; les anses intestinales fusionnées au-dessus encapsulent cette pseudo-tumeur. L'utérus est fixé sur toute sa longueur à la vessie.

Planche XVII. Fig. 2. — *Rétrodéviation utérine par distension vésicale.* En même temps l'utérus est remonté par suite de son adhérence naturelle à la vessie et le vagin est allongé. Le corps utérin est redressé sur le col et se trouve verticalement situé au-dessous du vagin, dans le même axe que lui. Cette position prédispose au prolapsus en sorte que l'habitude fréquente chez les enfants de ne pas vider leur vessie peut entraîner l'abaissement de l'utérus.

Planche XVII. Fig. 3. — *Abaissement et rétroflexion de l'utérus au 1er degré,* par relâchement des replis de Douglas, qu'on reconnaît à l'abaissement du col et au raccourcissement du vagin. Ces symptômes forment le tableau du relâchement des moyens de suspension de l'appareil génital (ligaments et plancher pelvien), prédisposition au prolapsus. Le col est entr'ouvert, ectropion par relâchement.

Planche XVII. Fig. 4. — *Rétroflexion de l'utérus au 1er degré.* Col dirigé normalement. Cette déviation est liée à des rétractions dues à la paramétrite qui fixent le col à la vessie (voy. § 11 étiologique), de sorte que la pression de la masse intestinale, la mollesse des parois utérines et le décubitus dorsal (surtout pendant la puerpéralité) entraînent le corps utérin en arrière.

3° Le pessaire en traîneau de Schultze, lorsque le vagin est faible ou que le plancher pelvien est insuffisant.

4° Le pessaire en crochet de Hewitt.

Règles pour l'emploi des pessaires

Le pessaire sera introduit, la malade étant couchée sur le dos ou en position génu-pectorale. Dans cette dernière position, lorsque les parois vaginales ont été écartées par l'introduction d'un speculum cylindrique, le vagin s'emplit d'air, l'utérus et les annexes (par suite de la déclivité) sont entraînés dans la profondeur et s'abaissent.

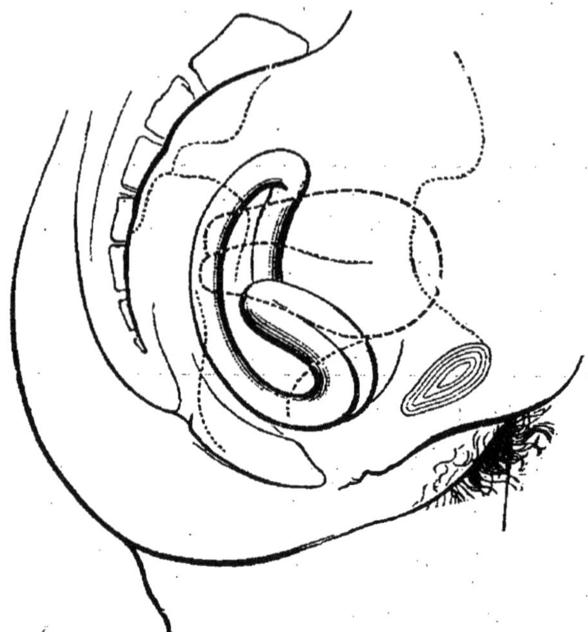

Fig. 40. — Pessaire en traineau *in situ*.

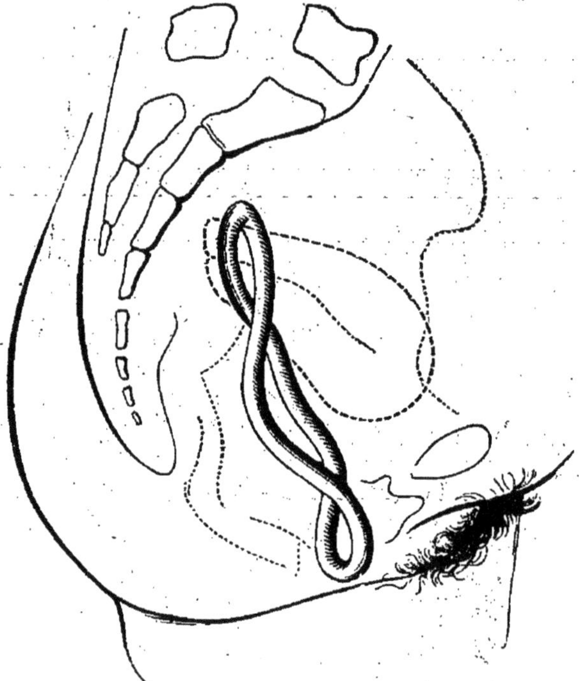

Fig. 41. — Pessaire en huit de chiffre de Schultze

Planche XVIII. Fig. 1. — *Rétroversion utérine* due à deux myomes interstitiels du corps utérin simulant une rétroflexion du 2e degré. Le cathétérisme montre la rectitude du canal utérin et sa véritable direction. Col tourné en avant. Rectum comprimé. Constipation. Espace de Douglas rempli. Troubles de la miction.

Planche XVIII. Fig. 2. — *Rétroflexion* simulant une *rétroversion* par suite de la présence d'un myome interstitiel de la paroi antérieure du corps utérin : comme ci-dessus.

Planche XVIII. Fig. 3. — *Rétroflexion utérine* au 2e degré. (Fond de l'utérus au niveau du col). *Abaissement de l'utérus*, appréciable au plissement du vagin. (Col plus bas que la ligne passant par les épines sciatiques). Compression du rectum. Col tourné en avant. Le corps utérin remplit l'espace de Douglas. Epaississement de la paroi et dela lèvre postérieures, amincissement de l'antérieur.

Planche XVIII. Fig. 4. — *Rétroflexion utérine au* 3e *degré.* Fond de l'utérus situé plus bas que le col. Lésion ancienne. Col tourné en avant largement béant (ectropion). — Paroi cervicale antérieure et lèvres du col amincies. Col surélevé. Vagin allongé verticalement. Espace de Douglas rempli par l'utérus.

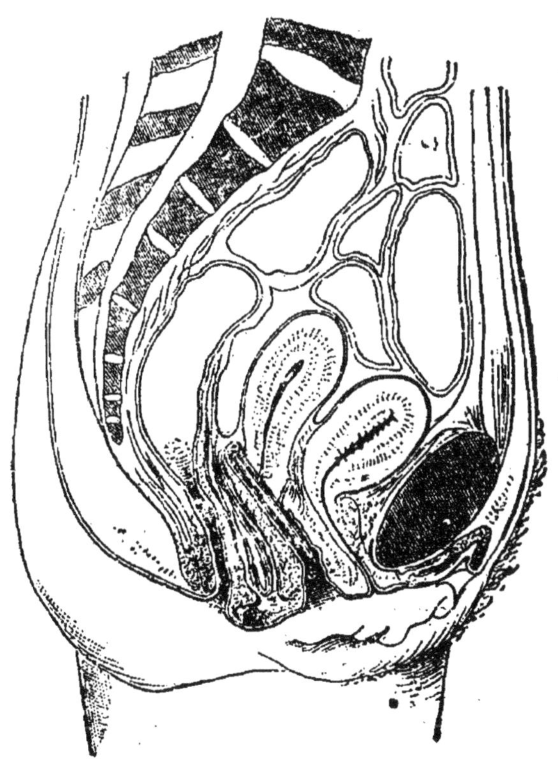

Fig. 42. — Anneau de Dumontpallier en place.

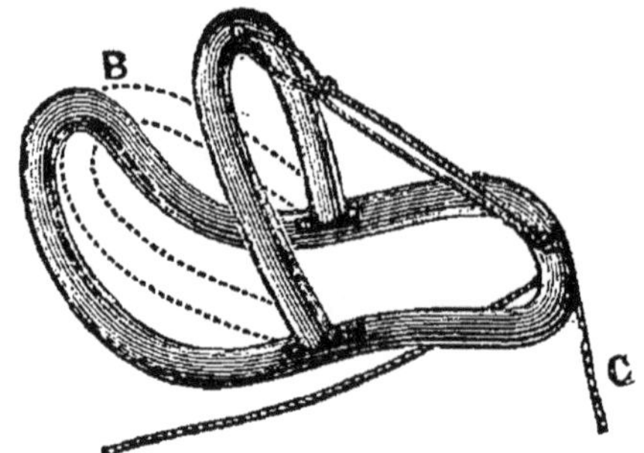

Fig. 43. — Pessaire à boucle.

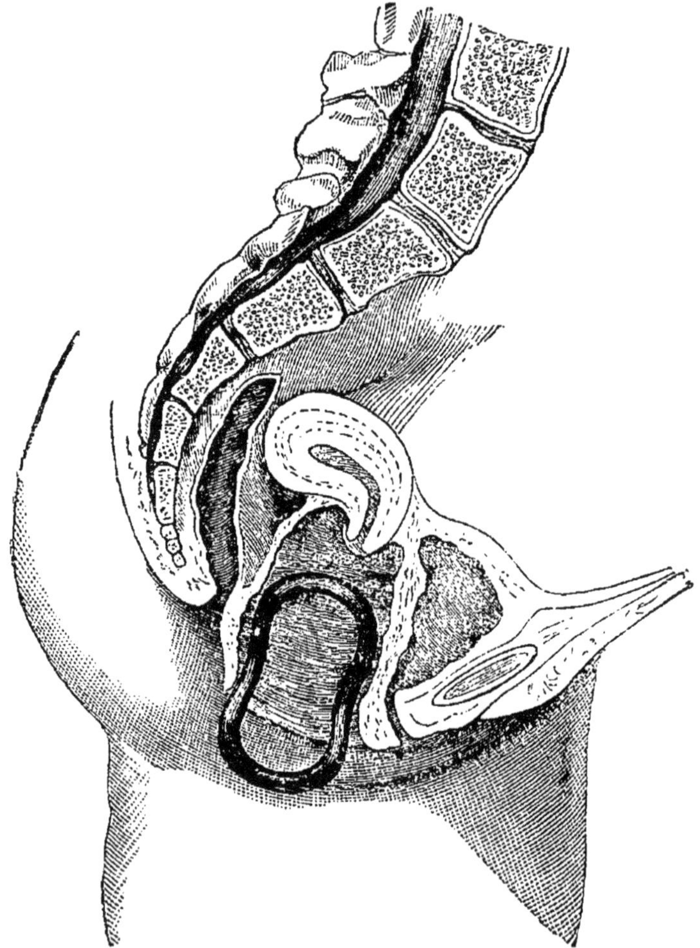

Fig. 44. — Introduction du pessaire Smith, 1er temps (Barnes).

1° Le pessaire en caoutchouc, rond et flexible, de Mayer [c'est notre pessaire-anneau de Dumontpallier] sera introduit à la main ou avec la pince de Fritsch (planche 20, fig. 3) (et fig. 42 dans le texte) au-dessus du muscle constricteur de la vulve et placé de façon que le col se trouve

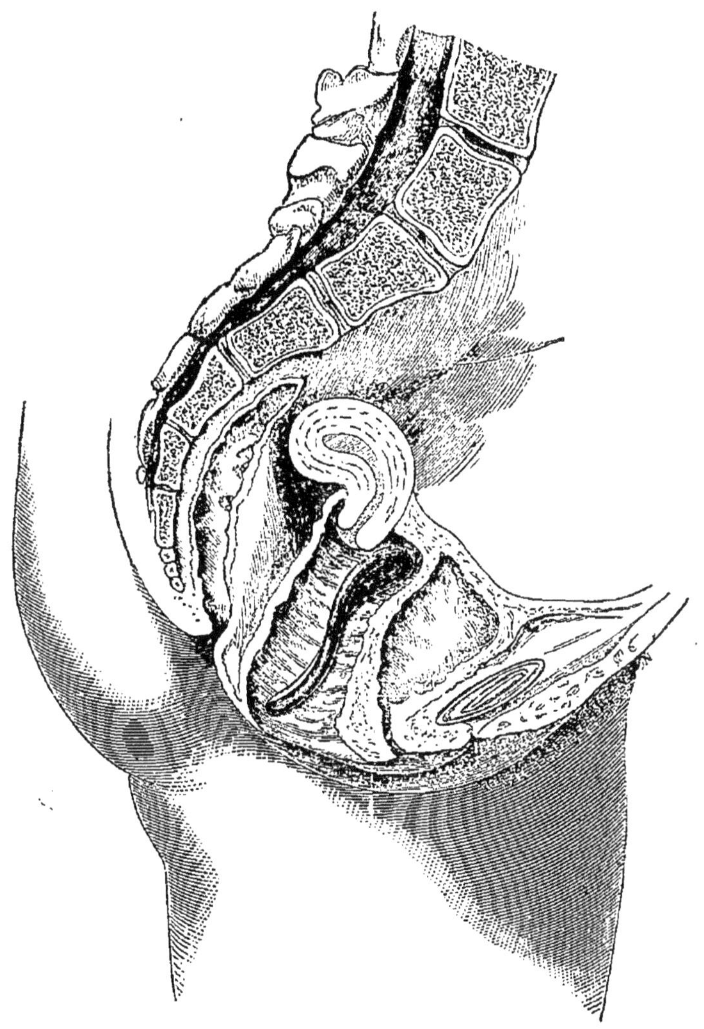

Fig. 45. — Introduction du pessaire Smith, 2e temps (Barnes).

dans l'orifice du pessaire. Celui-ci ne doit donc pas être trop étroit. Le pessaire doit distendre un peu le vagin.

2° Le pessaire de Hodge et le pessaire levier analogue

de Thomas (à anse plus large et plus recourbée), seront introduits verticalement dans la vulve, de façon que les deux anses soient placées sagittalement par rapport à la vulve et au vagin (voy. planche 20, fig. 4). Ils sont en caoutchouc durci ou en celluloïd et s'amollissent dans l'eau chaude, ou en fil de cuivre recouvert de caoutchouc.

Lorsque le pessaire est arrivé au-dessus du constricteur

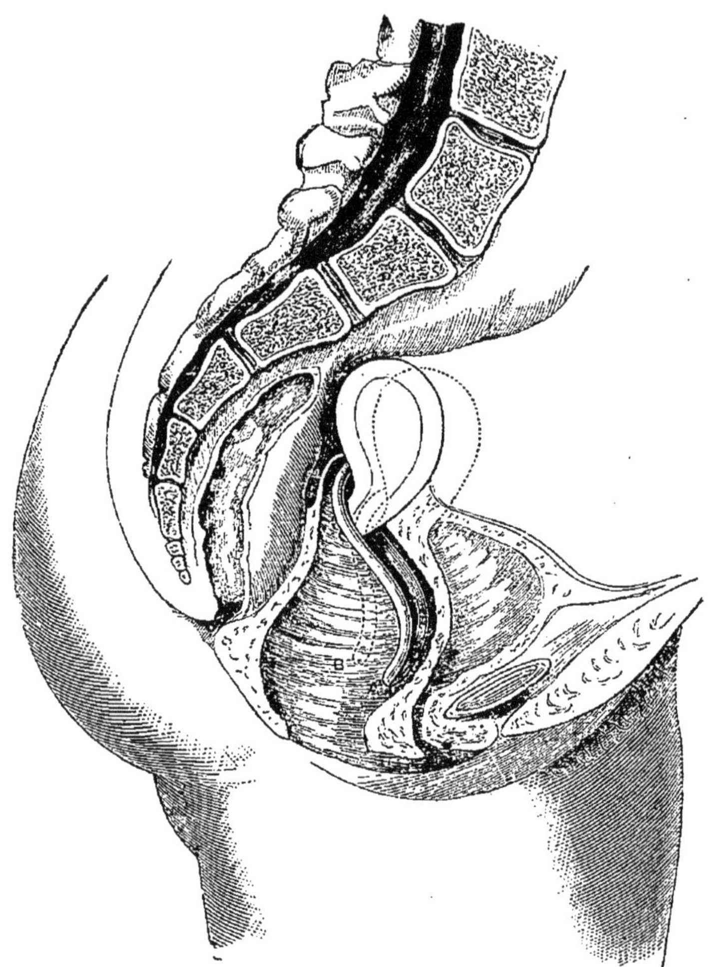

Fig. 46. — Introduction du pessaire Smith, 3e temps (Barnes).

de la vulve on le fait tourner de 90°, de façon que l'anse la plus large vienne se placer en haut dans le cul de sac postérieur, comme le montre la figure 46.

Planche XIX. Fig. 1. — *Rétroversion utérine. — Hernie vaginale de l'ovaire.* Coudure et dilatation des uretères, direction verticale du vagin (voy. §§ 7 et 11).

Planche XIX. Fig. 2. — *Exploration par le palper abdominal combiné au toucher rectal dans un cas d'atrésie totale du vagin et d'utérus rudimentaire.* L'urètre, vraisemblablement disposé en entonnoir d'une façon congénitale, a été dilaté jusqu'au niveau du col vésical par suite de l'introduction du pénis dans des coïts répétés. Le doigt pénètre sans difficulté dans la vessie et quand on le retire, il s'écoule une certaine quantité d'urine. Il n'y a, à l'état naturel, qu'une légère incontinence.

Leur action est la suivante : l'anse large soulève le fond de l'utérus et le pousse en avant, le col est porté en arrière par suite de la distension du vagin en longueur et en largeur. L'utérus repose sur la paroi vaginale postérieure (par suite de la nouvelle position du col et de la pression des viscères sur la face postérieure de l'utérus), ce qui empêche son abaissement et supprime les douleurs (même quand il n'est pas nécessaire de relever l'utérus), surtout parce que l'élargissement et le soulèvement du fond du vagin font cesser la distension des ligaments utéro-sacrés.

Chez les femmes mariées, il vaut mieux, pour permettre le coït, n'employer que des pessaires simplement recourbés dont l'anse inférieure s'applique contre la symphyse. Si la miction en est gênée, on leur donnera une courbure à concavité antérieure. Si l'anse supérieure distendait trop le fond du vagin, il faudrait la recourber en arrière.

[Les gynécologistes français emploient habituellement le pessaire de Smith, voy. fig. 44. Bouilly, qui a fréquemment recours au pessaire dans les rétrodéviations, se sert d'un pessaire en caoutchouc durci, très recourbé et dont la portion postérieure destinée à occuper le cul de sac vaginal postérieur est beaucoup plus large que l'antérieure qui s'applique derrière la symphyse. Ce modèle en définitive se rapproche beaucoup du modèle primitif de Hodge (voy. fig. 39)].

3° Le pessaire en forme de 8 de Schultze sera placé de façon que sa petite extrémité entoure le col. Il est en gomme durcie ou en cuivre recouvert de caoutchouc. Le pessaire s'appuie sur le plancher pelvien.

4° Le pessaire en forme de traîneau de Schultze, fig. 40, page 85, sera introduit en plaçant l'anse la plus longue en arrière et au-dessus du col, la plus courte en avant. L'anse convexe antérieure s'appuie contre la symphyse. On emploiera donc ce pessaire à la place du précédent en cas de plancher pelvien relâché. Si le vagin est trop large on se servira, comme point d'appui, de l'anse la plus longue et on la tournera en avant, pendant que la plus courte embrasse le col dans sa concavité. Mêmes dimensions que le précédent. Le pessaire en 8 peut être construit avec des anneaux de 8 cent. 1/2 à 19 cent., le pessaire en traîneau avec des anneaux de 10 cent. 1/2 à 14 cent. de diamètre, avec une épaisseur de 7 à 10 millim.

Un pessaire est bien placé quand on ne voit pas son extrémité à la vulve, quand il ne risque pas de tomber, quand il ne distend pas trop le vagin, et qu'on peut le faire tourner légèrement sur son grand axe, quand le fond du vagin ou sa moitié supérieure est légèrement tendue, enfin quand le fond de l'utérus est bien placé en avant et le col en arrière, car autrement les replis de Douglas ne seraient pas tendus.

Si le pessaire est bien placé, les douleurs disparaissent avec une rapidité surprenante, mais on n'obtiendra la guérison que dans un cinquième des cas, c'est-à-dire que l'utérus sera maintenu définitivement et sans le secours permanent d'un pessaire, en antéversion physiologique.

Inconvénients.

Si le pessaire est mal construit (anses inégales, trop minces ou fabriquées en laine, en crin ou en cuir), s'il est trop grand ou trop enfoncé, il provoque une sécrétion abondante, des excoriations, de la suppuration et des ulcérations qui peuvent aller jusqu'à créer des fistules faisant communiquer le vagin avec les organes voisins. Après la ménopause, j'ai observé ces phénomènes même avec de bons pessaires. Si les ulcérations guérissent et se cicatrisent, ou si la sécrétion dépose sur le pessaire des phosphates, des mucosités ou du sang desséché, il peut devenir difficile d'enlever un instrument qui a subi une sorte d'incrustation. Après avoir détruit les granulations qui se sont ainsi développées autour du pessaire, on en fera l'extraction en lui imprimant des mouvements en spirale, et mieux en le brisant si cela est nécessaire.

Pour éviter tous ces inconvénients, il faut, chaque fois

Planche XX. Fig. 1. — *Réduction de l'utérus en rétroversion* à l'aide de la pince tire-balle (d'après Küstner). L'utérus étant placé verticalement par la traction, le col est repoussé en arrière, si bien que le fond de l'utérus, s'il est libre d'adhérence, revient en avant.

Planche XX. Fig. 2. — *Réduction de l'utérus en rétroversion*, à l'aide du cathéter utérin. Celui-ci est d'abord introduit comme d'habitude, la concavité en avant jusqu'à ce que son extrémité libre ait dépassé l'orifice interne. La concavité est alors tournée en arrière, suivant la direction pathologique de l'axe utérin. Quand la sonde a pénétré dans l'utérus de 5 à 6 centim., elle en atteint le fond. Alors la courbure est prudemment tournée en avant en même temps qu'on abaisse le manche de l'instrument en arrière.

Planche XX. Fig. 3. — *Introduction du pessaire rond et élastique de Mayer* avec la pince de Fritsch. Le pessaire doit entourer le col.

Planche XX. Fig. 4. — *Introduction du pessaire de Hodge.* Celui-ci est recourbé en S comme l'indique la figure. Le pessaire de Thomas est encore plus fortement recourbé au niveau de son anse supérieure (voy. fig. 32 dans le texte).

que les règles sont terminées, enlever le pessaire et le nettoyer, bien qu'un bon pessaire puisse, sans conséquences fâcheuses, séjourner deux ou trois mois dans un canal génital sain. En outre il faudra faire un peu plus souvent (tous les jours en cas de pertes blanches), des injections vaginales non irritantes.

Sitôt qu'il survient des douleurs, il faut enlever le pessaire. Il est aussi très important de s'assurer que le déplacement est bien la cause des douleurs, ou s'il n'y a pas d'autres complications, ou enfin s'il ne s'agit pas simplement d'hystérie.

On appliquera à l'endométrite, à la périmétrite, de même qu'à la cystite, le traitement spécial qui leur convient. Si les adhérences empêchent la réduction, un solide tamponnement du cul-de-sac vaginal postérieur à l'aide de tampons glycérinés procurera un soulagement.

En cas de grossesse on laissera le pessaire en place jusqu'au 5e mois. En tout cas il faut surveiller l'utérus gravide rétrofléchi pour qu'il ne s'enclave pas au-dessous du sacrum (voy. *Atlas manuel d'obstétrique*) (1).

On devra intervenir chirurgicalement d'une part pour détruire des adhérences trop solides qui d'ordinaire sou-

(1) Edition française par le docteur Potocki.

lèvent en même temps l'utérus d'une façon notable, d'autre part pour fixer celui-ci en avant, soit par la laparotomie, soit par la voie vaginale.

Si l'utérus est mobile, la *rétrofixation du col* ou la *vaginofixation* sont indiquées. Si l'utérus est solidement adhérent on fera *l'hystéropexie abdominale* (voy. plus haut, p. 61 et l'*Atlas manuel de gynécologie opératoire*).

Emploi du pessaire en présence de certaines complications de la rétroversion.

1° Adhérences rétro-utérines (voy. planche 23). Les combattre lentement par le massage (3 ou 4 fois pendant au moins douze séances). (D'abord soulever l'utérus en rétrodéviation pour distendre les adhérences antérieures, puis l'antéfléchir). Ou bien rompre brusquement les adhérences en une séance, puis faire garder le lit à la malade après l'application d'un pessaire et d'une vessie de glace. (On pourrait s'exposer à la production d'une hématocèle en laissant la malade debout). Occasionnellement le tamponnement du cul de sac vaginal postérieur peut être également utile.

2° Une périmétrite chronique est un noli me tangere. Il faut tout d'abord la guérir à l'aide d'un traitement résolutif.

3° Les brides de paramétrite et les cicatrices des déchirures (voy. planche 55, fig. 1) seront réséquées transversalement en ovales allongées, la ligne des sutures sera perpendiculaire au grand axe de l'ovale et par conséquent verticale de façon à remplacer la rétraction cicatricielle par un allongement (Martin).

4° La *métrite chronique* doit être tout d'abord traitée (par les incisions cunéiformes), puis on applique un pessaire, ou bien si celui-ci n'est pas supporté, des tampons glycérinés. En cas de métrite aiguë, il faut avoir recours au traitement antiphlogistique jusqu'à la disparition des douleurs.

5° *Endométrite* : Injections vaginales astringentes et antiseptiques deux fois par jour en enlevant souvent le pessaire. Traiter l'utérus par la cautérisation, le grattage, l'air chaud, etc. Les érosions du col seront cautérisées ou excisées.

Planches XXI et XXII. — *Reposition manuelle d'un utérus rétrofléchi* (au 1er ou 2e degré). 1er *temps* : le corps utérin sera palpé par le cul de sac vaginal postérieur à l'aide de l'index et du médius. 2e *temps* : Pendant que ces deux doigts repoussent l'organe en haut, l'autre main vient à sa rencontre en déprimant lentement la paroi abdominale et repoussant l'utérus en bas, suit sa face postérieure, se dirigeant vers le cul de sac de Douglas, jusqu'à ce qu'elle rencontre ; 3e *temps* : les doigts introduits dans le vagin. Elle empêche ainsi l'utérus de s'échapper par en haut et la main (vaginale) peut quitter le cul de sac vaginal postérieur ; 4e *temps* : pour repousser le col en haut tandis que la main extérieure pousse le fond de l'utérus vers le sommet de la vessie, c'est-à-dire dans sa position et à sa hauteur normales. De même, on s'assurera de la situation des annexes (ovaires, trompes, ligaments) par une manœuvre analogue. A travers la paroi abdominale relâchée (au besoin dans un bain), on sent les annexes sous forme de deux cordons arrondis, tendus, se détachant à un angle de 60°, et roulant entre les doigts. Ils ont les dimensions d'une amande, et glissent au point qu'on ne peut pas arriver à les saisir. Les ovaires sont à deux ou trois centimètres en arrière et en dehors de l'utérus, sur la partie moyenne du psoas. Les ovaires sains ont une sensibilité toute spéciale (voir anat. et hist. des annexes *Atlas manuel d'obstétrique*, pages 7 et 11).

6° Le rétrécissement du col sera dilaté ou incisé en cas de besoin.

7° Si le col est trop court, il ne servira pas d'une façon suffisante de levier pour le corps de l'utérus qui se fléchira ; ou bien le pessaire causera des ulcérations par compression du col. Dans ce cas, introduire le pessaire-levier de Hodge en sens inverse, l'anse supérieure en bas.

8° La paroi vaginale antérieure trop courte sera allongée suivant le procédé opératoire énoncé plus haut au paragraphe 3 (Skutsch).

9° Un vagin trop large, relâché, sera rétréci par la colporraphie. Si elle n'est pas acceptée, on appliquera le pessaire en traîneau signalé plus haut.

10° La période puerpérale est favorable au traitement des organes et des ligaments qu'on peut alors attirer et redresser à loisir. On fera la reposition suivant la méthode de Schultze, en repoussant le col et en soulevant le fond de l'utérus de façon à reporter ensuite le corps en avant, grâce à un doigt introduit dans le col. On le maintiendra ainsi à l'aide de deux tampons glycérinés placés verticalement dans le cul de sac vaginal antérieur et de préférence dans le cul de sac vaginal postérieur. La malade sera placée dans le décubitus latéral.

Pendant la grossesse on ne laissera de pessaire que jusqu'au 5e mois, car (à partir de cette époque) l'utérus se tient de lui-même en place grâce à sa distension (voy. plus haut).

11° En cas de rétrécissement de la vulve il faut l'agrandir par une incision, puis placer un pessaire (rétrécissement de l'hymen, rompre l'hymen intact, si on est certain que le déplacement de l'utérus est bien la cause de la maladie ; vaginisme).

12° La coexistence d'un pessaire insuffisant, avec l'incision du vagin et le prolapsus de l'utérus nécessitent un traitement opératoire, ou un pessaire en forme de traîneau.

13° Les tumeurs et la vieillesse sont des contre-indications.

14° Si la malade se plaint lorsque son pessaire est bien placé, il faut l'enlever et chercher ailleurs la cause des douleurs (hystérie en particulier).

Pour les procédés d'introduction des pessaires, voy. p. 84.

Note additionnelle.

[La division que j'ai donnée plus haut (voy. p. 76) des antédéviations est applicable aux rétrodéviations. Ici encore nous devons distinguer nettement les rétrodéviations simples des déplacements utérins qui compliquent les grossesses, les tumeurs utérines, les tumeurs péri-utérines et surtout les affections ovaro-tubaires.

La rétrodéviation de l'utérus gravide a été étudiée dans l'*Atlas-Manuel d'obstétrique* (voy. page 277) (1) et je n'y reviendrai pas.

C'est surtout dans les fibromes utérins qu'on observe le déplacement de la matrice dans le cul-de-sac de Douglas. Parmi les tumeurs péri-utérines, certains kystes ovariens ou para-ovariens, et notamment certains kystes dermoïdes se développent en avant et au-dessus de l'utérus et repoussent cet organe en arrière et en bas.

L'augmentation de volume et de poids qui accompagne l'inflammation des annexes entraîne leur chute dans le cul-de-sac de Douglas, c'est du moins leur situation habituelle; il en résulte que l'utérus est entraîné à son tour en

(1) Edition française par le docteur J. Potocki.

Planche XXIII. — *Massage* (Thure-Brandt). Par un procédé analogue à celui décrit aux planches XXI et XXII, les extrémités des doigts se rencontrent derrière l'utérus rétrodévié, massent et distendent les adhérences qui l'unissent au rectum. Il en résulte une circulation plus active au niveau des ligaments et ceux-ci deviennent plus souples, plus élastiques. L'utérus est ainsi libéré (fig. 2) de ses adhérences paramétritiques.

rétroversion ou en rétroflexion et ce déplacement secondaire de l'organe est le plus souvent facilité par la coexistence de la métrite qui augmente le poids et le volume de l'utérus, diminue la consistance des parois, du moins dans certaines formes, et provoque le relâchement de son appareil suspenseur.

L'inflammation séreuse et sous-séreuse qui accompagne si fréquemment la salpingo-ovarite crée des brides et des adhérences autour du corps utérin ; finalement l'utérus se trouve fixé dans sa rétrodéviation. En sorte que pour beaucoup de gynécologistes, la *rétrodéviation fixe de l'utérus* est constamment liée à une inflammation primitive des annexes.

Cette opinion est trop exclusive, et si, en effet, l'oophoro-salpingite est la cause habituelle de la rétrodéviation fixe, celle-ci est parfois uniquement due à une inflammation du tissu cellulaire et du péritoine péri et rétro-utérin ; il y a périmétrite et paramétrite sans salpingo-ovarite, et le point de départ de l'inflammation réside non dans les annexes, mais dans l'utérus.

Suivant la classification adoptée pour les antédéviations, nous éliminerons d'emblée de ce chapitre toutes les rétrodéviations *secondaires* à une tumeur de l'utérus ou à une lésion des annexes, pour n'envisager que les rétrodéviations simples.

Celles-ci sont *congénitales* ou *acquises*.

Les rétrodéviations congénitales reconnaissent pour cause une insuffisance dans le développement de l'appareil suspenseur de l'utérus et en particulier un arrêt de développement des ligaments utéro-sacrés. La rétroflexion congénitale est liée à une atrophie de l'utérus et spécialement de sa paroi antérieure (voir fig. 47).

Les faits, d'ailleurs rares, de rétrodéviation aiguë doivent être rangés à côté des rétrodéviations congénitales, car si la position vicieuse de l'utérus n'existait pas au moment de la naissance, du moins la constitution défectueuse de l'organe et surtout de son appareil suspenseur a-t-elle permis la production brusque de la déviation sous une influence légère telle qu'un effort, un choc, une chute. Les choses se

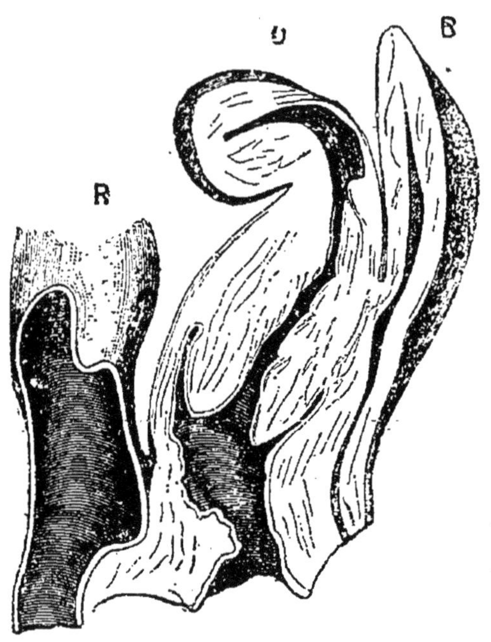

Fig. 47. — Rétroflexion congénitale (Ruge). Noter le peu d'épaisseur de la paroi antérieure de l'utérus. R, rectum ; U, utérus ; B, vessie.

passent de la même façon que dans la hernie inguinale dite congénitale qui souvent n'apparaît que longtemps après la naissance, mais dont la cause initiale réside dans une disposition défectueuse du trajet inguinal.

La rétrodéviation acquise se rencontre habituellement chez les multipares. Nous retrouvons ici la même étiologie que dans l'antédéviation, à savoir l'influence des grossesses répétées qui produisent le relâchement du plancher périnéal et des ligaments de l'utérus et l'action de la métrite parenchymateuse, cette dernière se traduisant par la modification de consistance et l'augmentation de volume de l'organe.

Par suite de la laxité pathologique des ligaments suspenseurs de l'utérus, celui-ci devient anormalement mobile, subissant les déplacements que lui imprime la distension des organes voisins (vessie, rectum). A cette mobilité excessive succède la rétrodéviation.

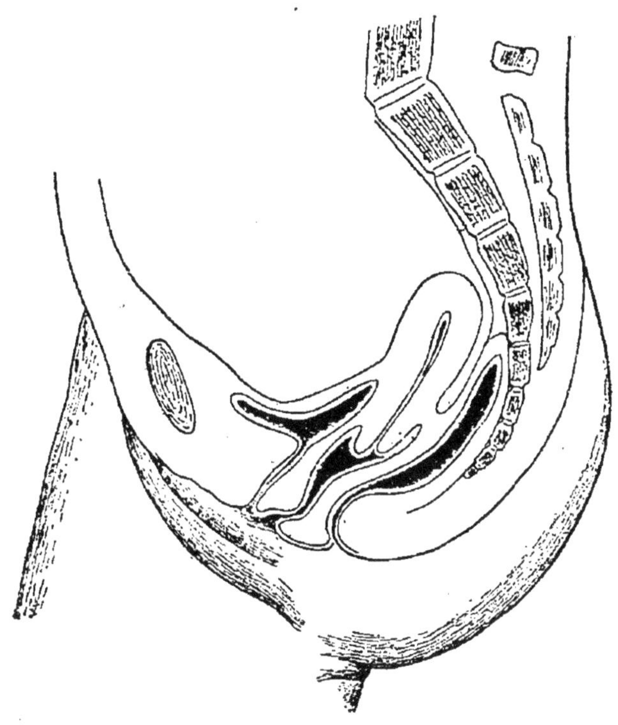

Fig. 48. — Rétroversion au premier degré.

Dans la station debout, et surtout dans le décubitus dorsal, le fond de l'utérus repose sur la paroi antérieure du rectum et sur le sacrum.

Si les phénomènes de relâchement du périnée sont plus accentués, l'organe s'abaisse, et la rétrodéviation se complique de prolapsus.

Telle est l'évolution habituelle de ces troubles dans la statique utérine.

Il ne paraît pas douteux qu'à côté des grossesses répétées on ne doive tenir compte également de la prédisposition des sujets. Certaines femmes que Richelot dénomme « arthritiques nerveuses », que d'autres considèrent comme des dégénérées, des dystrophiques ont des tissus sans résistance, sans élasticité, éminemment propices aux ptoses. Telle femme aura un relâchement du plancher périnéal très

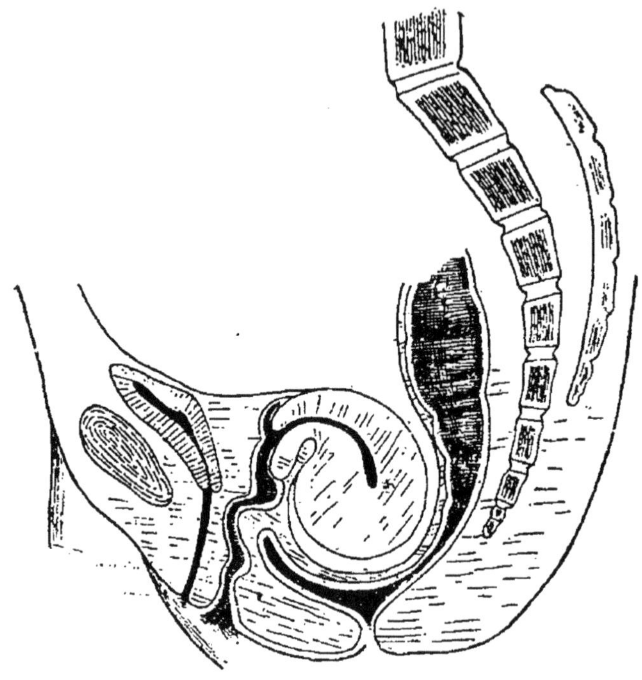

Fig. 49. — Rétroflexion.

accentué à la suite d'un seul accouchement tandis que telle autre n'aura pas le moindre degré de prolapsus après plusieurs grossesses. Cette « insuffisance d'étoffe » peut être localisée au plancher pelvien et à l'appareil suspenseur de l'utérus, ou bien généralisée à tout l'abdomen : la peau du ventre est couverte de vergetures, la paroi est flasque dans toute son épaisseur, les reins, le foie, l'estomac sont abaissés, c'est une ptose générale de tous les organes abdominaux.

On le voit, la pathogénie des rétrodéviations est tout à fait comparable à celle des antédéviations avec cette différence cependant que dans l'antédéviation c'est le plancher pelvien et le canal vaginal qui sont au-dessous de leur tâche, tandis que pour produire la rétrodéviation, il faut admettre un relâchement des ligaments de l'utérus, ligaments ronds d'une part, ligaments utéro-sacrés d'autre part.

On a dit que la rétroversion était plus fréquente que la déviation en avant. Le fait n'est sans doute pas exact. Ce qui est vrai c'est que s'il existe des déviations postérieures méconnues, ne se traduisant par aucun trouble, celles-ci sont beaucoup moins fréquentes que les antéversions. L'utérus qui bascule en arrière provoque bien plus facilement des troubles que l'utérus dont l'inclinaison antérieure normale a été seulement exagérée. De plus, on a très longtemps confondu toutes les rétrodéviations dans un même chapitre, qu'il s'agisse de déplacements de l'utérus *secondaires* à une tumeur ou à une inflammation des annexes, ou de déviation simple. Certes il est très fréquent d'observer en cas de salpingo-ovarite une inclinaison du corps utérin en arrière, dans le cul-de-sac de Douglas ; mais ainsi que je l'ai dit plus haut, ces faits ne doivent pas être envisagés en ce moment, la rétrodéviation, phénomène tout à fait accessoire, doit s'effacer ici devant la lésion annexielle qui est de beaucoup la plus importante.

Je le répète, nous n'envisageons ici que les rétrodéviations utérines mobiles, ou facilement mobilisables.

La situation anormale de l'utérus entraîne un abaissement des ovaires et des trompes ; les annexes descendent le long du versant postérieur du ligament large vers le cul-de-sac de Douglas et deviennent plus accessibles par le toucher vaginal à l'exploration du cul-de-sac postéro-latéral.

L'ovaire se distingue par ses caractères de masse arrondie, du volume d'une amande qui glisse sous le doigt « comme un morceau de savon ».

La rétrodéviation utérine se reconnaît également par le toucher vaginal. Sur la ligne médiane, le cul-de-sac postérieur est occupé par une tumeur dure, arrondie, qui se continue avec la lèvre postérieure du col. En cas de rétroversion, la face postérieure de l'utérus est plane. Le Dentu insiste sur la présence d'une *crête médiane antéro-postérieure*, facilement appréciable à travers la paroi vaginale, et qui permettrait de distinguer l'utérus en rétroversion d'une tumeur telle qu'un fibrome, une salpingite, etc. Il n'est pas toujours facile de sentir cette crête par la raison que sur l'utérus normal, ainsi qu'on peut s'en rendre compte par un examen direct, comme par exemple au cours d'une laparotomie, la crête est souvent fort peu marquée. S'il s'agit d'une rétroflexion, le doigt rencontre un sillon entre la lèvre postérieure du col et le fond de l'utérus.

C'est alors surtout qu'on peut confondre la déviation utérine avec une tumeur du cul-de-sac de Douglas et notamment avec une ovaro-salpingite. L'exploration de la cavité utérine à l'aide de l'hystéromètre, et la forte courbure à concavité postérieure qu'il faut lui donner pour pénétrer jusqu'au fond de l'organe renseigne sur la disposition exacte.

Ce n'est pas suffisant d'avoir reconnu la rétrodéviation utérine, il faut encore savoir en présence de quelle variété on se trouve. L'utérus est-il mobile ou fixe? Le fond de l'organe peut-il être ramené en avant, derrière la symphyse? La pression sur la lèvre antérieure du col redresse-t-elle l'utérus ou transforme-t-elle une rétroversion fixe en rétroflexion? Je n'insiste pas sur la technique de la reposition qui a été bien indiquée plus haut (voy. p. 94). En cas de rétroflexion, il est souvent nécessaire de recourir à l'hystéromètre qui a pour but de redresser d'abord la coudure de l'organe; une fois rectiligne, l'utérus est facilement placé en antéversion. En principe, on peut admettre que toute rétrodéviation fixe est liée à une inflammation des annexes; le toucher vaginal permet de reconnaître à côté du fond de l'utérus dévié, et plus ou moins accolées à lui, trompes et ovaires tuméfiés et douloureux. Rarement, la lésion annexielle est minime ou même inappréciable, l'utérus est simplement immobilisé par des adhérences de para et de périmétrite.

On s'assurera encore de l'état de l'utérus, de son volume; est-il enflammé ou simplement congestionné? Y a-t-il de la métrite ou seulement un peu de congestion passive secondaire à la déviation? On explorera également la résistance du plancher périnéal, l'utérus est-il abaissé, en rétroposition, vers le sacrum? les parois vaginales sont-elles relâchées?

Les troubles fonctionnels provoqués par la rétrodéviation de l'utérus ont une importance très variable.

Tantôt ils sont nuls, le déplacement utérin est reconnu par hasard, les malades n'en éprouvant aucune gêne. Cependant, ainsi que nous l'avons dit plus haut, la rétrodéviation est plus rarement latente que le déplacement antérieur.

Habituellement, elle provoque une sensation de pesanteur dans le ventre qui n'est nullement atténuée par le séjour au lit. Certaines malades souffrent même davantage au lit que dans la station debout ; en même temps, il existe une douleur dans la région sacrée, avec irradiations vers les cuisses suivant le trajet du nerf sciatique ou vers les reins. Les troubles digestifs sous forme de dyspepsie sont fréquents, la constipation est la règle.

Chez les sujets prédisposés, les troubles nerveux et digestifs peuvent atteindre une grande intensité, au point d'entraîner un véritable état névropathique à forme hystérique ou neurasthénique.

Si la névrose est consécutive au déplacement utérin, le redressement de l'organe peut la modifier très favorablement. Si au contraire, la rétrodéviation est secondaire à l'état névropathique, ou s'il s'agit d'un de ces cas complexes dans lesquels il existe une ptose abdominale généralisée, l'action sur l'utérus est d'une efficacité très douteuse. Par suite, il y a là un point très important à établir au point de vue du pronostic et du traitement.

Le TRAITEMENT des rétrodéviations fixes liées à une inflammation péri-utérine, le plus souvent à une salpingo-ovarite, sera étudié plus loin, nous n'y insisterons pas dans ce chapitre. Je le répète, le déplacement utérin est, dans ce cas, tout à fait accessoire, l'indication principale est de traiter l'affection des annexes.

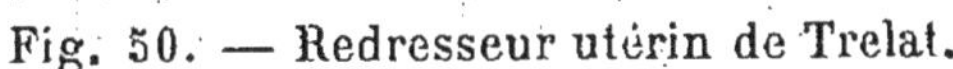

Fig. 50. — Redresseur utérin de Trelat.

Le redressement forcé conseillé jadis par U. Trélat doit être absolument proscrit. L'emploi de son instrument, le redresseur utérin (voy. fig.50), peut être extrêmement dangereux, en entraînant la rupture d'une poche suppurée ou rétro-utérine et en provoquant ainsi une péritonite aiguë.

Je ne m'occuperai donc, dans ce chapitre de thérapeutique, que des rétrodéviations mobiles. Celles-ci s'accompagnent très fréquemment, ainsi que nous l'avons vu plus haut, de métrite ou de prolapsus. On instituera contre ces lésions concomitantes un traitement approprié : dilatation, curettage dans la métrite, colpopérinéorraphie dans le prolapsus.

Quant à la déviation elle-même, elle sera corrigée par l'emploi d'un pessaire ou par une opération. Je ne dirai rien du massage, malgré tout ce que ce traitement peut présenter de rationnel, pour rendre à l'appareil de suspension, aux ligaments de l'utérus leur tonicité physiologique, il faut reconnaître qu'il n'est pas généralement accepté en France.

Les pessaires le plus souvent employés par les gynécologistes français sont l'anneau Dumontpallier et surtout le pessaire de Hodge. M. Bouilly obtient d'excellents résultats de l'emploi méthodique et prolongé d'un modèle de pessaire analogue à celui de Hodge, très rigide et fortement incurvé.

Je ne décrirai pas toutes les opérations qui ont été proposées contre les rétrodéviations utérines. D'une façon générale on peut les diviser en deux groupes principaux, suivant qu'on agit directement sur l'utérus ou indirectement par l'intermédiaire de ses ligaments.

Les interventions directes sur l'utérus comprennent les *fixations* ou *hystéropexies* et les opérations plastiques : *hystérotomies*, *hystérectomies partielles*, *résections cunéiformes*, etc.

Ces dernières ne sont pratiquées que par un très petit nombre de chirurgiens. Quant aux hystéropexies, elles jouissent au contraire d'une très grande faveur, qu'on les exécute par la voie vaginale ou par la voie abdominale.

Le principal inconvénient de l'hystéropexie est de ne pas rendre à l'utérus sa disposition physiologique, si l'opération est bien exécutée, si l'utérus est solidement fixé, on s'expose à des complications pendant la grossesse et surtout au moment de l'accouchement.

La dystocie a surtout été observée à la suite des opérations vaginales. D'autres fois, l'hystéropexie n'entraîne aucun trouble mais alors, ainsi qu'on l'a souvent observé, c'est que les adhérences provoquées artificiellement entre la face antérieure de l'utérus et la paroi abdominale se sont étirées en un véritable ligament.

Les opérations indirectes redressent l'utérus en agissant sur ses ligaments; elles varient suivant qu'on porte son action sur les ligaments utéro-sacrés, les ligaments larges ou les ligaments ronds.

On peut rapprocher de ces opérations indirectes, les procédés d'hystéropexies abdominale ou vaginale dans lesquels les auteurs ne fixent pas l'utérus à proprement parler, mais l'origine du ligament rond ou le ligament tubo-ovarien (Kelly) ou la partie la plus interne du ligament large.

Le *raccourcissement des ligaments utérosacrés* a été proposé par la voie vaginale c'est le procédé de Gottschalk, par la voie abdominale, c'est l'opération de Frommel, ou encore par la voie sacrée. Ces différentes opérations ne sont guère pratiquées en France ; la voie la plus rationnelle est la voie abdominale, l'incision parasacrée nécessitant une opération préliminaire trop importante et la voie vaginale ne donnant pas un jour suffisant. Mais même par la voie abdominale, la disposition anatomique des ligaments utéro-sacrés permet de comprendre qu'il soit difficile d'en régler la technique pour en faire un procédé simple et précis.

J'en dirai autant des opérations sur le ligament large. Le *raccourcissement intravaginal* ou opération de Kocks est très compliqué. Quant à l'opération par la voie abdominale imaginée par Tait et pratiquée ultérieurement par Imlach et par Delagénière, elle n'est pas assez simple et ne paraît pas assez efficace pour qu'on doive l'adopter.

Restent les procédés qui redressent l'utérus en agissant *sur les ligaments ronds*. Ils sont extrêmement variés et peuvent être classés en différents groupes, suivant que l'opération est pratiquée par la voie vaginale, par la voie inguinale ou par la voie abdominale.

La méthode vaginale qui mériterait de porter le nom de méthode de Wertheim a été défendue dans ces derniers temps en France par Richelot. Je la crois inférieure aux deux autres voies.

La voie inguinale ou extra-péritonéale est la méthode de Alquié-Alexander-Adams. Le ligament rond est découvert dans le canal inguinal, réséqué, et la portion juxta-utérine est fixée aux piliers du canal inguinal ou bien suivant la technique de Casati et de Duret par une incision médiane courbe à concavité supérieure, les deux ligaments sont attirés sur la ligne médiane et noués ou entrecroisés à ce niveau, puis fixés au pubis. Quel que soit le procédé, l'opération est toute entière extra-péritonéale, s'il arrive qu'au voisinage de l'utérus le cul-de-sac de la séreuse qui accompagne le ligament rond soit accidentellement ouvert, il est aussitôt fermé par une suture au catgut.

L'autre voie est la voie abdominale, dans laquelle on

agit sur les ligaments ronds après une laparotomie médiane. Le péritoine ouvert, on va à la recherche des ligaments ronds et on pratique le raccourcissement par plicature suivant le procédé de Wylie ou de Ruggi, ou bien on les fixe à la paroi abdominale, ainsi que Richelot l'a conseillé.

De tous les procédés qui ont été proposés pour redresser chirurgicalement l'utérus placé en rétrodéviation ce sont ces deux derniers qui me paraissent les plus rationnels, à eux deux, ils répondent à toutes les indications et permettent de rejeter l'hystéropexie qui ne peut pas être considérée comme une opération physiologiquement rationnelle. L'expérience a démontré que le raccourcissement des ligaments ronds était une opération efficace et ne gênant pas les grossesses et les accouchements ultérieurs. Le point capital est de poser nettement les indications de cette opération et de ne l'appliquer qu'aux cas de rétrodéviation mobile sans lésion importante des annexes, sans adhérences de l'utérus dans le cul-de-sac de Douglas. S'il y a une salpingo-ovarite concomitante, c'est à celle-ci qu'il faut s'attaquer et le redressement de l'utérus n'a plus qu'une importance secondaire, et, d'ailleurs, comme Bouilly et d'autres l'ont fait remarquer, il suffit souvent d'enlever l'annexe malade pour voir l'utérus se redresser.

Quant à savoir si l'opération d'Alexander est préférable à l'opération de Wylie, les chirurgiens se trouvent divisés sur ce point. On reproche à l'opération extra-péritonéale d'être aveugle, de ne pas permettre de constater directement l'état des organes péri-utérins. A quoi on peut répondre que le plus souvent, par un examen clinique attentif, il sera possible d'arriver à un diagnostic très précis, permettant de poser des indications opératoires nettes sans qu'il soit besoin de recourir à une laparotomie exploratrice. Et dans ce cas, l'opération d'Abnauder conserve les avantages d'une opération extra-abdominale et d'une restauration de la paroi moins importante.

Si, au contraire, dans des circonstances spéciales, le diagnostic reste incertain, on pratiquera la laparotomie médiane et si, le ventre ouvert, on se rend compte qu'il s'agit d'une rétrodéviation mobile simple, on aura recours, pour la réduire, au plissement intra-abdominal des ligaments ronds dont j'ai eu l'occasion d'apprécier toute l'efficacité ou à la fixation abdominale de ces ligaments, selon la méthode de Richelot.

En sorte que ces deux procédés extra ou intra-abdominaux ne doivent pas être opposés l'un à l'autre; tous deux ont leurs avantages et leurs indications et, suivant les circonstances, c'est à l'un ou à l'autre qu'on devra accorder la préférence.]

La rétrodéviation mobile s'accompagne très souvent soit de métrite, soit de prolapsus ; dans ces cas, l'opération de redressement utérin doit être complétée par le traitement direct de la métrite ou du prolapsus, c'est-à-dire par le curettage et la dilatation ou par la colpopérinéorraphie.

On décrit comme TORSION DE L'UTÉRUS la rotation pathologique de celui-ci autour de son grand axe, que cette rotation soit due à une tumeur, à la réplétion anormale des organes voisins, ou des adhérences d'origine para ou périmétrique (voy. planches 44 et 45). Il va de soi que cette torsion peut coïncider avec d'autres déplacements. La déviation du col correspond à ces déplacements.

Il existe une torsion physiologique (cause de la position du crâne du fœtus) dans laquelle la face antérieure de l'utérus, généralement dévié à droite, regarde en avant et à droite, de sorte que le bord gauche de l'organe est le plus rapproché de la symphyse. Le dos de l'enfant aura donc plus de place dans le côté gauche de l'abdomen que s'il était à droite vers la colonne vertébrale.

III

MALADIES INFLAMMATOIRES ET TROUBLES DE NUTRITION

I. — MALADIES INFLAMMATOIRES ET LEURS CONSÉQUENCES : RÉTRÉCISSEMENTS ET OBLITÉRATIONS SECONDAIRES, RÉTRACTIONS, INFILTRATIONS, ADHÉRENCES

Les maladies inflammatoires s'attaquent dans chaque organe tantôt au parenchyme, c'est-à-dire à l'épithélium et aux glandes (inflammations glandulaires), tantôt au tissu conjonctif (inflammations interstitielles). Elles peuvent se produire simultanément. L'inflammation peut être aiguë ou chronique ; la première s'accompagne d'une augmentation de volume (hypertrophie et hyperplasie, multiplication des cellules rondes), la seconde, d'une rétraction de l'organe par le développement des cellules fusiformes et du tissu fibreux.

L'inflammation provoque une sécrétion abondante, qui, suivant la nature des éléments atteints, sera séreuse, muqueuse ou purulente, ou le tout ensemble.

Il s'agit le plus souvent d'une infection microbienne, et en particulier de gonocoques, staphylocoques ou streptocoques. Leur inoculation se fait par la voie sexuelle (coït, accouchement), par les opérations ou par la propagation d'une lésion d'un autre organe (tuberculose).

Sans doute il ne faut pas toujours admettre que les bactéries, les levûres que l'on trouve dans la sécrétion utérine soient toujours la cause de l'inflammation, elles ont pu se fixer là parce que la sécrétion est devenue pathologique ou à cause des lésions de la vulve ou du canal cervical. Les causes premières sont *les congestions et les stases sanguines* fréquentes *à la suite de troubles de l'innervation* et d'*affaiblissement* des organes pelviens.

Planche XXIV. Fig. 1. — *Gonorrhée.* Papillome du col hyperhémié. Ecoulement purulent.

Planche XXIV. Fig. 2. — *Cervicite gonorrhéique.* Écoulement sanguinolent. Erosion simple.

Planche XXIV. Fig. 3. — *Gonocoques et globules du pus.*

La cause de ceux-ci peut être d'ailleurs d'anciennes infections qui ont guéri, mais en laissant derrière elles une diminution de l'élasticité des tissus et du tonus vasculaire. Déjà chez l'enfant on peut voir se produire ces infections. Mais les inflammations utérines survenant chez les vierges ne sont le plus souvent pas de nature infectieuse, mais la suite de masturbations amenant l'affaiblissement de tout l'appareil génital : congestion et relâchement des ligaments, rétroversion et rétroflexion d'un utérus abaissé, gonflement et prolapsus des ovaires. Chez les multipares, la fatigue et la faiblesse générale, un traitement mal dirigé pendant et aussi après l'accouchement, jouent un rôle capital dans l'insuffisance de régression des organes génitaux, dans la subinvolution de l'utérus puerpéral, et dans la métrite chronique qui en est la conséquence immédiate. Dans un grand nombre de cas de ce genre, il faut chercher la cause efficiente dans de légères infections puerpérales signalées seulement par des phénomènes insignifiants et dont les lésions sont limitées à la muqueuse.

La terminaison est rarement la guérison spontanée ; plus souvent le tissu utérin est altéré par suite de rétention de la sécrétion glandulaire, par la formation d'un abcès ou par un processus de sclérose sans compter les cas où l'état général se trouve en même temps atteint.

§ 1. Gonorrhée.

La forme *aiguë* résulte d'une infection provoquée par une métrite blennorragique à suppuration abondante et riche en gonocoques très virulents (planche 24-3). La vulve et le vestibule sont recouverts d'un pus épais, jaune crèmeux, qui s'écoule abondamment quand on entr'ouvre le vagin ; ce pus devient plus fluide à une période plus avancée, mais reste jaunâtre (planches 24 et 27). Ces régions sont tuméfiées, rouges et sensibles. Le doigt introduit dans le vagin et pressant contre sa paroi antérieure, le long de l'urètre, en allant de haut en bas, fait sourdre du méat enflammé un pus analogue (planche 25). La miction cause de vives cuissons suivies de sensation de pesanteur vésicale. L'envie d'uriner revient tous les quarts d'heure ou toutes les demi-heures ; l'évacuation amène toujours les mêmes douleurs. En somme ce sont tous les signes d'une *cystite*. L'urine devient trouble et exhale une odeur ammoniacale. Elle possède une réaction neutre ou alcaline.

Les glandes de Bartholin sont généralement atteintes plus tard par l'inflammation (voy. planches 25 et 26), et plus tard aussi on voit parfois survenir des proliférations des papilles du derme formant des condylomes saillants (voy. planche 24, fig. 1).

La muqueuse vaginale est également enflammée. Elle est sensible et parsemée de granulations très rouges constituées par les papilles gonflées et congestionnées. La sécrétion purulente vient cependant peu de cette région (le vagin n'a pas de glandes), mais surtout du col qui s'infecte rapidement (voy. planche 24-2). La muqueuse cervicale gonflée fait saillie à l'orifice externe : c'est l'*endométrite* cervicale. Le processus infectieux s'arrêtera d'abord au niveau de l'orifice interne.

Ce n'est que chez l'enfant qu'une vaginite blennorrhagique pourra persister plus longtemps d'une façon isolée.

Dans la gonorrhée chronique, l'infection évolue autrement : (blennorragie de l'homme, goutte militaire, consistant en un très court rétrécissement de la portion membraneuse de l'urètre accompagnée d'une très légère sécrétion indolore, survenant surtout le matin au lever. Rarement, il y a de la sensibilité de l'urètre et de l'épididyme et quelques élancements à la racine de la verge au moment de l'érection). Il en résulte chez la femme une inflammation sourde dont les premiers symptômes, c'est-à-dire les cuissons pendant la miction sont généralement méconnus. Les douleurs n'apparaissent qu'au moment de l'envahissement de la muqueuse utérine.

Ici, les deux formes de la maladie se confondent.

L'*endométrite* du corps cause des irrégularités des règles ; tous les troubles de celles-ci se produisent alternativement (voy. § 4).

En même temps, par suite de la congestion inflammatoire de l'utérus, survient une sensation de pesanteur, de pléni-

Planche XXV. — *Bartholinite droite blennorragique.* Ouverture de l'abcès à la face interne de la petite lèvre. Urétrite. Ramollissement des parois vaginales.

Planche XXVI. — *Bartholinite gauche blennorragique.* Formation d'un abcès.

Planche XXVII. — *Vulvite et vaginite blennorragiques.* Ancienne déchirure du périnée au 1er degré. Marisques autour de la marge anale. Intertrigo.

tude dans le bassin et, plus tard, une réelle douleur utérine.

L'inflammation de la trompe peut aussi provoquer ces douleurs car le passage des microbes de l'utérus aux trompes est très rapide.

Ici le processus infectieux s'arrête une seconde fois et la gonorrhée à forme chronique peut s'installer sur la muqueuse du corps et y demeurer, tout comme la forme aiguë s'arrête au niveau de l'orifice profond du col. Mais les gonocoques peuvent pénétrer plus profondément dans les tissus, dans la tunique musculaire, passer dans la circulation, former des foyers infectieux à distance, surtout dans les articulations. La gonorrhée devient ainsi une affection latente qui peut durer des années.

L'écoulement augmente et devient purulent.

De la trompe très souvent l'inflammation n'atteint pas la séreuse péritonéale parce que l'isthme ou le pavillon s'oblitèrent. La trompe devient alors une poche purulente fermée, tendue, un pyosalpinx (planche 42).

Mais le péritoine peut être envahi et cela de deux façons différentes, soit de l'intérieur à travers les parois mêmes de la trompe, c'est-à-dire par les vaisseaux lymphatiques qui gagnent la tunique séreuse, soit à travers le pavillon, l'infection se propageant au péritoine et à l'ovaire. Celui-ci peut également être infecté par voie lymphatique ou par voie péritonéale. Il en résulte des péritonites chroniques, très douloureuses, limitées au cul-de-sac de Douglas, des *périmétrosalpingites* et des *ovarites.* Dans le tissu ovarien il peut même se former des abcès par inflammation interstitielle.

Ces phénomènes s'accompagnent de poussées fébriles, de douleurs vives et d'épanchements séro-fibrineux dans le cul-de-sac de Douglas qui peuvent, en se résorbant, provoquer des adhérences entre les différents organes pelviens.

Celles-ci peuvent encore résulter des divers déplacements et anomalies de position de l'utérus, de ses annexes, des anses intestinales et du rectum.

Les lésions des trompes (qui sont le plus souvent bilatérales) ont une autre conséquence : la stérilité (beaucoup de femmes restent unipares).

Il est à remarquer que les gonocoques préparent la voie aux microbes de la suppuration, si bien qu'à une période plus avancée on a affaire à des infections mixtes.

Symptômes. — Les symptômes sont donc les cuissons à la miction; (parfois il y a de la cystite et de la bartholinite, la première se reconnaissant à l'urine trouble alcaline, contenant des cristaux en couvercles de cercueil de phosphates ammoniaco-magnésiens ou de triphosphates, des cristaux en étoiles ou en pommes de pin d'acide urique ou d'urates ammoniacaux, de nombreux microcoques, du mucus, des globules de pus et de sang, la seconde aux douleurs vives, à la rougeur, au gonflement, même à la fluctuation au niveau du tiers inférieur des grandes lèvres). (voy. planches 25-26). Signalons encore l'écoulement purulent du vagin, les troubles menstruels, les douleurs, la stérilité.

Diagnostic. — Recherche des gonocoques (coloration pendant une demi-minute avec une solution alcoolique de bleu de méthylène (voy. pl. 24, fig. 3), de tous les microcoques, seul il est décoloré par la méthode de Gram ; reconnaissable surtout à sa situation intracellulaire).

Rougeur diffuse ou en piqueté des parois vaginales, mise en évidence de l'origine cervicale du pus, localisation de la douleur dans le corps utérin, au niveau des annexes et du cul-de-sac de Douglas.

Traitement. — Dans les cas récents, où il n'y a que de la vaginite, injections vaginales avec une solution de protargol à 5 p. 100 (fréquents, c'est-à-dire 5 fois par jour, pendant deux semaines), puis deux fois par jour avec du permanganate de potasse. Soins de proprcté minutieux au niveau de la vulve. Mais le plus souvent le col utérin est déjà envahi : on le dilatera avec des bougies métalliques après désinfection du vagin et du canal cervical. Injection intra-utérine de deux litres d'une solution de protargol de 1/2 à 2,5 et même 5 p. 100 (en augmentant progressivement, pendant deux à trois semaines). Puis introduction d'une pommade ou d'un crayon au protargol de 5 à 10 p. 100. Lavage du vagin avec une solution de protargol à 10 p. 100

Planche XXVIII. Fig. 1. — *Structure histologique de la vulve* (dessin original d'après une préparation d'une pièce de nouveau-né). 1 = Epithélium pavimenteux stratifié avec les embouchures (2) des nombreuses glandes sébacées de la grande lèvre dont le tissu conjonctif (3) est sillonné de quelques vaisseaux. = 4 = Epithélium pavimenteux stratifié reposant sur le tissu riche en papilles (pas de glandes sébacées chez le fœtus) de la petite lèvre. Le tissu caverneux (5) est parcouru par de nombreux capillaires sanguins qui forment en (6) un corps érectile entouré de faisceaux fibreux qui s'étendent de là (10) à la face externe de l'hymen (8), dont l'épithélium pavimenteux (9) est également stratifié et dont la couche profonde est formée de faisceaux fibreux (11) et de vaisseaux qui viennent du vagin (12).

Planche XXVIII. Fig. 2. — *Coupe longitudinale passant par le col d'un utérus prolabé.* L'épithélium pavimenteux stratifié du col est kératinisé superficiellement. En 3 est la limite, au niveau du canal cervical, qui sépare l'épithélium pavimenteux de la face externe du col de l'épithélium cylindrique de la face interne. Le léger renversement en dehors du col résulte de l'ectropion des lèvres. La stase sanguine et lymphatique dans l'utérus prolabé se montre au microscope par la dilatation des vaisseaux (4) (voy. planches 10 et 12).

Planche XXVIII. Fig. 3. — *Erosion simple du museau de tanche, aspect papillaire et folliculaire.* A gauche, nous voyons l'épithélium pavimenteux stratifié du col intact. A celui-ci fait suite l'épithélium cylindrique qui naît après desquamation de l'épithélium pavimenteux, des cellules cubiques génératrices et celui-ci = érosion simple. Plus à droite, nous voyons des excroissances papillaires (= érosion papilloïde) avec épithélium cylindrique. Profondément, dans le tissu cellulaire enflammé, riche en cellules embryonnaires et traversé de vaisseaux dilatés, se trouvent des glandes distendues et remplies soit de mucus, soit d'exsudat = follicules glandulaires (= érosion folliculaire). En haut et à gauche, se trouvent quelques fibres musculaires (voy. planches 29, fig. 4, 33, 34 *a*, 35, 36, 60, fig. 2 et planche 90, fig. 1).

Planche XXIX. Fig. 1. — *Eléphantiasis de la vulve.* (1) Epithélium pavimenteux stratifié reposant sur des papilles conjonctives. Dans le stroma fibreux (2) nombreux capillaires dilatés (3) et dépôts de cellules embryonnaires (voy. planche 51, fig. 1).

et tamponnement à la gaze avec la pommade ou la glycérine au protargol. A la troisième semaine de ce traitement, emploi d'astringents pour combattre le gonflement de la muqueuse infectée. Acétate d'alun en solution à 2-5 p. 100, sous-nitrate de bismuth 2-3 p. 100.

Comme ce traitement doit être associé dans la plus grande partie du temps à un repos au lit absolu et à une surveillance des plus attentives pour empêcher l'envahissement des annexes, dans tous les cas où, pour des raisons spéciales, il est impossible de suivre cette méthode de traitement par les sels d'argent et particulièrement le protargol préconisé par Neisser comme le spécifique de la gonorrhée, on aura recours à la méthode ancienne : laisser le col au repos ; faire disparaître les sécrétions par des injections de 2 à 3 litres répétées plusieurs fois par jour, sous faible pression, et la malade couchée avec le nitrate d'argent, le permanganate de potasse, le sublimé à 1/2000 ou 1/4000. Et plusieurs fois par semaine on nettoiera le vagin avec l'aide du spéculum et on tamponnera avec la gaze au protargol (à 10 0/0) : la malade pouvant faire son tamponnement elle-même avec de la glycérine au protargol.

L'urètre membraneux du mari doit être soumis à un traitement approprié. L'argonine, qui est également une préparation à base d'argent, en contient moins que le protargol. L'argentamine, à cause de son action trop forte et de ses propriétés irritantes, ne peut être employée que dans de rares cas, mais alors avec succès. L'ancien remède, le nitrate d'argent, qui est astringent, trouvera aussi son emploi après un premier traitement. La largine, qui est un mélange de nucléo-albumine et d'argent à 11,1 0/0, dépasse tous les produits précédents au point de vue de la destruction des gonocoques ; mais elle ne les vaut pas, parce qu'elle altère les tissus.

Contre l'urétrite de la femme, pendant une semaine, introduire chaque jour une bougie au protargol à 5 0/0 après un lavage au protargol à 5 0/0. On lavera même, au besoin, la vessie avec une solution à 1-2 1/2 p. 100 ; ou bien on désinfectera avec une solution de sublimé au 1/5000 ou avec une solution de nitrate d'argent à 2 p. 100.

La bartholinite se termine par un abcès. Quand elle devient fluctuante, on l'incise et on tamponne la poche à la gaze iodoformée. S'il y a récidive on enlève toute la paroi et on met des sutures.

Les végétations seront enlevées aux ciseaux ou cautérisées avec une solution d'acide chromique à 25 0/0, de l'acide phénique fort ou avec de l'acide nitrique.

En cas de cystite, on lavera d'abord la vessie comme il est indiqué plus haut, puis avec une solution de nitrate

Planche XXIX. Fig. 2. — *Condylome acuminé* (voy. planche 24, fig. 1). Néoformation finement dendritique des papilles de la muqueuse (2) recouvertes d'un épithélium pavimenteux disposé en de nombreux plans (1).

Planche XXIX. Fig. 3. — *Sécrétion vaginale* (1). Epithélium pavimenteux du vagin, polygonal (6); vue de côté (2), globules rouges, (3) leucocytes, (4) bactéries, (5) staphylocoques, (7) bacilles, (8) trichomonas vaginal (infusoire du vagin).

Planche XXIX. Fig. 4. — *Coupe d'un œuf de Naboth* dans la paroi du col. (1) couche épithéliale cylindrique unique de la muqueuse cervicale, (2) épithélium cylindrique desquamant partiellement des glandes du col dilatées = (œufs de Naboth), (3) glandes du col, (4) épithélium pavimenteux stratifié de la face externe du col (voy. planches 36, fig. 2, 60, fig. 2 ; planche 90, fig. 1 et 3).

Planche XXX. Fig. 1. — *Muqueuse utérine normale* Toute la muqueuse utérine est recouverte d'une seule couche d'épithélium cylindrique. Mais dans le col, ces cellules sont renflées et sensiblement plus élevées que dans le corps. Toutes sont couvertes de cils vibratiles et sécrètent un mucus qui naît à la base fortement colorée et riche en protoplasma de la cellule, autour du noyau, et monte à la partie supérieure pour être évacué au niveau des cils vibratiles. Pendant ces phénomènes, le noyau des cellules du corps s'élève et s'abaisse, tandis que les cellules cervicales présentent deux parties distinctes : pour la sécrétion, la base arrondie où reste toujours le noyau, et pour l'absorption la tête de la cellule réunie à la base par une portion rétrécie. La coloration ne montrera donc pas de noyau dans la tête. Celui-ci se trouve toujours au même niveau dans les cellules du col, contrairement aux cellules du corps.

Les cellules cervicales sont fixées par des prolongements qui s'avancent entre les cellules voisines. Lorsque l'utérus est normal, les cellules cylindriques s'avancent jusqu'à l'orifice externe où elles sont remplacées par l'épithélium pavimenteux du vagin.

Anatomiquement l'utérus se divise en deux portions : corps et col. A celles-ci répondent des cellules et des glandes spéciales : grosses et acineuses dans le col, étroites et tubulées dans le corps.

La division est la suivante (voy. aussi l'*Atlas manuel d'obstétrique*, § 1, p. 38) (1) : dans le corps utérin, on ne trouve que des glandes tubulées avec épithélium aplati à noyau central ; dans le

d'argent à 1-2 p. 1000 mélangée à une solution de cocaïne à 2 1/2 p. 1000 (1/4 à 1/2 litre de la solution tiède avec une sonde et l'entonnoir de Hégar ou avec l'instrument de Küstner). On activera la diurèse par les boissons (lait, thé, diu-

(1) Edition française, par le docteur J. Potocki.

rétiques divers, baies de genièvre, etc.), et l'urotropine à la dose de 0gr,5, trois fois par jour.

C'est seulement quand on aura lavé le vagin pendant une semaine qu'on commencera le traitement de l'utérus (voy. au § suivant le traitement de l'endométrite et de la métrite).

Il faut seulement ne pas oublier de voir par une exploration bimanuelle attentive si les annexes ne sont pas atteintes, sinon tout essai de traitement intra-utérin provoquera une exacerbation du côté de ces organes. Il faut donc d'abord traiter la salpingite (voy. § 5, p. 143).

Pour une arthrite au début on emploiera la méthode de Bier, à savoir la stase veineuse par ligature temporaire au-dessus de la jointure.

§ 2. — Endométrite chronique. Erosions et ectropions du col.

L'endométrite est une affection qui n'atteint que la muqueuse utérine. Ce peut être une maladie isolée, sans lésion des autres organes et ne causant aucune espèce de troubles de l'état général.

Cette endométrite peut être due à la blennorragie, et celle-ci joue même le rôle principal dans les infections de l'utérus. Il y a pourtant des cas assez nombreux où il faut chercher une autre cause à l'infection, étant donné qu'on peut voir survenir l'endométrite chez les vierges. Les microbes vulgaires de la suppuration peuvent être parfois incriminés et c'est souvent par la masturbation qu'ils sont introduits dans les cas susdits.

Dans un autre groupe, il faut placer l'infection septique de l'utérus qui, assez souvent il est vrai, se transforme en une maladie générale, qu'elle survienne à la suite de l'accouchement, ou consécutivement à une opération ou à un traumatisme.

On peut distinguer au point de vue clinique :

1. L'*endométrite catarrhale*, *a*) du col, *b*) de la muqueuse du corps ; qui n'est le plus souvent pas de nature microbienne.

2. La *suppuration* : *a*) du col, *b*) de la muqueuse du corps, toujours de nature microbienne.

Anatomiquement ces deux formes correspondent : 1) à l'inflammation glandulaire simple ; 2) à l'inflammation col, au-dessus des plis : glandes du corps et du col mélangées. Les secondes ont des cellules de hauteur irrégulière. Au niveau des plis, rien que des dépressions, pas de véritables glandes. Les plis sont recouverts de papilles filiformes à épithélium presque cubique.

A la partie inférieure du col, on retrouve des glandes acineuses et tubulées ainsi qu'une autre forme de papilles : basses, renflées à leur extrémité comme des champignons, recouvertes de grosses cellules en massue.

La sécrétion de l'utérus sain est minime ; le vagin ne contient pas de glandes ou tout au moins très peu (glandes aberrantes) à l'entrée de l'utérus et de la vulve (voy. Atlas de diagn. obstétrical, § 8, p. 99).

Le stroma muqueux et sous-muqueux renferme en abondance des cellules rondes et des vaisseaux qui peuvent faire varier notablement l'épaisseur de la muqueuse, accidentellement ou pendant les règles.

Ainsi s'explique aussi sa régénération rapide. En dehors, elle est recouverte par la musculeuse (voy. Atlas de diagn. obstétr., § 5, p. 56).

Planche XXX. Fig. 2. — *Endométrite glandulaire hyperplasique*. Les glandes seules sont augmentées de volume et de nombre par des invaginations latérales (Ruge). Leurs parois sont entourées d'une capsule conjonctive abondamment infiltrée de leucocytes et de cellules embryonnaires. Le stroma est d'ailleurs à peu près exempt d'inflammation et de gonflement, sinon on aurait affaire à l'*endométrite fongueuse* (Olshausen). La muqueuse s'épaissit fortement. Si ce gonflement du tissu glandulaire et du tissu interstitiel se fait localement, c'est ce qu'on appelle l'*endométrite polypeuse*.

Planche XXX. Fig. 3. — *Adénome malin* (*cancer glandulaire*). Il se distingue de l'endométrite hyperplasique en ce que le gonflement glandulaire (épithélial) dépasse celui du stroma conjonctif. Il en résulte un défaut de proportion entre les deux tissus. Le tissu glandulaire absorbe en outre le stroma et détruit la musculeuse, pour se développer finalement dans d'autres organes et faire des métastases par voie lymphatique. Le stroma est toujours fortement infiltré de cellules embryonnaires, et les cavités glandulaires sont elles-mêmes revêtues, signe de néoformation intense, de plusieurs couches d'épithélium. L'irrégularité dans tout le tissu de néoformation et dans les glandes est extrême.

interstitielle, qui est le plus souvent en même temps glandulaire (voy. les planches 30 et 31 et la page 121).

Les affections du col sont les plus fréquentes ; celles du corps sont les plus graves.

a) Catarrhe du col et cervicite chronique ainsi que leurs conséquences : érosions et ectropions.

La **cervicite aiguë**, c'est-à-dire l'inflammation aiguë de la muqueuse et de toute la paroi du col est toujours de nature infectieuse et due le plus souvent à la pénétration de gonocoques ou de streptocoques. Ces derniers pénètrent par des plaies du col produites au moment de l'accouchement par un traumatisme ou une opération sur le col.

Tantôt l'ulcération est limitée à la portion vaginale ; tantôt l'infection envahit tout l'utérus, c'est la métrite, ou le tissu cellulaire environnant, c'est alors la périmétrite qui domine.

Comme résultat de ces inflammations, surtout si les commissures du col ont été déchirées, la **cervicite chronique** apparaît.

L'inflammation non infectieuse du col utérin donne le même tableau. Il y a d'abord du ramollissement des parois, qui peut aboutir à l'ectropion sans déchirure. Si l'inflammation se localise à la muqueuse, c'est **l'endométrite catarrhale du col**.

Symptômes. — L'écoulement (pertes blanches) est le premier et le plus constant des symptômes. Dans le catarrhe pur, ces pertes sont glaireuses, filantes ; dans les formes mixtes, purulentes et infectieuses, la présence de globules de pus les rend muco-purulentes. Cet écoulement affaiblit le malade à la longue, et, par suite de la formation d'un bouchon muqueux cervical, empêche la conception. Le gonflement inflammatoire de la muqueuse (voir planche 30) amène la congestion des vaisseaux sanguins et leur rupture facile. D'où des ménorragies consécutives, de la dysménorrhée, le moindre attouchement provoquant une petite hémorragie.

Des douleurs se montreront aussi lorsque la muqueuse gonflée fait hernie par l'orifice cervical, *ectropion* (voy. planche 28, fig. 3, planches 35 et 56). L'ectropion se produit surtout à la suite de la déchirure des commissures. O. Schæffer l'a observé souvent sur des organes ramollis, et aussi sur l'utérus sain et prolabé, lorsqu'il s'agissait d'introduire un pessaire.

Diagnostic. — Au toucher, on reconnaît le gonflement du col, et le doigt ressort couvert de mucus ou de pus. On ne sent les lésions qu'en cas d'ectropion ancien, et il faut alors se méfier d'un cancer au début.

Planche XXX. Fig. 4. — *Endométrite glandulaire et interstitielle hypertrophique.* La forme glandulaire hypertrophique se produit rarement d'une façon isolée et consiste en une augmentation de volume (sans augmentation de nombre, ni d'invagination) des glandes (Ruge) ; il en résulte que ces glandes prennent une forme de tire-bouchon et les parois en sont dentelées en forme de scie. Sur la préparation ci-jointe, le tissu interglandulaire est aussi envahi par l'infiltration embryonnaire. Il s'y produit des hémorragies comme dans les glandes. L'épithélium superficiel est détaché par endroits.

Planche XXXI. Fig. 1. — *Endométrite interstitielle aiguë.* Le tissu conjonctif intraglandulaire est notablement gonflé, par suite de la présence de nombreuses cellules embryonnaires. Les glandes sont par endroits écartées les unes des autres, ailleurs comprimées; en d'autres points, par suite de la coudure de leur conduit d'excrétion, elles se transforment en kystes (œufs de Naboth). Hémorragies dans le stroma. Desquamation épithéliale.

Planche XXXI. Fig. 2. — *Endométrite interstitielle chronique.* Elle fait suite à la précédente par transformation du tissu embryonnaire en tissu fibreux. Les glandes disparaissent. Les vaisseaux s'épaississent. L'épithélium superficiel manque ou est complètement aplati (à gauche de la figure épithélium pavimenteux de l'orifice externe).

Planche XXXI. Fig. 3. — *Endométrite post abortum.* Sous l'épithélium superficiel non complètement régénéré, on voit encore un îlot de cellules déciduales. D'ailleurs peu de glandes, beaucoup de cellules embryonnaires, capillaires sanguins très dilatés.

Planche XXXII. Fig. 1. — *Congestion intense et début d'érosion simple de la lèvre postérieure,* par suite d'inflammation de l'utérus. Endométrite et métrite. L'érosion simple (voy. pl. 33) consiste dans la disparition de l'épithélium pavimenteux stratifié sauf la couche génératrice cuboïde qui laisse voir les capillaires par transparence. La desquamation est due à la sécrétion irritante de l'utérus (vue au spéculum).

Planche XXXII. Fig. 2. — *Congestion légère d'un col de pluripare* avec orifice externe caractéristique, large, fendu, rétracté (vue au spéculum).

Aussi fera-t-on l'examen direct au spéculum. Chez les multipares et en cas d'ectropion l'examen de la muqueuse est simple et facile. Avec un col étroit de nullipare, on trouve le plus souvent sur le bord de la muqueuse de petits kystes brillants formés par de la rétention dans les glandes cervicales = œufs de Naboth (voy. planche 29, fig. 4, planche 56, fig. 1, planche 69, fig. 1 et 3). Aussi est-on obligé d'abaisser l'utérus avec la pince de Museux et d'éverser au moyen de crochets les lèvres du museau de tanche ou même de dilater l'orifice.

La cavité cervicale est distendue par une abondante sécrétion muqueuse ; on peut s'en assurer par une exploration à l'aide de la sonde (voy. planches 47 et 67).

Cette sécrétion provoque la desquamation des couches épithéliales pavimenteuses qui environnent l'orifice du col. Il se produit ainsi une **érosion** simple (planche 28, fig. 3, et planche 33, fig. 1). Si les cellules de l'utérus augmentent de volume, si les glandes se développent, il en résulte l'*érosion papuleuse* (voy. planche 90, fig. 1). Si l'une de celles-ci coexiste avec des œufs de Naboth, c'est ce qu'on appelle l'érosion folliculaire (voy. planche 36, fig. 2).

Le *diagnostic différentiel* avec l'ectropion repose sur la position centrale de l'orifice cervical relativement à l'érosion, tandis que dans l'ectropion l'orifice est saillant et décentré (planches 33, 37 et 56).

Le diagnostic différentiel entre l'érosion papuleuse et le cancroïde papillaire sera établi d'une façon certaine au microscope (voy. planche 28, fig. 3 et planche 19, fig. 1 à 3). La forme folliculaire peut, par suite du développement de certains points de la muqueuse, former des excroissances polypeuses (voy. planche 90, fig. 3).

Le *diagnostic différentiel* entre l'ectropion (planches 34, 35, 36) et l'ulcération cancéreuse au début ne sera jamais fait au toucher, car tous deux donnent la sensation de noyaux isolés et durs (voy. pl. 81, 83, 84 et 90). Mais à l'examen visuel, dans l'ectropion, on trouvera les œufs de Naboth, et, dans le cancroïde, des noyaux ulcérés. S'il n'existe encore aucune ulcération, il ne reste plus que l'examen microscopique d'une parcelle de muqueuse excisée.

Le **pronostic** est sérieux, car l'endométrite catarrhale du col guérit mal et les formes anciennes ont tendance à la dégénérescence maligne.

Traitement. — Le traitement local de la muqueuse cervicale est analogue à celui employé pour le catarrhe du corps utérin ; nous le verrons par la suite. En particulier, le gonflement du col et les œufs de Naboth disparaîtront par les ponctions multiples et par les scarifications. Si le col est étroit, on y fera des incisions latérales au besoin jusqu'au niveau de l'insertion vaginale.

Planche XXXIII. Fig. 1. — *Erosion simple congénitale* du col chez une vierge.

Planche XXXIII. Fig. 2. — *Leucorrhée et érosion simple.*
(La planche 33 a été par erreur marquée planche 23).

Les érosions seront traitées par les caustiques : attouchements à l'aide du spéculum avec du vinaigre additionné d'acide phénique à 4 0/0 (maintenir le contact pendant quelques minutes par jour et cela pendant plusieurs semaines). Peu à peu, la partie rouge ou ulcérée de l'épithélium altéré du col est remplacée par une nouvelle couche cellulaire. Les solutions faibles de sulfate de cuivre ou de chlorure de zinc agissent plus vite. Si en cas d'ulcération profonde, le nouvel épithélium se détache encore, on cautérisera avec une goutte d'acide nitrique fumant puis on fera une injection chaude. Ou bien on fera l'excision. Mais avant tout on combattra les pertes blanches qui en sont la cause déterminante.

Note additionnelle.

[La teinture d'iode est également un bon modificateur de la muqueuse cervicale. Mais dans les cas très rebelles, l'infection pénètre très profondément, jusque dans le fond des culs-de-sac glandulaires et par suite, toutes les cautérisations superficielles deviennent insuffisantes. Le grattage à la curette est lui-même impuissant à enlever toutes les portions épithéliales infectées. C'est alors qu'il faut avoir recours à l'excision de la muqueuse suivant la technique recommandée par Bouilly. Le col étant lavé, nettoyé à l'aide de tampons d'ouate, on pratique l'excision de la muqueuse successivement à la paroi antérieure puis à la paroi postérieure, en laissant de chaque côté, au niveau des commissures, une étroite bandelette de muqueuse de façon à éviter l'atrésie consécutive. On se sert avec avantage d'un bistouri à lame étroite qui pénètre jusqu'à l'orifice cervical profond et permet ainsi d'enlever d'un seul coup la muqueuse cervicale dans toute son étendue. L'excision faite, on gratte la face interne du col à la curette, on la cautérise avec une solution de chlorure de zinc au 1/10, ou avec de la glycérine créosotée au 1/3. Cette opération est souvent suivie d'un suintement sanguin abondant qu'on arrêtera en introduisant dans la cavité cervicale une lanière de gaze iodoformée un peu tassée. L'indication principale de cette intervention est l'endométrite cervicale glaireuse à sécrétion abondante qu'on rencontre si fréquemment chez les jeunes femmes nullipares à col allongé, conique, et qui est une cause de stérilité. Elle est habituellement consécutive à une affection gonococcique. L'opération a d'autant plus de chance de succès qu'elle est pratiquée à une date plus rapprochée du début de l'affection ; plus tard, lorsque l'inflammation est devenue chronique et a envahi toute l'épaisseur du col, il faut avoir recours à des interventions plus importantes, telles que les opérations de Simon ou d'Emmet qui résèquent une portion du col hypertrophié].

L'ectropion et le gonflement ou l'hypertrophie folliculaire de la muqueuse, quand ils sont légers, disparaissent après traitement du catarrhe par les caustiques.

Les formes graves seront traitées opératoirement par l'ablation de la muqueuse ulcérée au moyen d'une excision cunéiforme de toute l'épaisseur du col (voy. la métrite au § 14), et par l'excision suivie de réunion des commissures entr'ouvertes. Dans d'autres cas, il faudra remplacer le pessaire par une opération curative du prolapsus (voy. § 5).

b) Endométrite du corps de l'utérus

L'endométrite du col et celle du corps peuvent être aiguës ou chroniques, affecter une forme légère ou grave.

Cette dernière division présente non seulement des différences de degré mais aussi de nature.

Les formes légères ne sont accompagnées d'aucune altération de structure, la sécrétion est seulement plus ou moins glaireuse, sans parler des hémorragies.

Les formes graves amènent des augmentations de volume et un écoulement purulent.

Ces différences résultent donc de variétés histologiques, comme le montrent les planches 30 et 31. Ce sont les suivantes (Ruge, Veit) :

I. *Endométrite glandulaire* : 1) *hypertrophique*, c'est-à-dire qu'il y a simplement allongement des glandes, qui s'enroulent en spirales parce qu'elles sont enfermées entre le plan superficiel de la muqueuse et la tunique musculaire. Leur section longitudinale aura la forme d'un tire-bouchon ou d'une lame de scie ; 2) *hyperplasique*, les glandes augmentent de longueur et de largeur constituant des cavités importantes.

Planche XXXIV. — *Ectropion* d'un col à parois très ramollies mais avec conservation des commissures. Col anémié par des hémorragies de fibrome au moment de la ménopause.

Planche XXXV. — *Polype muqueux et ectropion* de la lèvre antérieure d'un col à parois relâchées et anémiées avec conservation des commissures.

II. *Endométrite interstitielle* : 1) *aiguë, avec formation de cellules rondes et sécrétion purulente ;* 2) *chronique ou scléreuse, avec formation de tissu fibreux, rétraction, et aboutissant en dernière analyse à l'endométrite atrophique.*

III. *Endométrite fongueuse mixte*, quand celle-ci est diffuse ou quand le gonflement est circonscrit.

IV. *Endométrite polypeuse mixte et endométrite folliculaire* (pl. 90, 3).

Dans les groupes II et III on peut distinguer les formes suivantes : caractérisées surtout par les hémorragies ou par la desquamation de la muqueuse.

V. *Endométrite exfoliatrice* (dysménorrhée membraneuse, voy. § 3).

VI. *Endométrite dissécante* en cas de phlegmon.

VII. *Endométrite hémorragique* : sécrétion peu abondante, muqueuse fongueuse ; survient à la suite de l'avortement et des infections aiguës.

Si l'endométrite résulte d'un avortement, que souvent aussi elle peut produire, on l'appelle :

VIII. *Endométrite post abortum*, reconnaissable à la présence des cellules déciduales.

Les œufs de Naboth résultent (planches 29, fig. 4, 56, fig. 1, 69, fig. 1 et 3) :

1) Du gonflement et de la sécrétion exagérés pour les formes I et II.

2) Du rétrécissement du canal excréteur dans la forme I.

3) De l'enroulement en spirale dans la même forme.

4) De la compression par le tissu cellulaire enflammé dans les formes I et II.

5) D'une oblitération cicatricielle dans la forme II (2).

Les **signes** de l'endométrite chronique du corps sont les mêmes pour tous les cas infectieux ou non :

1) Les *douleurs* soit pendant les règles = dysménorrhée (avec ou sans chute d'une caduque menstruelle), soit dans leur intervalle, ce qui est rare, soit pendant tout le temps où il n'y a pas écoulement de sang, si bien qu'il n'y a de soulagement que pendant les règles, soit enfin d'une façon

continue avec exacerbation au moment des règles (voy. § 6).

2) Les *pertes*, généralement séro-muqueuses et mêlées de sang (d'après Küstner, Schrœder) et purulente (B. S. Schultze), ce qu'il est facile de constater avec un tampon d'épreuve.

3) Les *troubles de la menstruation*, ménorragie et dysménorrhée.

4) La *stérilité*.

5) Les *troubles nerveux réflexes* : douleurs dans la région ombilicale, dyspepsie, tous les phénomènes hystériques.

Le plus souvent, la tunique musculaire de l'utérus est envahie, si bien que le tableau se complique des signes de la myométrite.

Diagnostic. — 1) L'hystéromètre révèle la douleur typique au moment du passage de l'orifice interne, douleur que les malades connaissent bien sans pouvoir la localiser. En outre toute la muqueuse utérine est sensible.

L'exploration à la sonde est également importante en ce qu'elle montre la longueur de la cavité et l'irrégularité de la surface muqueuse couverte de fongosités.

2) L'enlèvement d'une parcelle de muqueuse (par curettage, raclage ou énucléation) permettra l'examen microscopique.

3) Dans les cas douteux, quand on croit par exemple à des formations polypeuses, on dilatera le canal cervical (dilatateurs de Fritsch, de Küstner, laminaires, toujours antiseptiquement) pour explorer la cavité utérine.

Pronostic. — Sérieux à cause des hémorragies, des pertes, et surtout de la possibilité d'une dégénérescence maligne.

Traitement. — Avant tout, il faut assurer l'écoulement régulier et facile des sécrétions. L'orifice externe et surtout l'orifice interne du col (large normalement de 4 mm.) constituent des points rétrécis, principalement quand il y a gonflement de la muqueuse et doivent parfois subir une dilatation. Des injections vaginales astringentes (alun, tannin, bismuth, sulfate de zinc) ou antiseptiques (permanganate, acétate d'alun, formaline, sublimé au 1/2000 ou au 1/4000) faciliteront l'écoulement des sécrétions en excitant les contractions utérines, et laveront directement la muqueuse cervicale.

En outre, il faut transformer la muqueuse malade ; ce

Planche XXXVI. Fig. 1a, 1b, 1c. — Laminaires diversement déformées par le col ; l'extrémité munie d'un fil était du côté de l'orifice externe.

Planche XXXVI. Fig. 2. — *Curettage pour endométrite fongueuse*; col mou, anémié : limitation nette, bien que dentelée, de l'épithélium pavimenteux au niveau de l'orifice externe.

que l'on peut faire par les astringents, les caustiques, ceux-ci devant être employés d'une façon modérée pour éviter les rétrécissements, les sténoses (que produit souvent le chlorure de zinc en dissolution à 10 0/0 ou davantage). Il vaut mieux appliquer ces agents (modificateurs) en solution (perchlorure de fer à 50 0/0, ou pur, nitrate d'argent à 2 0/0, chlorure de zinc à 5 0/0, acide nitrique fumant). (La solution est introduite avec une sonde métallique garnie d'ouate).

Note additionnelle.

[L'abus des caustiques a en effet fréquemment provoqué des troubles plus importants que ceux qu'on voulait combattre. Jadis Polaillon et Dumontpallier préconisèrent le traitement de l'endométrite du corps de l'utérus par l'application et la fixation à demeure de crayons de chlorure de zinc. Au bout de quelques jours, il se produisait une escharre de la muqueuse utérine qui se détachait en bloc avec l'apparence d'un doigt de gant. La muqueuse était ainsi détruite dans toute son épaisseur, et remplacée par un tissu de cicatrice, la guérison de l'endométrite était complète. Mais les suites n'étaient pas toujours aussi simples, pour peu qu'il existât une flexion notable du corps sur le col et que cette flexion ne soit pas complètement corrigée par l'introduction du crayon de chlorure de zinc, au niveau de l'éperon résultant de la flexion et répondant habituellement à l'orifice interne du col, le contact entre la paroi utérine et le crayon caustique était plus intime, l'action se produisait plus profondément. Il en résultait une cicatrice fibreuse plus épaisse qui pouvait aboutir au rétrécissement ou même à l'oblitération cicatricielle de l'orifice profond du col, c'est-à-dire à l'atrésie ou même à la sténose du col, avec tous les accidents de rétention qui en résultaient. Cet inconvénient grave de la méthode a jeté un grand discrédit sur l'emploi des caustiques et en particulier du chlorure de zinc et il semble qu'on soit tombé dans l'excès contraire, proscrivant absolument les caustiques et oubliant que nombre de malades avaient été guéries par leur emploi judicieux. La vérité est entre les deux opinions extrêmes ; certes l'emploi du crayon de chlorure de zinc fixé à demeure dans la cavité utérine est dangereux et doit être absolument proscrit. Mais le chlorure de zinc n'en reste pas moins un topique modificateur de premier ordre pour la muqueuse utérine, et, d'accord avec Pierre Delbet, je pense qu'on devrait l'employer plus souvent qu'on ne le fait. Ce n'est pas à l'état solide sous forme de crayon qu'il faut l'utiliser mais en solution concentrée à 10, 15 et 20 p. 100, ayant soin d'en badigeonner la cavité utérine sans maintenir aucun tampon ni aucune mèche dans cette cavité. De cette façon l'action très puissante du caustique est de courte durée et ne peut pas entraîner de destruction assez profonde de la paroi utérine pour provoquer ultérieurement au moment du travail de cicatrisation, de sténose, ni même de rétrécissement du canal utérin.

Pierre Delbet conseille d'injecter quelques gouttes d'une solution très concentrée de chlorure de zinc dans la cavité utérine et de faire revenir les malades quelques jours après au pansement. Je pense qu'il y a quelque inconvénient à agir de la sorte par la raison que ce traitement est souvent très douloureux ; l'injection de la solution concentrée de chlorure de zinc avec la seringue de Braun provoque parfois des coliques utérines d'une intensité telle que les malades peuvent avoir une syncope. Cet accident nerveux réflexe correspond sans doute à la pénétration d'une goutte de la solution de chlorure de zinc à l'entrée de la portion interstitielle de la trompe ; pour l'éviter, il y a lieu de faire l'injection très doucement et en n'introduisant pas la sonde jusqu'au fond de l'utérus. De toutes façons, il est préférable de soumettre les malades au repos au lit et de n'entreprendre cette cautérisation intensive de la muqueuse utérine que chez des malades préparées par une dilatation lente et prolongée de la cavité utérine à la laminaire. Sous l'influence du séjour au lit et de cette dilatation progressive, l'utérus se décongestionne, la couche musculaire se relâche, on agit ainsi plus efficacement sur la muqueuse et sans provoquer aucune réaction douloureuse.]

Tandis qu'on agit ainsi sur la muqueuse utérine pour en

modifier la structure il faut éviter toute infection, et cela à l'aide des caustiques ou des antiseptiques. Outre les injections intra-utérines (avec la sonde à double courant de Fritsch) on pourra introduire des crayons d'itrol ou d'iodoforme.

La dilatation du col et sa désinfection seront faites en même temps par un tamponnement de l'utérus à la gaze iodoformée (à renouveler tous les jours selon la méthode d'Abel). Landau introduit dans la cavité cervicale des cultures de levûre.

On peut traiter radicalement l'altération et l'infection de la muqueuse au moyen de l'*abrasion*, du *curettage* (raclage). On fera celui-ci à l'aide de la curette tranchante de Simon ou avec la curette perforée, en suivant successivement tous les parois de l'utérus prudemment et régulièrement, tandis que le col est fixé à l'aide d'une pince de Museux. [Bouilly a donné un modèle de curette fenêtrée très avantageux, qui permet de faire un grattage très complet de la cavité utérine. Ayant l'habitude de pratiquer le curettage comme temps préliminaire de toute hystérectomie vaginale j'ai eu, à maintes reprises, l'occasion de vérifier, pièce en main, la perfection du curettage ainsi effectué.]

Pour arrêter l'hémorragie, et en même temps pour désinfecter et pour soumettre à l'action médicamenteuse le reste de la muqueuse malade, il faut faire de suite un tamponnement avec un morceau de gaze imprégné d'une poudre antiseptique (iodoforme, itrol) ou d'une substance caustique (perchlorure de fer, formaline). [A l'exemple de mon maître Bouilly, je fais volontiers la cautérisation de la muqueuse utérine après le curettage à l'aide d'une solution de chlorure de zinc, ou bien avec de la glycérine créosotée dont la formule est la suivante :

Glycérine pure } en parties égales]
Créosote de hêtre }
Alcool à 90° }

La cautérisation par la vapeur ou le thermo-cautère immédiatement appliqués agiront encore plus efficacement (voir le traitement de la métrite chronique). Il faudra préalablement dilater et désinfecter soigneusement.

Le plus souvent il faudra endormir la malade pour l'opération, de même que pour certaines injections en cas de douleurs utérines. A partir du 3e ou 4e jour après le curettage, il est bon de faire chaque jour deux injections intra-utérines de phénol à 2 0/0 tandis qu'avec des applications d'astringents sur les fongosités de la muqueuse (perchlorure de fer, teinture d'iode), après lavage intra-utérin on modère les inflammations.

La cautérisation par la chaleur sèche ou humide, me paraît agir encore mieux et d'une façon plus durable que cette méthode de curettage et de caustiques.

§ 3. — Métrite chronique.

Définition. — Le tableau clinique de la métrite chronique est tout aussi variable que son étiologie. Il sera en rapport avec la congestion inflammatoire, le gonflement et la sensibilité de tout l'organe qui aboutissent à la sclérose ou plus rarement à l'hypertrophie du tissu musculaire. L'inflammation latente présente de temps à autre des poussées plus ou moins aiguës jusqu'à la terminaison par sclérose qui est la plus fréquente. Presque toujours, la muqueuse est atteinte en même temps que la tunique musculaire, si bien que les symptômes de l'endométrite se mêlent à ceux de la myométrite.

Il y a donc deux stades : *a*) le stade de l'hyperémie et de l'infiltration par les cellules embryonnaires ; l'utérus est mou et friable à cause de l'œdème et de l'infiltration du tissu musculaire.

b) Le stade de sclérose : utérus dur, anémié ou livide, par suite de la stase veineuse (parois artérielles épaissies, lumières des vaisseaux rétrécies, tissu musculaire partiellement remplacé par du tissu conjonctif).

Etiologie : 1° Involution puerpérale incomplète ; 2° à la suite d'endométrite prolongée ; surtout 3° consécutivement à la pénétration dans la profondeur des agents infectieux (le plus souvent les gonocoques) ; 4° par d'autres causes de congestion et en particulier la masturbation, etc. ; 5° par stase veineuse dans les flexions, les prolapsus et autres positions faisant obstacle à la circulation (vessie habituellement distendue, constipation chronique, troubles de circulation d'un autre organe) ; 6° très rarement à la suite d'une métrite aiguë non disparue.

L'endométrite accompagne habituellement la myométrite.

Planche XXXVII. Fig. 1. — *Métrite chronique*, avec œufs de Naboth. La métrite est l'inflammation de la musculeuse utérine. Si elle persiste, les fibres musculaires se transforment partiellement en tissu fibreux cicatriciel (voy. l'aspect microscopique à la planche 31, fig. 2), qui, comme le montrent les figures, rétracte la muqueuse du col qui se ride d'une façon visible. Les œufs de Naboth sont des kystes glandulaires par rétention, résultant de l'oblitération des conduits excréteurs (Planche 29, fig. 4).

Planche XXXVII. Fig. 2. — *Endométrite gonorréique (pus) et érosion simple avec œufs de Naboth*. Congestion inflammatoire (étude microscopique aux planches 29, 30 et 31). Un pus jaune épais, crémeux, s'écoule abondamment par le col et remplit le vagin. Les œufs de Naboth sont aussi remplis de pus. L'érosion est la conséquence de l'endométrite. Les staphylocoques et les streptocoques viennent rapidement compliquer l'infection ; les premiers agents [c'est-à-dire les gonocoques] ont préparé le terrain. Le processus gagne les trompes (planche 43) et de là, les organes voisins (périsalpingite, péri-ovarite, péri-métrite, produisant d'abord des exsudats puis des adhérences et des brides entre les organes (Planches 44, 45). Les gonocoques se fixent seulement dans les plans superficiels de la muqueuse recouverte d'une seule couche épithéliale cylindrique. Les adhérences des trompes et des ovaires amènent la formation de poches purulentes (pyosalpinx, planche 42) et causent la stérilité. La péri-métrite amène le déplacement de l'utérus et de ses annexes.

La grande sensibilité de tout l'organe montre alors que l'endométrite n'est pas isolée.

Pronostic : Même quand la maladie ne cesse pas à la ménopause mais seulement quelques années plus tard, avec ou sans hémorragies aseptiques, cette période est pourtant la plus propice au traitement. L'apparition du deuxième stade avec cessation des douleurs est un phénomène très favorable.

Symptômes. — Sensation de plénitude et d'un corps lourd dans le bas-ventre, douleurs au sacrum et dans les côtés, ménorragies et dysménorrhée, envies fréquentes d'uriner et constipation. Toutes les douleurs augmentent au moment des règles et pendant les périodes de constipation opiniâtre ; elles diminuent par le repos sur le dos.

Diagnostic. — Col mou, épaissi, hyperémié, à lèvres gonflées, souvent avec des signes d'endométrite, ectropion, érosion, œufs de Naboth (voy. planches 32, 56) ou bien, au deuxième stade, col pâle, dur, rétracté (voy. planche 37, 1).

Tandis que la sensibilité n'est pas constante, et surtout

pas régulière, on voit constamment survenir le ramollissement et le gonflement de l'organe, comme pendant la grossesse (IIe, IIIe mois). L'hystéromètre montre l'allongement du canal utérin et l'épaississement des parois. Cette forme d'inflammation peut envahir les tissus environnants et les annexes. En cas de grossesse on est exposé à l'avortement ou à l'accouchement prématuré.

Diagnostic différentiel. — L'utérus gravide est difficile à distinguer dans les premiers mois d'un utérus enflammé ; le premier est plus mou surtout au niveau du col, et de l'orifice interne (toucher rectal) et forme une masse arrondie, surmontant le col, allongée dans le sens vertical. Le second est plus sensible. Il faut surtout penser à la possibilité d'une grossesse quand on doit entreprendre un traitement intra-utérin.

Note additionnelle.

[Il est un diagnostic différentiel auquel on ne saurait attacher trop d'importance car il comporte des indications thérapeutiques absolument opposées, je veux parler de ces congestions utérines actives ou passives, qu'on observe chez certaines femmes, notamment chez des multipares à tempérament arthritique, dans la seconde moitié de la vie génitale. Il s'agit de « *fausses métrites* » de « pseudo-métrites » qui ne relèvent en aucune façon de l'infection. Doléris et, plus récemment, Richelot ont eu le grand mérite d'attirer notre attention sur ces « *fausses utérines* » qui, comme l'a dit Richelot, sont habituellement des « arthritiques nerveuses » présentant d'autre part des symptômes névropathiques ou neurasthéniques sans aller toutefois jusqu'à l'hystérie et aussi l'ensemble des accidents et manifestations (migraines, coryza chronique, dyspnée, lithiase biliaire, lithiase urinaire, congestion pulmonaire, etc.) qui caractérisent l'arthritisme. Il est indispensable de distinguer ces fausses métrites des métrites vraies car tout traitement local, rationnel dans la métrite, ne fait qu'exaspérer l'état nerveux des fausses utérines et qu'exagérer les troubles locaux. On devra donc éviter scrupuleusement chez ces malades les curettages, les dilatations, les cautérisations et, à plus forte raison, toutes les opérations sur le col. Au contraire les traitements hydrothérapiques sous forme de bains, douches, injections sont des plus salutaires et ces malades se trouvent très bien d'un séjour dans une ville d'eaux telle que Plombières, Luxeuil, Saint-Honoré, Salies, Saint-Sauveur, Bourbon-Lancy, etc.

On ne trouve chez ces malades aucun antécédent d'infection ; à y regarder de près, elles n'ont jamais eu de métrite à proprement parler ; et, au moment de l'examen, leurs troubles se caractérisent par des sensations de gêne et de pesanteur au bas ventre et dans les cuisses, s'exagérant avant et au début des règles. Elles n'ont pas de sécrétion muco-purulente, mais un suintement blanc clair, d'aspect aqueux ou ressemblant à du blanc d'œuf délayé dans de l'eau. Les règles sont d'abondance normale ou accrue. Au toucher on constate un utérus augmenté de volume, et abaissé, sa consistance est normale, parfois un peu molle, la muqueuse vaginale qui tapisse le col est pâle, sans ulcérations, les culs-de-sac sont souples, parfois on sent les ovaires un peu hypertrophiés, prolabés dans le cul-de-sac de Douglas ; ils sont atteints de dégénérescence scléro-kystique. En même temps les malades sont constipées, présentant souvent des symptômes d'entérocolite glaireuse ou pseudo-membraneuse, le ventre est relâché, les tissus sont flasques ; on observe une ptose des viscères abdominaux. Les troubles de la nutrition, la dystrophie se caractérisent souvent encore par une obésité précoce. A cela s'ajoutent des phénomènes d'asthénie musculaire et nerveuse qui montrent que les troubles utérins ne sont qu'un chapitre de l'histoire pathologique de ces malades. Ce qui complique encore la clinique et rend la thérapeutique parfois si délicate c'est qu'à côté des femmes atteintes de métrite vraie et des fausses utérines, il existe un groupe intermédiaire « *d'arthritiques nerveuses* » chez lesquelles évolue une métrite véritable de nature infectieuse, et certes ces malades ne sont pas les moins embarrassantes au point de vue du trairement car, leur métrite guérie, elles continuent souvent à souffrir et leur soulagement véritable ne commence que lorsqu'on s'occupe de modifier et d'améliorer leur état général.]

Les tumeurs intra-utérines (myomes) seront explorées à la sonde ou touchées directement après dilatation du col. L'utérus enflammé est allongé, surtout le col qui est rétréci chez les vierges, et présente de l'ectropion chez les multipares. S'il y a un cancroïde du col, on fera l'examen microscopique d'un fragment enlevé par une excision cunéiforme. On reconnaîtra que la muqueuse seule est atteinte (endométrite) au faible gonflement et au peu de sensibilité de l'organe.

Traitement. — A titre préventif, garder le repos au lit pendant les règles (momentanément seulement). Éviter toutes les causes de congestion (excitations sexuelles, aliments épicés, constipation, refroidissements). Dans les suites de couches : ergotine, enveloppements froids, massage abdominal, injections vaginales chaudes (38°-42° Réaumur) ; bains chauds (28 à 30° Réaumur) à la deuxième semaine.

A la période de congestion, traitement spécial favorisant sa régression ; injections et bains chauds, avec ou sans sel, lavages intra-utérins. L'hyperémie sera combattue par la vaso-contriction : ergotine, hydrastis, stypticine (pendant plus longtemps), injections chaudes; scarifications du col (tous les 3 ou 4 jours, 1/2 à 2 cuillerées à soupe de sang, ou bien spécialement avant la période de dysménorrhée; elles diminuent la congestion et les douleurs). Compression par le tamponnement vaginal ou par l'application sur le ventre d'un sac de sable ou de plomb.

Les tampons glycérinés agissent comme décongestionnants. Puis on traitera l'endométrite par les astringents (qui provoquent une sécrétion abondante), ou par les caustiques (après quelques jours expulsion d'un caillot noirâtre ou de sang pur; s'il y a des douleurs à la suite, faire des injections chaudes et prescrire le repos au lit). Cette application doit être renouvelée toutes les semaines, mais seulement pendant la première période. On pourra aussi faire un curettage suivi d'application de perchlorure de fer ou de teinture d'iode (avec la sonde métallique de Playfair).

La méthode préconisée d'abord par Snéguirew, perfectionnée ainsi que son instrument par Pinkus, c'est-à-dire l'emploi de la vapeur pour arrêter les hémorragies, est à mon avis, avec la *cautérisation par la vapeur,* une acquisition importante de notre thérapeutique. D'après mes observations, elle agit également et rapidement dans les inflammations pourtant si rebelles et si graves de la muqueuse et de la musculeuse utérines. Mais il ne faudrait pas employer ce procédé sans aide si on n'en a pas l'expérience. La cautérisation par la vapeur ne vaut pas mieux que le curettage pour un emploi courant. L'instrumentation doit être irréprochable (chaudière éprouvée, avec

Planche XXXVIII. — *Rétroversion utérine* (au 1er degré) *adhérence et atrésie acquise du col*. Une bride péritonéale maintient le fond de l'utérus en rétroversion. Par suite de cautérisation ou simplement par processus sénile, il se forme des adhérences et plus tard de l'atrésie du col. La direction du vagin est changée par suite de la rétroversion utérine (Aquarelle originale d'après une préparation de la clinique des maladies des femmes de Munich).

soupape et thermomètre, tube de caoutchouc, solidement fixé, d'épaisseur spéciale et bien enveloppé, sonde intra-utérine double avec tube d'échappement pour la vapeur revenant de l'utérus et l'eau de condensation, la sonde étant entourée de gaze pour éviter les rétrécissements cicatriciels du col).

La pression, la température de la vapeur doivent être graduées, ainsi que la durée de l'application. Les utérus étroits et déjà curettés doivent être traités avec plus de ménagements, avec une sonde fermée maintenue à 105°-112° pendant 10 à 20 secondes ; si la cavité est large, et la muqueuse épaisse, à 110°-115° pendant 1/4 de minute. Si l'on veut détruire une oblitération, on emploiera la vapeur à 115°-120° pendant 1/2 à 2 minutes : plusieurs fois s'il le faut, mais en ne recommençant qu'au bout d'un mois environ. Il n'est pas nécessaire, mais il est bon d'endormir la malade. Il faut préalablement dilater l'utérus.

Les méthodes soit prophylactiques, soit résolutives, soit décongestionnantes, peuvent servir aussi comme traitement symptomatique et palliatif. En cas de douleurs et de sensations de plénitude, il faut faire de fréquentes scarifications et appliquer des tampons glycérinés. S'il y a lieu de soulager les ligaments de l'utérus, on fera porter une ceinture hypogastrique et un pessaire.

Contre les douleurs, au moment des règles, avant de faire des scarifications, appliquer des sacs de sable chaud sur le ventre ou faire des enveloppements chauds à l'alcool. Une fois la ménorragie survenue : ergotine, tamponnement, sonde garnie d'ouate à la ferripyrine ou petit tampon utérin à la ferripyrine, injections de gélatine, injections de vapeur ou thermo-cautère.

Note additionnelle.

[Il faut convenir que bien des métrites chroniques dans lesquelles il s'agit avant tout de lésions parenchymateuses, les altérations de l'endométrite étant reléguées au second plan, ne bénéficient guère du traitement par le curettage. Une amélioration ne peut être obtenue que par un traitement patiemment prolongé qui doit consister essentiellement dans le repos au lit, les injections vaginales et rectales chaudes, la dilatation utérine lentement obtenue par des laminaires d'un diamètre progressivement croissant, le drainage prolongé de la cavité dilatée par un tube de caoutchouc rigide maintenu à demeure et l'application répétée de topiques tels que : teinture d'iode, chlorure de zinc, glycérine créosotée, etc. Si malgré un traitement consciencieusement suivi et prolongé il ne survient pas d'amélioration notable, lorsque le syndrome utérin entraîne des troubles assez accentuées pour entraver l'existence des malades, il me semble qu'à l'heure actuelle on ne doit pas leur refuser les bénéfices d'une hystérectomie qui seule peut les guérir. Cette opération est aujourd'hui tellement bénigne que véritablement son importance s'efface devant l'impossibilité dans laquelle se trouvent les malades de vivre d'une vie active et normale. Bien souvent, il faut le reconnaître, dans ces cas où en désespoir de cause on se décide à l'hystérectomie, on s'aperçoit, pièces en main, que les lésions de tout l'appareil génital, y compris les annexes, le péritoine et les ligaments larges sont plus graves, plus profondes que la clinique n'avait permis de le supposer, et la métrite rebelle n'était en définitive que la manifestation clinique de lésions étendues et incurables.]

Opérations destinées à diminuer le col et à enlever la muqueuse cervicale malade.

On cherchera à obtenir ces résultats par des *excisions cunéiformes* (amputations du col ou excisions coniques : opérations de Sims, Hegar, Simon, Schrœder (voir ces procédés de résection du col décrits dans le volume de *Technique des opérations gynécologiques*) (1) en enlevant à l'occasion les tissus cicatriciels. La méthode suivante est la meilleure à ce point de vue (on l'exécute dans la position latérale de Sims) : la partie interne de chaque lèvre du col est excisée, avec toute la muqueuse malade suivant le procédé de Schrœder. La moitié restante de la paroi du col est

(1) Edition française, par le docteur J. Bouglé.

Planche XXXIX. — *Pelvipéritonite purulente aiguë* (péritonite par perforation). Vue du cul-de-sac de Douglas et de la face postérieure du ligament large avec l'ovaire et la trompe gauches et l'utérus. Le pus venant de l'utérus a envahi le cul-de-sac de Douglas.

repliée en dedans et suturée au reste de la muqueuse cervicale interne.

D'après A. Martin, il faut faire l'excision conique profonde de toute la portion vaginale : la muqueuse cervicale est attirée et suturée à la muqueuse vaginale.

Dans le procédé de Kehrer, on excise à chacune des lèvres du col un segment cunéiforme de telle sorte que la muqueuse cervicale forme par toute sa largeur la base d'un triangle isocèle dont les deux côtés pénètrent dans la paroi cervicale.

Après l'opération, on fait un tamponnement glycériné ou à la gaze iodoformée (pendant vingt-quatre heures) ; puis injections vaginales. En cas d'hémorragie secondaire, tamponnement au perchlorure de fer. Au huitième jour, on enlève les sutures si on n'a pas employé le catgut.

§ 4. — Affections septiques aiguës.

(*Vulvite aiguë, vaginite, endométrite, myométrite, salpingite, para et périmétrite, péritonite*).

L'endométrite aiguë comme la forme chronique est difficile à séparer de la myométrite. Elles vont habituellement de pair. La cause réside dans l'infection soit par les gonocoques, soit par d'autres agents septiques. Ce sont ces derniers cas que nous allons étudier.

Etiologie et aspect clinique. — Les inflammations septiques sont dues aux microbes de la suppuration (streptocoque pyogène ; staphylocoque doré, blanc, citrin, etc.). Les portes d'entrée sont d'une part la peau ou la muqueuse génitale, d'autre part le péritoine qui tapisse les organes génitaux.

La cause occasionnelle de l'envahissement de la peau est soit un traumatisme, soit une opération non aseptique, soit une exploration brutale (sonde, dilatateur, etc.), soit enfin l'accouchement.

Les infections puerpérales à cause de la nature spéciale des sécrétions, à cause des plaies éminemment propices à la pullulation des microbes une fois introduits (la chaleur, l'espace clos, la stase de sécrétions abondantes et se décomposant facilement, les plaies étendues avec de nombreux vaisseaux ouverts) prennent une importance spéciale.

Les *infections « gynécologiques »* évoluent non seulement suivant leur porte d'entrée mais aussi en raison de la virulence des germes et de la résistance locale et générale du sujet.

Vulve. Phlegmon de la vulve. — L'infection reste locale et se termine par la formation d'un abcès. Les infections périnéales seules qui sont d'autant plus graves qu'elles se rapprochent du rectum, peuvent causer des accidents septiques généraux par thrombo-phlébite.

Utérus. Endométrite et métrite aiguës. — L'évolution en est grave et peut devenir chronique.

Les *symptômes* sont en ordre progressif : les pertes sanguines et séro-purulentes, le gonflement et la sensibilité de l'utérus (douleurs sourdes dans le bassin, accrues par les mouvements, la toux, l'effort, etc.), les envies fréquentes d'uriner, la diarrhée avec ténesme violent, la fièvre (parfois formation d'un abcès).

Les malades prennent rapidement l'aspect extérieur de sujets profondément infectés ; visage livide, yeux excavés et ternes, inappétence complète, météorisme, ascension de la température et du pouls, sensibilité de l'abdomen. En somme tous les *signes* d'une *para* ou d'une *péri-métrite* au début.

L'*exploration vaginale* (faite avec douceur), montre : la sensibilité des culs-de-sac, la résistance des tissus rétro-utérins. *Par le rectum* : on sent une masse située derrière ou près de l'utérus, très diffuse à la palpation, constituée anatomiquement par : un *pyosalpinx*, une *ovarite*, une *périmétro-salpingite*, une *périovarite*, ou de la *para-métrite*.

L'infection peut s'arrêter à ce point, c'est-à-dire unir par des adhérences les anses intestinales au-dessus du cul-de-sac de Douglas et séparer ainsi l'exsudat péritonéal de la grande cavité : c'est donc une *péritonite exsudative encapsulée* avec résorption progressive ou perforation, soit dans le rectum, soit plus rarement dans le vagin. Frissons par intervalles. Résistance persistante près de l'utérus.

Comme *symptômes durables*, il faut signaler : la dysménorrhée, la stérilité, les déviations utérines, dont le traitement intra-utérin peut, tout comme les règles, provoquer des crises fébriles.

Si l'infection progresse encore, il en résulte une *péritonite généralisée* : météorisme prononcé, abdomen très douloureux (ce signe peut manquer ou n'apparaître que d'une façon intermittente), compression du rectum, pas d'évacuation de gaz, phénomènes menaçants d'occlusion, vomissements (parfois fécaloïdes), puis de nouveau diarrhée profuse et fétide. Pouls très fréquent, petit et irrégulier.

La mort peut alors survenir (sans température élevée, ni lésions locales visibles) ou bien il se fait une détente par brusque irruption du pus dans une cavité organique ou apparition à la peau avec affaissement du ventre ; enfin la guérison peut encore se faire lentement par résolution.

Diagnostic. — *Les ulcérations de la vulve, du vagin, de la portion vaginale du col* se produisent surtout au moment de l'accouchement, parfois chez les enfants ou bien dans les infections très graves sous formes de vulvite diphtéritique ou gangréneuse. Le diagnostic s'établit grâce aux pertes fétides, aux douleurs, aux faibles élévations de température, à l'aspect gris verdâtre ou jaune des déchirures et des plaies plus étendues de la région profonde qui doit être inspectée avec soin. Du côté du périnée, on peut trouver des plaies ou des ulcérations du rectum ou de l'inflammation des glandes de Bartholin, qui ne sont pas dans ces cas de nature gonococcique.

La *vaginite aiguë* et l'*endométrite* ainsi que la *myovaginite* et la *myométrite* qui s'y joignent très rapidement sont causées en dehors des cas puerpéraux et gonococciques, par le refroidissement accompagné de suppression des règles, ou par une opération septique ou par une infection générale aiguë (influenza par exemple).

Fièvres, sécrétion purulente, hémorragies, douleurs utérines, tels sont les symptômes essentiels. Le col est tuméfié, avec des érosions et des ulcérations autour de l'orifice et recouvert d'œufs de Naboth suppurés (Planche 37, fig. 2).

Note additionnelle

[Tant qu'il n'y a que de la vaginite et de la métrite, la malade ne présente guère de fièvre. L'élévation de la température indique la propagation de l'inflammation par les espaces cellulaires et les vaisseaux lymphatiques dans le tissu para-utérin, et en particulier dans le ligament large et les organes qu'il renferme (ovaires, trompe). La *vaginite* se caractérise par une rougeur intense de la vulve et surtout de la région qui avoisine le méat urinaire; la muqueuse rouge et vernissée est recouverte par endroits d'une couche purulente plus ou moins épaisse; même rougeur, mais enduit purulent dans la cavité vaginale constatée au spéculum. L'introduction de celui-ci est des plus pénibles et doit être faite avec une grande douceur et en employant un instrument de petit calibre; parfois même le vaginisme est tellement prononcé, il existe un tel spasme réflexe de l'appareil constricteur de la vulve que l'introduction du spéculum est impossible, l'exploration à l'index, cependant faite avec précaution, est elle-même presque insupportable à cause des vives douleurs qu'elle provoque. Si la forme est un peu moins aiguë, un peu moins douloureuse, on peut examiner le col utérin au spéculum et explorer l'utérus par le palper abdominal combiné au toucher vaginal. On voit au spéculum que le col est lui-même tapissé par une muqueuse rouge, vernissée, suintante ; le pourtour de l'orifice externe est particulièrement coloré et laisse sourdre un liquide grisâtre extrêmement irritant. L'exploration digitale est douloureuse, le col est tuméfié, de consistance molle, tout l'utérus est augmenté de volume. Sa simple palpation est douloureuse, mais la sensibilité est considérablement accrue par les tentatives de mobilisation; celle-ci est possible mais ne doit être tentée qu'avec une grande prudence car elle favorise l'extension de l'inflammation para et péri-utérine dont la douleur à la mobilisation est la preuve manifeste. On sent mal les annexes à cette période précoce de l'inflammation, par la raison que l'exploration des culs-de-sac est douloureuse, le vagin réagit sous le doigt et entre en contraction, empêchant ainsi la palpation profonde. On a l'impression que l'inflammation a déjà gagné la zone tubo-ovarienne mais il est impossible d'arriver à un diagnostic plus précis, à moins d'explorer la malade sous le sommeil anesthésique. Ce mode d'examen doit être employé sans hésitation si l'ensemble des symptômes et en particulier l'état général de la malade (fièvre, affaiblissement, etc.) fait soupçonner des lésions importantes soit dans le tissu cellulaire, soit dans les annexes.]

Plus l'infection pénètre dans le tissu cellulaire périvasculaire et interstitiel de la paroi musculeuse et plus les phénomènes fébriles sont intenses avec frissons, sensibilité de l'utérus gonflé, congestionné et ramolli, douleur au toucher du col, ou simplement douleur sourde dans le bassin. Epreintes et douleurs à la miction et à la défécation. Quand un abcès se forme, on le reconnaît à la fluctuation.

La *paramétrite* forme une tuméfaction à côté de l'utérus, en continuité avec lui et augmentant son volume; elle est de consistance molle au début. L'inflammation se propage à travers le tissu cellulaire entourant l'utérus, à sa face antérieure et près de la vessie, au tissu cellulaire sous-péritonéal ou au membre inférieur, ou passe entre les deux feuillets du ligament large en gagnant la paroi pelvienne ou enfin remplit en arrière l'espace de Douglas, atteignant le psoas iliaque ou même le rein.

Note additionnelle

[Il m'est impossible de décrire dans tous ses détails l'*infection puerpérale* dans ce chapitre de gynécologie pratique (1), mais je désirerais insister sur quelques caractères très fréquemment rencontrés en clinique et qui permettent d'arriver à un diagnostic très précis. Lorsque l'infection puerpérale (provoquée comme l'on sait par le streptocoque auquel s'associent de nombreux microorganismes, pathogènes ou saprophytes (aérobies ou anaérobies) dépasse les parois de l'utérus elle gagne les ganglions voisins en infiltrant les vaisseaux lymphatiques, en formant une endo et péri lymphangite très appréciable cliniquement. Celle-ci se traduit par une masse dure, un cordon plus ou moins volumineux étendu transversalement à la *base* du ligament large (ni devant, ni derrière), des parties latérales du col à la paroi pelvienne. Cette induration immobilise l'utérus; elle est très douloureuse au toucher. Plus tard, si l'inflammation se propage elle se porte en arrière, et en dehors; en arrière vers le Douglas, le tissu cellulaire induré forme une sorte de cuirasse qui double la séreuse péritonéale. Le cul-de-sac vaginal postérieur est plus ou moins complètement effacé par une plaque dure, ligneuse, fixée au sacrum en arrière et s'étendant transversalement dans la zone postérieure des culs-de-sacs latéraux. Parfois même l'infiltration du tissu

(1) Je renvoie pour l'étude de l'ensemble de la question à l'article de l'*Atlas manuel d'obstétrique*, édition française par le docteur Potocki, p. 424.

cellulaire est telle qu'elle descend derrière la paroi vaginale postérieure, dans la cloison recto-vaginale, soulevant la muqueuse vaginale postérieure, en plan incliné. C'est à cette localisation postérieure et secondaire de l'inflammation para-utérine que Bouilly réserve le nom de cellulite pelvienne, la distinguant ainsi de la lymphangite, du phlegmon de la base du ligament large.

En dehors l'inflammation gagne l'échancrure sciatique et (ce qui est assez rare) sort parfois du bassin vers la région fessière profonde, provoquant des phénomènes de névralgie sciatique parfois extrêmement intenses. Plus souvent elle remonte sur la paroi abdominale antérieure formant le plastron situé immédiatement au-dessus de l'arcade sur lequel Alphonse Guérin a tant insisté. Ce n'est là que l'extension à la région profonde de la paroi abdominale de l'inflammation, de la lymphangite née des bords de l'utérus et propagée dans l'épaisseur du ligament large.

Tout cet ensemble d'infiltration, d'induration avec ses localisations primitives et secondaires, s'accompagnant de fièvres, frissons, et souvent allant jusqu'à la formation d'une collection plus ou moins volumineuse au centre d'une des zones d'induration est caractéristique de l'infection puerpérale para-utérine à forme lymphangitique, c'est-à-dire de celle qu'on est le plus accoutumé à observer. Certes ces foyers de paramétrite, ces indurations du tissu cellulaire para-utérin (phlegmon du ligament large, phlegmon de la gaine hypogastrique, cellulite pelvienne), se retrouvent dans l'histoire des salpingo-ovarites au moment des poussées aiguës d'inflammation péri-annexielle, mais l'évolution de la maladie est alors toute différente.]

Ces limites de l'empâtement permettent de préciser le *diagnostic*. La tuméfaction se présente comme un œdème du tissu cellulaire pelvien (phlegmon pelvien, pelvi-cellulite de Virchow) et consiste dans une infiltration gélatiniforme et un envahissement du tissu cellulaire par les cellules embryonnaires (Planches 59, fig. 1 et 61, fig. 2 microscope : 41, fig. 2). Cet exsudat se résorbe généralement et on doit naturellement y aider. Il reste des brides résistantes dans le tissu para-utérin fixant plus tard l'utérus et le déplaçant. S'il se forme un abcès avec fièvre hectique, le pus s'écoule par perforation dans le rectum, le vagin, la vessie, ou par l'échancrure sciatique, le canal inguinal ou

Planche XL. Fig. 1. — *Salpingite parenchymateuse, catarrhale aiguë* (gonorréique et streptococcique). Le catarrhe tubaire se manifeste par l'hypersécrétion muqueuse ; il est le premier résultat de l'invasion des micro-organismes à l'intérieur de la trompe. Celle-ci commence par se tuméfier. Les papilles tapissées d'un épithélium à cils vibratiles (7) forment des végétations richement ramifiées qui remplissent la lumière de la trompe (2). Le stroma des papilles est infiltré de cellules embryonnaires (6). La sous-muqueuse (4) et la musculeuse (5) sont encore normales : Les cellules embryonnaires commencent seulement à apparaître autour des vaisseaux.

Planche XL. Fig. 2. — *Hématosalpinx* (voy. fig. 7-11 in texte). Par suite d'atrésie génitale, le sang menstruel reste dans l'utérus et la trompe (2) distendant la paroi de celle-ci. L'épithélium (1) desquame, tandis que les papilles (3) sont aplaties par la pression ; les vaisseaux (5) du stroma sous-muqueux (4) sont dilatés par la stase sanguine, tandis que dans la musculeuse (6) les cellules embryonnaires (7) s'accumulent autour des vaisseaux. Des hémorragies se produisent dans la trompe au moment des règles, ou bien dans les cas de maladie du cœur ou des reins, ou encore dans les kystes de l'ovaire, ou les myomes, ou dans la grossesse extra-utérine, etc.

Planche XL. Fig. 3. — *Pyosalpinx.* Les orifices de la trompe étant bouchés, le pus distend les parois de l'organe progressivement envahies par le gonflement inflammatoire du tissu conjonctif. Les papilles s'effacent complètement après disparition de l'épithélium (1). De sorte que le stroma (3) infiltré de cellules embryonnaires est baigné de pus et de plus l'élasticité de la paroi disparaît complètement par la raison que du tissu fibreux (6) se substitue aux fibres musculaires dissociées (4). Les capillaires sous-muqueux (7) sont dilatés par le sang. Les vaisseaux de la musculaire (5) sont épaissis par l'inflammation chronique. Ces poches purulentes renferment différentes espèces de microbes et en cas de rupture possèdent une virulence variable suivant leur ancienneté.

enfin directement à travers la paroi (au-dessus de l'arcade crurale). La guérison s'ensuit.

La cavité abdominale est souvent enflammée dans le voisinage, ce que l'on reconnaît à la sensibilité plus vive, au météorisme, à la diarrhée, aux vomissements. Les adhérences secondaires des organes pelviens sont cause de stérilité. Si la cavité péritonéale est envahie, il en résulte une péritonite généralisée par perforation (Planche 59).

Dans la paramétrite circonscrite, le ventre peut être localement douloureux (par suite de péritonite partielle), mais on n'observe ni les violentes douleurs, ni la tension de l'abdomen, ni l'exsudat intrapéritonéal : le cul-de-sac de Douglas, derrière l'utérus, est donc libre. Par contre, on trouve tout au voisinage de l'utérus un point sensible, ultérieurement une zone résistante, finalement un véritable empâtement para-utérin.

Au point de vue du *diagnostic différentiel*, il faut distinguer cette tuméfaction paramétritique de la tumeur remplissant le cul-de-sac de Douglas (voy. § 35, schéma).

Le *diagnostic* de la *péritonite* s'appuie sur la découverte de l'exsudat (Planche 58, fig. 1). Tant que celui-ci reste limité derrière l'utérus, dans le Douglas, tant qu'il n'y a qu'une *pelvi-péritonite*, le pronostic, à cause des adhérences intestinales, sus-pelviennes, est bien meilleur qu'en cas de péritonite généralisée.

Comme cas intermédiaire on observe parfois l'*ovarite* ou la *salpingite aiguë* ; les annexes gonflées, très sensibles, doivent être palpées avec beaucoup de prudence pour ne pas crever ou déchirer la paroi d'un abcès encapsulé (Planches 39, 44, 59, fig. 3).

S'il y a péritonite généralisée, elle peut être aiguë ou lentement progressive ; cette dernière décrite comme pyo-fibrineuse, est plus favorable.

Le début se manifeste par un long frisson initial, suivi de sensibilité de tout l'abdomen bientôt tympanisé et fortement tendu ; le diaphragme est repoussé et il en résulte de la dyspnée. Vomissements et constipation, puis diarrhée profuse et fétide. Il existe une euphorie suspecte s'accompagnant d'accélération du pouls et de la respiration (la température n'est pas toujours élevée).

Traitement. — Les *ulcérations de la vulve* seront traitées à la formaline, puis avec l'iodoforme ou l'airol, le nosophène, ou couvertes d'ouate à l'huile de térébenthine. L'œdème inflammatoire sera combattu par l'enveloppement humide (solution d'acétate d'alun).

Les *ulcérations du col* seront également traitées à la formaline (avec le spéculum), puis par des injections à la formaline faible, à l'acétate d'alun, au sublimé ou au lysol. Il est bon aussi de saupoudrer avec une poudre désinfectante abondante, bien que ce soit long à recommencer tous les jours.

Dans l'*endo et la myométrite aiguës* (avec *vaginite*) on laisse la malade et spécialement son appareil génital pro-

Planche XLI. Fig 1. — *Salpingite parenchymateuse et interstitielle purulente aiguë.* Non seulement les papilles sont végétantes, mais leur stroma (1) est abondamment infiltré de cellules embryonnaires de même que le tissu conjonctif de la sous-muqueuse (3) et de la musculeuse (4 et 5). L'épithélium est gonflé par endroits, disparu ailleurs, et les papilles ulcérées adhèrent les unes aux autres formant des kystes (2).

Planche XLI. Fig. 2. — *Paramétrite aiguë du ligament large.* Les fibres conjonctives de même que le tissu adipeux sont infiltrées de cellules embryonnaires. Le premier stade de gonflement et de suppuration passe au deuxième par suite de l'envahissement par du tissu fibreux cicatriciel. Il se produit des rétractions par brides.

Planche XLI. Fig. 3. — *Ovarite chronique avec dégénérescence kystique* (Voy. planche 45. Les phénomènes inflammatoires qui se sont d'abord manifestés par l'envahissement du stroma par les cellules embryonnaires aboutissent à une sclérose fibreuse par épaississement de l'albuginée et au gonflement kystique des follicules (1 et 2). L'épithélium se détache (10) et les ovules disparaissent. Les anciens corps jaunes se transforment en corpuscules fibreux (8). Dans le stroma (13), on trouve des hémorragies récentes ou anciennes avec parfois de l'hémoglobine. Au contraire, la sinuosité (5) des vaisseaux (4) est un phénomène physiologique dans l'ovaire. Par endroits, ils sont entourés de cellules embryonnaires (6). Les follicules sont environnés d'une tunique fibreuse (7). La surface de l'ovaire est recouverte d'épithélium germinatif cuboïde (3).

fond au repos. Séjour au lit, laxatifs doux, compresses humides. Injections vaginales avec du permanganate de potasse, avec une solution faible de lysol (1/4 p. 100), avec une solution salée physiologique ou une décoction émolliente (chaude, d'un litre environ avec un peu de pression et un tube introduit profondément mais prudemment).

Si l'inflammation augmente, on mettra des compresses humides froides fréquemment renouvelées ou une vessie de glace.

Note additionnelle

[Sans vouloir insister ici sur le traitement de l'infection puerpérale qui a été étudiée longuement dans l'*Atlas manuel d'obstétrique* (1) je voudrais cependant dire un mot d'une question à l'ordre du jour, je veux parler de l'*hystérectomie dans l'infection puerpérale.* Malgré la résistance opposée par nombre d'accoucheurs distingués à cette inter-

(1) Edition française, par le Dr J. Potocki, p. 424.

vention, je la considère comme absolument légitime à condition toutefois qu'elle ne soit pratiquée que comme extrême ressource et après avoir épuisé les moyens ordinaires de désinfection de la cavité utérine. J'ai la conviction d'après un certain nombre de faits personnels qu'il y a une « *phase utérine* » de l'infection puerpérale entre la phase intra-utérine et la phase septicémique. A cette période, l'utérus volumineux, œdémateux, infiltré d'une sérosité fétide entretient l'infection ; il y a indication urgente à l'enlever pour tarir la source de l'intoxication et de la septicémie, et si à l'heure actuelle cette opération n'a encore guéri qu'un très petit nombre de malades, c'est qu'on intervient généralement beaucoup trop tard alors que le poison et l'infection se sont répandus dans tout l'organisme et ont provoqué des lésions irréparables.]

Au point de vue prophylactique, il faut éviter toutes les causes de perturbation des règles. En outre, on veillera à la propreté et à l'entretien aseptique au moyen de petites interventions, de manœuvres thérapeutiques (injections) et par l'emploi de pessaires. On évitera surtout de réveiller par l'exploration les restes d'une ancienne inflammation.

Les abcès ne seront ouverts que s'ils sont facilement abordables. Ils sont le plus souvent para-utérins.

La *paramétrite aiguë* sera traitée par la glace, le calomel, l'onguent hydrargyrique (1 gramme toutes les deux heures jusqu'à salivation) les enveloppements humides, les lavements.

Dans la *péritonite aiguë*, on appliquera immédiatement plusieurs vessies de glace sur le ventre et on jugera s'il y a constipation (infusion de séné, calomel d'abord 0,2 à 0,5, puis 0,05 à 0,1 pour une dose). Diète liquide rigoureuse. Toniques. Alcool chez les malades qui ont l'habitude du vin et de la bière.

Sitôt qu'il y aura eu des selles, on donnera de l'opium ou on fera des frictions et on donnera du calomel à petites doses

La diaphorèse sera énergiquement provoquée, les fonctions de la peau activées par des ablutions froides (1).

§ 5. — Salpingite chronique.

Etiologie. — Voyez la définition et l'anatomie patholo-

(1) Voy. *Atlas manuel d'obstétrique*, édition française par le Dr Potocki, p. 433.

Planche XLII. — *Pyo-hydrosalpinx double, périmétro-ovarite chronique adhésive.* Les deux trompes sont remplies presque entièrement de pus. La trompe est bouchée du côté de l'isthme comme du côté du pavillon vers la cavité péritonéale, de sorte qu'elle est transformée en un kyste.

gique p. 95 et dans les notes explicatives des planches 40 à 43, 44, 46, 59 fig. 3, 74. Les causes les plus fréquentes sont les infections puerpérales et blennorragiques. Toute endométrite n'envahit pas fatalement la trompe.

a) La *salpingite catarrhale* (planche 40-1), aboutit à l'*hydrosalpinx* s'il y a oblitération des orifices.

[La pathogénie de l'hydrosalpinx est assurément complexe, cette affection ne résulte pas d'un processus unique et si elle peut naître de la transformation d'une salpingite catarrhale par oblitération des deux orifices de la trompe, ce doit être le mécanisme le plus rare. Très souvent elle succède à la salpingite purulente, au pyosalpinx ; on rencontre fréquemment au cours des ablations des salpingo-ovarites, des formes intermédiaires, dans lesquelles le contenu de la trompe n'est plus du pus franc et n'est pas encore un liquide clair, d'apparence séreuse comme celui qu'on observe dans l'hydrosalpinx vrai. Ces cas correspondent, à n'en pas douter, aux différentes phases de transformation du pyosalpinx en hydrosalpinx. D'autre part, l'hydrosalpinx se présente souvent comme une affection latente, indolente, coïncidant avec la dégénérescence scléro-kystique des ovaires, cette double lésion annexielle accompagnant souvent elle-même la dégénérescence fibromateuse de l'utérus. On a l'impression qu'il s'agit de lésions très anciennes des annexes, qui ont sans doute été aiguës, de nature septique au début, mais qui évoluent depuis longtemps aseptiquement et insidieusement. L'hydrosalpinx n'apparaît plus alors comme le résultat direct d'une salpingite catarrhale mais comme une lésion liée à un travail inflammatoire chronique, à un processus de sclérose avec troubles circulatoires, stase, œdème et formations de poche à contenu séreux. Le liquide s'accumule parfois non pas dans la cavité de la trompe mais dans l'épaisseur de sa paroi, formant un petit kyste péri-tubaire, sous-péritonéal.]

La sécrétion s'accumule dans la portion abdominale, distend les parois, aplatit les cellules cylindriques et les papilles de la muqueuse, dissocie les fibres musculaires et amincit ainsi la paroi tubaire. La trompe retenue par le double feuillet du ligament large présente un aspect plusieurs fois contourné sur elle-même (Comme sur les planches 42 et 44). Parfois l'hydrosalpinx se vide périodiquement dans l'utérus.

[Cette question de l'évacuation des poches tubaires de l'utérus, tant discutée, n'est pas encore complètement résolue. Je pense cependant que dans des cas, d'ailleurs assez rares, l'orifice utérin de la trompe au lieu de rester étroit, souvent même oblitéré, se dilate, participant à l'accroissement général de la trompe, c'est ainsi sans doute qu'on peut expliquer certains faits d'évacuations abondantes et soudaines de pus, de sang ou de sérosité par l'orifice externe du col, suivant qu'il s'agit de pyosalpinx, d'hématosalpinx ou d'hydrosalpinx ; mais d'autres fois, l'explication du phénomène est toute différente. On a par exemple cité avec pièces à l'appui des cas dans lesquels une poche tubaire suppurée est devenue adhérente à la paroi utérine, et, à un moment donné, la double cloison formée par la trompe et par l'utérus venant à disparaître, le pus était évacué de la trompe dans la cavité utérine par cet orifice accidentel. Dans d'autres circonstances, il s'agit d'hydro, d'hémato ou de pyométrie dans un utérus fléchi et dont l'orifice cervical profond est atrésié. Sous l'influence d'un traumatisme ou d'une manœuvre chirurgicale, l'utérus est redressé, le canal cervical devient perméable et le contenu de la cavité utérine distendu s'écoule brusquement au dehors. Enfin, certaines affections tubaires, ou tubo-ovariennes provoquent par action réflexe une congestion intense de la muqueuse utérine qui aboutit à un suintement sanguin ou séreux très abondant, sans qu'il y ait aucune communication entre le liquide contenu dans la trompe et celui qui sourd à la surface de la muqueuse utérine.]

Symptômes. — En dehors des troubles menstruels, de la stérilité (car l'affection est le plus souvent bilatérale), des phénomènes de compression, et parfois des douleurs périsalpingiennes, il n'apparaît pas de véritables symptômes et ils sont peu caractéristiques.

Diagnostic. — On trouvera à la palpation bi-manuelle, se détachant des bords utérins, deux cordons, augmentant de volume vers la région externe, parfois fluctuants, en forme de trompettes ou de cornes d'Ammon. Il n'est pas rare de les sentir dans le cul-de-sac vésico-utérin. On les reconnaîtra facilement tant qu'il n'y aura pas d'exsudat de pelvi-péritonite. Il est important de distinguer aussi l'ovaire :

Planche XLIII. — *Périmétro-ovaro-salpingite chronique adhésive,* avec *myomes utérins.* Une coupe transversale montre l'épaississement de la paroi tubaire et permet de reconnaître un abcès ovarien fermé, adhérent à la trompe.

une tumeur de cet organe pouvant être prise pour la trompe (planche 74).

Traitement. — Dans les cas de grands développements on fera la laparotomie pour extirper les poches tubaires. On pourra encore pratiquer la salpingostomie, qui consiste à rendre à la trompe sa perméabilité en suturant la séreuse à la muqueuse au niveau de l'orifice abdominal de la trompe reconstituée.

[Les opérations plastiques sur la trompe qui rentrent dans la grande classe des interventions conservatrices ne peuvent guère être tentées que dans le cas de salpingite chronique bénigne; à lire certaines observations on a l'impression que l'opération de la salpingostomie, consistant à refaire l'orifice abdominal de la trompe, n'a été exécutée que pour ne pas borner l'intervention à une simple laparotomie exploratrice, tant les lésions étaient bénignes. En réalité, on tend de plus en plus à revenir de ces petites opérations de chirurgie abdominale, il en est des interventions conservatrices sur la trompe comme de celles préconisées sur l'ovaire (ignipuncture, résection partielle), il semble qu'on ne doive y avoir recours que dans des cas exceptionnels, c'est trop ou trop peu; bien souvent, mieux vaut ne rien faire ou bien enlever complètement l'organe. Les cicatrices ainsi provoquées sur la trompe ou l'ovaire peuvent être le point de départ d'un processus de sclérose qui dépasse les limites de la suture et de la résection et pour peu qu'on ait à faire à ces malades nerveuses, dont la moindre sclérose ovarienne ou tubaire est le point de départ de névralgies rebelles, on s'aperçoit qu'après l'intervention économique, les malades sont plus souffrantes qu'auparavant; à l'exploration les ovaires et les trompes sont douloureux et souvent plus tuméfiés qu'avant l'opération.

En matière de chirurgie gynécologique, les résultats opératoires sont d'autant plus satisfaisants, d'autant plus complets, que les lésions pour lesquelles on est intervenu étaient plus importantes et que l'opération a été faite plus largement.]

b) Salpingite parenchymateuse et interstitielle suppurée (planche 41-1). Si les orifices de la trompe sont bouchés, on a : le *pyosalpinx* (planche 40, fig. 3, 42, 44, 59, fig. 3, 74).

La trompe est violacée et épaissie, non seulement par dilatation passive, mais souvent aussi par hypertrophie de la couche musculaire. L'inflammation soit par l'orifice abdominal, soit à travers la paroi, se propage au réseau tubaire et ensuite au péritoine pelvien (d'une façon toujours circonscrite), et aux ovaires. Les organes se fusionnent unis par des fausses membranes. Il se forme souvent des poches purulentes au sein de ces adhérences. L'infection gonococcique est habituellement bilatérale.

Histologiquement, on distingue :

1° La salpingite parenchymateuse catarrhale aiguë avec épithélium conservé et proliféré.

2° La salpingite parenchymateuse et interstitielle, purulente aiguë avec épithélium partiellement desquamé et infiltration inflammatoire du stroma.

3° La salpingite interstitielle chronique ; la trompe perd son élasticité et se rétracte par suite des progrès de la sclérose qui envahit la couche musculaire.

Dans le premier cas, par oblitération des orifices, il se produit un hydrosalpinx, dans les deux autres, un pyosalpinx et un hématosalpinx.

Symptômes. — Douleurs sur les côtés de l'utérus s'exagérant au moment des règles et par la pression. Stérilité (voy. § suivant) à cause de l'ovarite souvent concomitante. Fièvre (dans la gonococcie seulement après un effort, une émotion).

Pronostic. — Stérilité. Menace constante d'une péritonite par perforation. Les pyosalpinx blennorragiques se rompent moins souvent que ceux dus à d'autres infections.

Diagnostic. — Exploration bimanuelle. Voy. le diagnostic différentiel des tumeurs rétro-utérines aux « kystes de l'ovaire » et planche 74, fig. 1 et 2 et planche 59, fig. 3.

Traitement. — Laparotomie et salpingectomie avec fixation de la poche purulente à la paroi (Hegar, Kaltenbach), tout en repoussant l'utérus en haut par le vagin (Gusserow). En cas de pyosalpinx non adhérent, on peut éviter sa rupture toujours dangereuse.

En cas de fluctuation nette par le vagin ou au niveau de la paroi abdominale, on fera à ce niveau de larges incisions suivies de drainage à la gaze iodoformée (voy. pelvi-péritonite chronique).

§ 6. — Ovarite chronique.

Voir l'anatomie pathologique à la légende explicative de la planche 41 et de la planche 45.

Etiologie. — J'ai déjà parlé, en même temps que de la péritonite, des ovarites aiguës et suppurées consécutives à une infection septique venue par voie lymphatique de l'utérus ou de la trompe, ou d'origine opératoire.

Mais le plus souvent les ovarites suppurées succèdent aux abcès de la trompe. Cette ovaro-salpingite se combine à la périmétro-salpingite et à la périovarite, et au pyosalpinx, les poches suppurées enkystées de l'ovaire et du péritoine constituant une tumeur volumineuse unique (*pyo-oophoro-salpinx*). Voy. le paragraphe « *périmétro-salpingite* ». Les infections blennorragiques ou septiques, suivies de salpingite suppurée, peuvent également provoquer ces phénomènes.

L'*ovarite scléro-kystique*, la *dégénérescence de l'ovaire* (planche 45 : description microscopique, planche 41, fig. 3) peut apparaître isolément. Elle aboutit, à son dernier stade, à la disparition de tous les follicules, si bien que l'organe hypertrophié cicatriciel et dur est envahi par la néoformation du tissu cellulaire chroniquement enflammé (Planche 44).

Symptômes. — Il s'agit ici presque exclusivement d'un ensemble de symptômes rappelant à la fois la dysménorrhée et l'hystérie.

Au premier plan se trouvent les douleurs qui siègent à la région lombaire, profondément dans le bassin et irradiant vers la région inguinale et les cuisses. Au moment de la menstruation, qui est accompagnée tantôt de diminution et même d'aménorrhée, tantôt de ménorragie, les douleurs augmentent. Bien plus rarement, on trouve comme dans certaines dysménorrhées la douleur pendant l'intervalle des règles.

Ces douleurs s'exaspèrent par les efforts et la constipation. Elles peuvent prendre la forme de coliques : coliques tubaires.

Diagnostic. — Il est possible de localiser la douleur au niveau des annexes par l'exploration bimanuelle. La trompe est augmentée de volume, l'ovaire est gros. Les planches 21, 22 et 23 représentent le mode de palpation de ces organes. L'ovaire est souvent adhérent et prolabé, le plus souvent en arrière et au-dessous de l'utérus (Planche 19, fig. 1). Il ne faut pas se laisser induire en erreur par certaines douleurs que peut provoquer la palpation, telles que les névralgies lombo-abdominales avec sensibilité de la paroi, ou par cette affection de nature hystérique que Charcot a décrite sous le nom d'*Ovarie* et qu'on peut distinguer grâce à l'intégrité de l'ovaire, et surtout des ligaments larges et des culs-de-sac vaginaux. [L'hypéresthésie cutanée et, d'une façon générale, des plans superficiels est un des bons symptômes de la névropathie. Au pincement, parfois même à un simple effleurage de la peau avec la pulpe de l'index, les malades éprouvent des douleurs plus vives que par la pression profonde. De plus, l'ensemble des symptômes observés, en particulier les stigmates hystériques ou neurasthéniques concomitants, facilitent le diagnostic. Cependant, il existe des « cas limites », de névralgie ovarienne, où il est fort difficile de faire d'emblée un diagnostic ferme. L'ovaire est de volume normal, sa palpation est aisée mais provoque des douleurs extrêmement vives, s'agit-il d'ovarite scléro-kystique sans augmentation de volume de l'organe ou bien est-on en présence d'une simple névralgie de l'ovaire? La distinction peut être d'autant plus embarrassante qu'une malade atteinte de dégénérescence scléro-kystique des ovaires peut par cela même devenir nerveuse et présenter un ensemble de troubles névropathiques. Il est important alors d'établir la filiation exacte des accidents, et de s'assurer que la perte de l'équilibre nerveux est secondaire à l'altération des ovaires ; dans ces cas, en effet, on peut obtenir de bons effets du traitement de la lésion ovarienne et agir ainsi d'une façon efficace contre les troubles nerveux.]

Traitement. — Eviter toute cause de congestion : repos absolu (au lit, avec abstinence sexuelle). Veiller à la régularité des selles et des mictions. Combattre la cause nocive : traitement de la métrite, injections vaginales, mais ne rien introduire dans l'utérus.

Contre les douleurs : glace, repos au lit, ou si la malade se lève, pessaire rond de Mayer (les pessaires en levier compriment les annexes), ou tamponnement vaginal, soit à la gaze iodoformée, soit avec des topiques modificateurs : iodure de potassium, ichthyol, glycérine en ovules ou sur des tampons.

La vessie de glace peut être remplacée soit par des compresses soit par des bains chauds. Dans certains cas, on

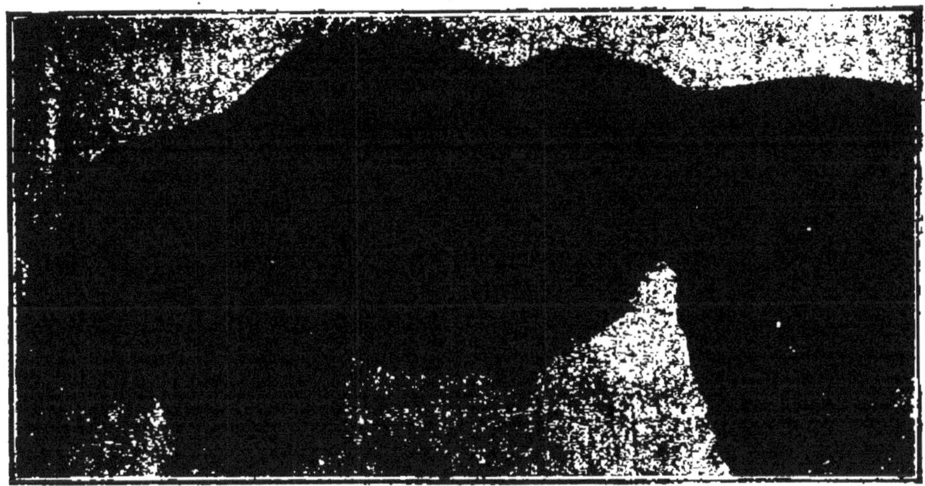

Fig. 51. — Salpingite nodulaire (d'après Howard A. Kelly).

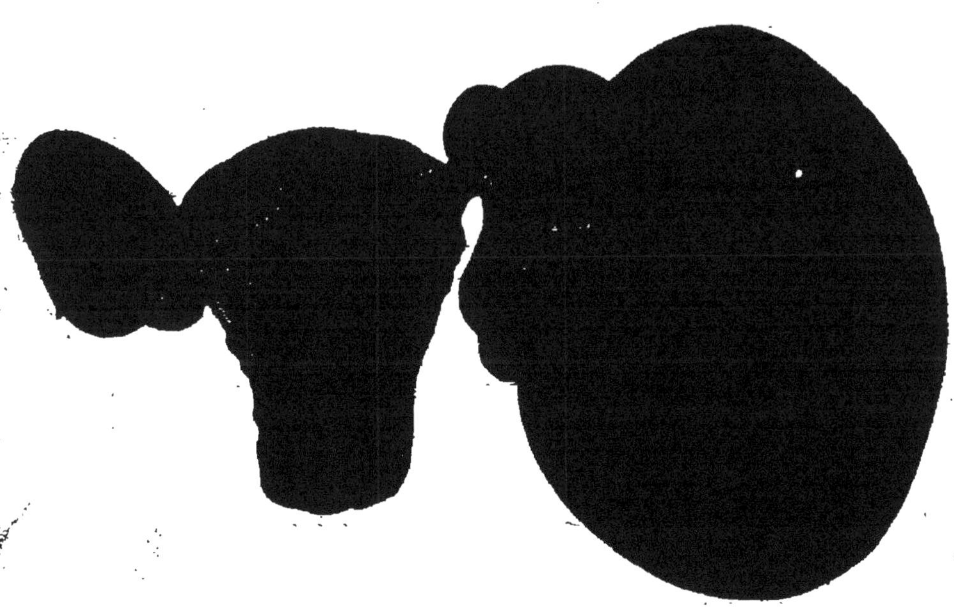

Fig. 52. — Hydrosalpinx bilatéral avec adhérences (d'après Howard A. Kelly).

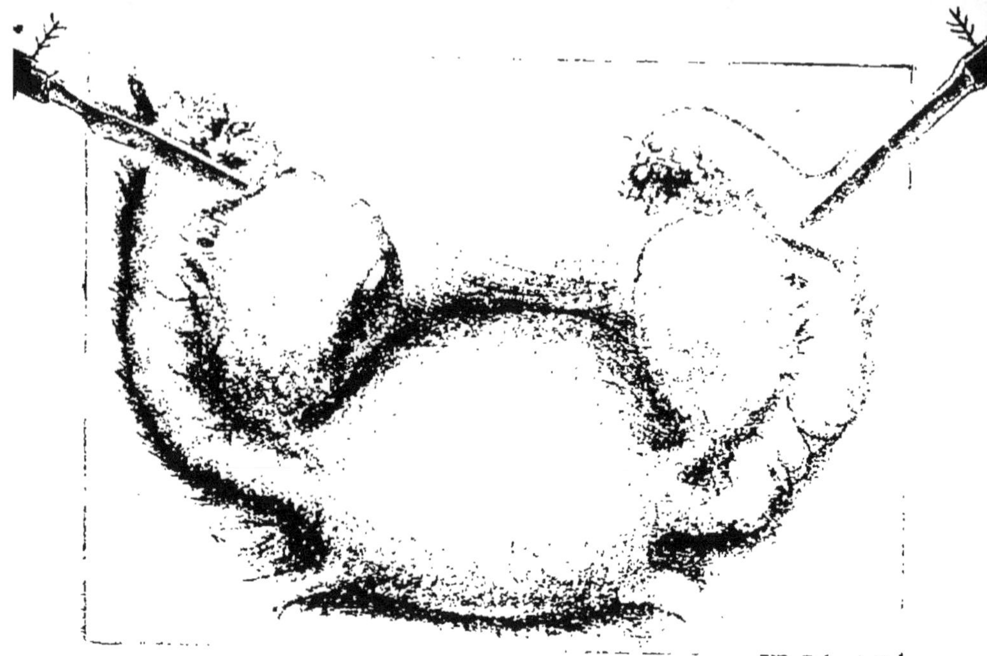

[illegible] des ovaires. [illegible]

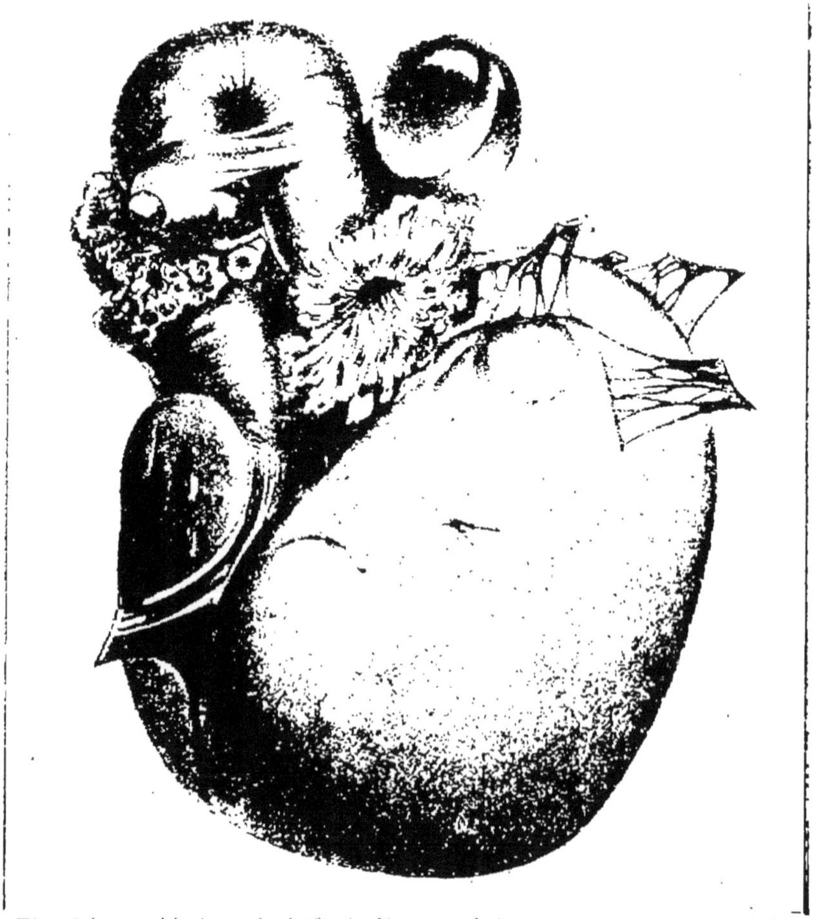

Fig. 54. — Abcès primitifs de l'ovaire (d'après Howard O. Kelly).

Planche XLIV. — *Pelvipéritonite, périsalpingite et pyosalpinx droit.* Vue de l'espace de Douglas. Des adhérences fixent l'utérus aux annexes et à l'anse sigmoïde. La trompe gauche est coudée. La trompe droite est enflammée et rouge et, par oblitération de ses orifices, transformée en pyosalpinx. Les portions arrondies de la tumeur sont caractéristiques (voy. planches 40, 42, 59, 74).

Planche XLV. Fig. 1. — Vue du petit bassin par en haut, dans un cas de *pelvipéritonite chronique.* L'utérus est fixé en *antéversion* et *latéro-version gauche* ; des brides l'unissent à une anse intestinale et à la vessie, tout en fixant les ovaires et les trompes. *L'ovaire* gauche est volumineux, en *dégénérescence scléro-kystique,* c'est-à-dire que ses follicules sont devenus kystiques après chute de l'épithélium germinatif et rupture de l'ovule (voy. pl. 41, fig. 3). L'autre ovaire est de volume normal, et montre une surface irrégulière due aux fréquentes ovulations ainsi qu'on l'observe chez les femmes âgées. Ces phénomènes inflammatoires chroniques sont la terminaison de l'infection gonococcique des trompes, d'une métrite ou d'une paramétrite, et se produisent surtout après l'accouchement ou après une lésion opératoire de la muqueuse génitale, quand ils ne proviennent pas d'un autre organe de l'abdomen pour descendre dans le Douglas.

Planche XLV. Fig. 2. — *Kyste dermoïde* (côté gauche) *ouvert dans le rectum.* Par la perforation, des cheveux pénètrent dans le rectum. Les kystes dermoïdes se développent surtout dans les ovaires et, comme c'est le cas ici, contiennent habituellement du sébum, des cheveux, des dents, parfois aussi des organes compliqués (débris de cerveau ou de nerfs, d'yeux, de mâchoire inférieure, avec dents, etc.) (voy. planche 79, fig. 4).

aura de bons résultats avec des injections vaginales chaudes (38 à 40° R.) ou avec des bains de sable chaud.

Si les douleurs sont intolérables, ou s'il y a souvent des poussées fébriles, ablation d'un ou de deux ovaires, en général avec la trompe correspondante à part les cas où tous les organes pelviens sont adhérents les uns aux autres et où les ligaments ne sont plus constitués que par un tissu dur et rétracté qui est souvent le siège des douleurs et rend l'opération impossible. Dans ces cas on enlèvera également l'utérus. Mais l'ovariotomie ou la castration ne sont indiquées que si un traitement prolongé pendant un an a échoué.

Si tous les phénomènes subaigus ont disparu (frissons passagers, sensibilité vive) : massage, traitement par la compression.

§ 7. — Périmétro-ovaro-salpingite chronique et pelvipéritonite.

Voir l'anatomie pathologique aux planches 40, 45, 59-3, 74 : diagnostic des pyosalpinx.

Étiologie. — Dans la pelvipéritonite chronique c'est le plus souvent la trompe qui constitue l'organe de transmission pour l'infection (généralement blennorragique) et cela par l'issue à travers l'ostium abdominale d'une petite quantité de sérosité, de mucus ou de pus. L'infection peut également se propager par la voie lymphatique. Souvent, c'est la tuberculose génitale qui la détermine.

A la salpingite catarrhale correspond la périmétro-salpingite séreuse et à la salpingite purulente la pelvipéritonite suppurée enkystée. Parfois, elle peut être causée par une tumeur suppurée (un kyste dermoïde par exemple).

Symptômes et pronostic. — Brusquement (au moment où le pus se répand), il survient une violente douleur dans le bassin, accompagnée de frissons, de vomissements, de ballonnement du ventre, avec faciès altéré et affaiblissement du pouls. En outre, la température est élevée, il y a de la fièvre avec des rémissions. Douleurs anales et vésicales : péricystite, périrectite. Si l'abcès s'ouvre dans la vessie, il provoque de violentes douleurs et une cystite purulente, indépendamment du catarrhe vésical qui succède fréquemment à une simple péricystite.

Lorsque l'exsudat est enkysté, la fièvre tombe. Mais sitôt qu'une rupture de la poche purulente se produit dans une cavité organique, les frissons reparaissent.

Les symptômes seront le ténesme rectal, la sensation de pesanteur, les douleurs vésicales, les selles et les urines fétides.

La perforation produite, les accidents ne sont pas terminés ; à partir de ce moment, succèdent alternativement des périodes de frissons et d'écoulement de pus et des périodes d'accalmie ; le malade s'affaiblit progressivement et présente en un mot les symptômes de la « fièvre hectique ». Rarement la mort survient rapidement par rupture de la poche dans la cavité abdominale.

Note additionnelle.

[Les abcès péri-utérins, qu'ils siègent dans le tissu cellulaire, dans une cavité péritonéale de néoformation, dans la

Planche XLVI. — *Tuberculose genitale* des deux trompes (la trompe droite est ouverte), des deux ovaires et de l'espace de Douglas (aquarelle originale d'après une préparation pathologique de Heidelberg).

trompe ou dans l'ovaire, peuvent se vider dans les différents organes de voisinage ou dans la cavité péritonéale. Cette dernière terminaison la plus grave est également la plus rare, elle est même exceptionnelle. La mort rapide consécutivement aux suppurations péri-utérines est tout à fait rare surtout si une thérapeutique défectueuse n'a pas été malencontreusement appliquée. L'ouverture dans la vessie, citée plus haut, est également rare ; il en est de même de l'évacuation du pus par l'utérus, quoique celle-ci puisse se produire, expliquant ces écoulements abondants et brusques de pus par le col utérin. La terminaison habituelle des abcès péri-utérins, lorsqu'ils sont volumineux et ne se résorbent pas après enkystement, est leur ouverture dans le vagin ou dans l'intestin. Au moment de la perforation, les malades éprouvent le plus souvent une douleur très vive, parfois syncopale, puis une évacuation abondante de pus se fait soit par le vagin, soit par l'anus. Dans ce dernier cas, le pus est rejeté isolément, ou bien en même temps qu'une garde-robe; la selle purulente est précédée d'une phase de ténesme rectal plus ou moins accentué. Le pus est généralement strié de sang, et d'une grande fétidité.

L'évacuation du pus par l'anus ou le vagin est immédiatement suivie d'un soulagement; à la phase de douleur, parfois extrêmement vive, succède une sensation de bien-être, la fièvre tombe, le sommeil revient, et, au toucher, on constate que la tumeur qui saillait dans le vagin a considérablement diminué. Il ne persiste qu'un empâtement correspondant à la paroi de la poche. L'évacuation spontanée du pus par le vagin ou par l'anus est souvent suivie d'une longue période d'accalmie et d'apyrexie. Les lésions causales, la salpingite et l'ovarite persistent et peuvent donner naissance à une nouvelle collection purulente, il est donc de toute nécessité de faire un examen approfondi des malades, à cette période de calme qui succède à l'issue du pus au dehors, d'autant que l'absence des douleurs rend cet examen beaucoup plus aisé. Il faut savoir que certaines malades, atteintes de salpingo-ovarite chronique, ont ainsi, à plusieurs reprises, évacué spontanément du pus par le rectum après une phase plus ou moins longue de douleurs et de pelvipéritonite, chacune des crises pouvant être suivie d'une rémission de plusieurs années pendant laquelle les malades recouvrent l'apparence d'une santé presque parfaite].

Dans les cas relativement favorables, l'exsudat enkysté se résorbe (péritonite plastique), mais par suite des nombreuses adhérences provoquées par la présence des fausses membranes (qui tapissent le péritoine pelvien), et des déplacements d'organes qui en résultent, on voit persister des troubles graves tels que : stérilité, avortement, grossesse extra-utérine, hystérie, coliques menstruelles, ménorragie, pertes abondantes. Dans l'inflammation d'origine blennorragique en particulier, on voit toujours survenir de nouvelles crises.

Diagnostic. — L'exploration bimanuelle montre, en dehors de la grande sensibilité du ventre et des culs-de-sac vaginaux, que l'utérus est très douloureux surtout quand on cherche à le mobiliser.

Les adhérences se reconnaissent à la limitation des mouvements de l'utérus et à ce qu'il ne peut pas rester en place si on le réduit (voir les « déplacements de l'utérus » et les planches correspondantes).

L'épanchement ne se forme jamais sans douleurs péritonéales, sans fièvre, etc. On le rencontre le plus souvent dans la cavité de Douglas, qu'il remplit. On peut le sentir par le cul-de-sac vaginal postérieur ou par le rectum. Au début, il est résistant au toucher. Le cul-de-sac vaginal est abaissé, effacé ou au contraire remonté, plus profond. A côté de l'exsudat péritonéal, se trouvent les annexes adhérentes(voir les tumeurs rétro-utérines à « kystes de l'ovaire »). Dans d'autres cas, la tumeur remonte jusqu'à l'ombilic. Si le cul-de-sac de Douglas est fermé par des adhérences, l'épanchement se répand au-dessus de lui et du détroit supérieur dans les fosses iliaques par exemple.

Traitement de la forme aiguë, comme au § 11.

Dans la forme chronique : toute thérapeutique active sur les organes génitaux est contre-indiquée : donc ni pessaires, ni cathétérisme de l'utérus, ni scarification, ni abaissement du col, on se contentera de l'exploration bimanuelle.

On ne s'occupera pas du catarrhe utérin ; quant aux abcès on ne les incisera que s'ils menacent de s'ouvrir.

Les malades seront soumises au repos absolu, à l'absti-

Planche XLVII. — *Cystite, urétérite* (Pyonéphrose) consécutive à la *lithiase, métrite avec endométrite fongueuse, cervicite avec grande dilatation du canal cervical*, vaginite. La vessie détachée est rejetée à gauche ; vue de sa muqueuse hyperhémiée et de sa paroi épaissie. A droite, l'uretère dilaté, coupé près de son embouchure vésicale, est également hyperémié à ce niveau par suite de l'inflammation ; tandis qu'immédiatement on voit un point ulcéré au niveau duquel on trouva enclavé, au cours de l'autopsie, un calcul phosphatique ayant la forme d'une dent (représenté à droite et en bas). Plus haut, l'uretère était très dilaté par suite de cet obstacle et du rétrécissement par congestion de l'extrémité du canal s'ouvrant obliquement dans la vessie.

La muqueuse utérine est très végétante et présente de l'infiltration séreuse. Les glandes muqueuses sont gonflées de mucus, lequel remplit également la cavité utérine. Au niveau de la cavité cervicale, le fait est encore plus prononcé : un bouchon muqueux a été laissé en place. Il dépasse l'étroit orifice externe et s'enroule dans la cavité cervicale. L'orifice interne était également étroit. Muqueuse vaginale hyperémiée et enflammée (Aquarelle originale d'après une pièce de l'institut pathologique de Heidelberg).

nence sexuelle et on évitera la constipation. S'il y a des douleurs et de la fièvre, on recommandera la position horizontale, les enveloppements humides, les injections vaginales tièdes avec une solution calmante ou adoucissante, et l'introduction d'ovules (à la cocaïne, à l'extrait de belladone, à la morphine ou à l'opium). Plus tard bains de siège chauds (30° R.) progressivement refroidis.

Pour amener la *résorption* : la compression, les injections vaginales chaudes (38°-40° R.) les résolutifs comme l'iodure de potassium, l'ichthyol, l'iodoforme, les tampons de glycérine, les bains de boue, les bains de Kreuznach, Nauheim, Oexhausen, Tœlz). Pour détruire les adhérences, d'abord les lavages de l'intestin (d'après Hegar, en augmentant progressivement la quantité et la durée et en abaissant la température) ; puis quand toute sensibilité a disparu, le massage (voy. la légende des planches 21-23). Dans la péritonite *tuberculeuse*, on pourra faire la laparotomie simple avec ou sans application d'iodoforme sur la séreuse. La colpotomie postérieure a aussi parfois réussi (Lœhlein).

Dans la péritonite *blennorragique*, ablation des pyosalpinx et des ovaires malades, autant que la tumeur est énucléable. Si les abcès pelviens affaiblissent l'état général d'une façon continue, on fera l'énucléation de la poche ou bien on les ouvrira largement. La laparotomie permet de bien voir ; on se décide alors à ouvrir et drainer par le vagin ou à fixer la poche à la paroi pour l'ouvrir ensuite.

On peut aussi inciser directement plan par plan le cul-de-sac vaginal et suturer le péritoine épaissi à la muqueuse vaginale.

L'évacuation par le rectum est une menace d'infection secondaire. S'il y a rupture dans la vessie, on peut se poser la question d'une taille hypogastrique ou vaginale.

En cas de brides résistantes, difficiles à aborder aussi par l'abdomen, on fera, avec ou sans fistule vaginale, l'hystérectomie vaginale (Landau, Péan) ; drainage.

Note additionnelle.

[Il est remarquable de voir l'influence favorable du repos au lit dans la position horizontale et l'immobilité absolue, en y associant la vessie de glace sur le ventre, les injections vaginales répétées et la diète presque absolue. Au bout de peu de jours tous les symptômes s'amendent et telle tuméfaction qui soulevait la paroi abdominale ou bombait dans le vagin, s'efface peu à peu, en même temps que la température descend progressivement à 37°. Si cependant ce traitement simple et rationnel est appliqué trop tardivement on ne peut pas obtenir la résolution de l'abcès en formation, et, plutôt que d'attendre qu'il s'ouvre au dehors par perforation vaginale ou intestinale, il vaut mieux l'ouvrir au bistouri. Le point important est de savoir si en présence d'accidents aigus, menaçants, on doit pratiquer d'emblée l'hystérectomie vaginale ou la laparotomie avec extirpation des annexes et de l'utérus, ou si l'on doit se contenter d'ouvrir les poches purulentes et de les drainer largement sans faire plus à cette phase aiguë. Pour ma part la conduite à tenir ne me paraît pas douteuse, et à l'exception de quelques rares cas dans lesquels les poches suppurées sont multiples et difficiles à aborder, du moins dans leur ensemble, soit par l'abdomen, soit par le vagin, j'estime que l'acte opératoire doit être réduit au minimum à la phase aiguë, lorsque la malade a de la fièvre, et qu'on doit se contenter de l'ouverture simple et large des foyers purulents sans chercher à faire plus, et en particulier sans tenter l'ablation des poches, encore moins l'ablation de l'utérus. Une telle hystérectomie, « *faite à chaud* » qu'elle soit abdominale ou vaginale, est une opération extrêmement grave, et doit être différée sauf, je le répète, dans des cas tout à fait exceptionnels de suppuration pelvienne très complexe, et dans ces derniers cas je pense que l'avantage reste à l'opération de Péan, à l'hystérectomie vaginale. Dans la très grande majorité des cas, le traitement médical d'attente suffira pour calmer tous les accidents aigus et pour *refroidir* les lésions ; et si le chirurgien est appelé trop tard, qu'une ou plusieurs poches purulentes saillent à l'abdomen au-dessus de l'arcade crurale, ou dans le vagin, le plus souvent au niveau du cul-de-sac *postéro-latéral*, on devra se contenter d'une simple incision des poches. C'est sans doute une chirurgie moins brillante que la castration utéro-annexielle d'emblée, mais c'est indubitablement aussi une chirurgie plus sûre, plus bénigne. Le pronostic opératoire dépend en effet uniquement de l'état de septicité des lésions péri-utérines. Etant donné qu'à l'heure actuelle nous n'avons plus à nous préoccuper de l'infection opératoire proprement dite, étant donné que nous savons désinfecter suffisamment le vagin ou la paroi abdominale, de même que nos mains et nos instruments, nous n'avons à redouter que l'infection provoquée par la malade elle-même. Or lorsque les poches purulentes péri-utérines s'accompagnent de fièvre et d'accidents aigus, cela prouve que le pus qu'elles contiennent est virulent ; dans ces conditions, toute opération d'hystérectomie qui ouvre fatalement un nombre considérable de vaisseaux sanguins et lymphatiques, c'est-à-dire, autant de portes à l'infection, entraîne des accidents septicémiques trop souvent mortels. Au contraire, lorsque les accidents aigus ont disparu, soit par le simple repos au lit, soit en y associant une ou plusieurs incisions évacuatrices d'abcès, la virulence du pus s'atténue et l'ablation totale des lésions utéro-annexielles et péritonéales, devient une opération d'une grande bénignité.]

§ 8. — Paramétrite chronique.

(Phlegmon du ligament large) et inflammation paravaginale.

Il existe deux formes :

a) l'une est un *processus chronique succédant à la périmétrite aiguë* décrite plus haut ;

b) l'autre est la *paramétrite chronique atrophiante* (Freund).

Etiologie.— Pour la forme *a*, voy. au § 4. Pour la forme *b*, ce sont les excitations violentes du système nerveux génital et les pertes abondantes (grossesses rapprochées, avec allaitement dans l'intervalle, excès génésiques). De la base du ligament large s'étend par suite d'un processus périphlébitique une transformation scléreuse du tissu cellulaire, comparable à une rétraction cicatricielle et amenant l'atrophie progressive de tout l'appareil génital.

Symptômes et Diagnostic. — *a*) Au cours de la paramétrite aiguë devenue chronique, l'exsudat peut persister des mois et des années en s'épaississant, ou bien s'évacuer par perforation ; mais le résultat est incomplet, par la raison que l'épanchement n'est pas entièrement liquide, et, par la suite, donne encore lieu à des évacuations par intervalles, ou bien enfin l'exsudat se résorbe et laisse à sa place une rétraction des tissus. Ces rétractions peuvent se produire comme simple processus cicatriciel, par suite de lésions interstitielles au moment de l'accouchement et sans qu'il y ait infection. Il en résulte des déplacements et des tiraillements de l'utérus et de ses annexes (voy. § 2 et 3 et planche 23 ; planche 41, 2 ; planche 55, fig. 1 ; planche 59 ; planche 62). Ce qui prouve l'existence de brides et d'un exsudat situé près du cul-de-sac vaginal, surtout près de l'utérus, ou un raccourcissement des ligaments utéro-sacrés. Il y a alors moins de sensibilité qu'en cas de périmétrite ; l'utérus est fixé.

b) Les symptômes de la paramétrite chronique atrophiante sont des douleurs spontanées ou à la pression, au niveau du bassin, de la vessie ou du rectum, quand le tissu cellulaire environnant est envahi par le processus scléreux. Affaiblissement des fonctions sexuelles, règles peu abondantes et dysménorrhée, agitation, dépression, hystérie. Tout l'état général en souffre.

Les organes se laissent difficilement déplacer dans le tissu cellulaire douloureux et épaissi.

Traitement. — *a*) De la paramétrite chronique infectieuse ; incision de l'abcès seulement quand il soulève la peau ou la muqueuse vaginale. On emploiera auparavant les compresses chaudes. Pour aider à la résorption, on recommandera comme dans la pelvipéritonite chronique : l'iodure de potassium, la glycérine, l'iodoforme, l'ichthyol, les injections vaginales chaudes, les lavages intestinaux de Hegar, les bains de boue et de sable chaud, le massage, les tractions élastiques au moyen d'une pince fixée sur le

Planche XLVIII. — *Cystite chronique avec exacerbation momentanée.* Muqueuse atrophiée partiellement nécrosée, plissée par suite de l'épaississement extrême de la paroi (Aquar. origin. d'après une pièce d'autopsie à l'institut pathol. de Heidelberg).

col. Ne jamais faire d'opération intra-utérine. Eviter la constipation.

b) De la paramétrite atrophiante : douches vaginales et bains de siège chauds, massages, irritation mécanique intra-utérine et irrigations intra-utérines douces (Soda, Fritsch).

§ 9 — Tuberculose génitale.

Définition et Etiologie. — La cause déterminante de l'affection, le bacille tuberculeux, peut infecter les organes génitaux d'une façon primitive ou secondaire. La seconde variété est la plus fréquente. De toute manière, la tuberculose génitale est assez rare. Elle sera favorisée par une infection préalable, de nature blennorragique, septique ou mixte.

La cohabitation avec un homme atteint de tuberculose génitale, l'exploration par un doigt infecté, un lavage avec une solution malpropre, etc., produiront l'infection primitive.

L'infection se fait par la voie vasculaire, venant de l'intestin ou des poumons, ou par la voie lymphatique ou par propagation du péritoine à travers la trompe (cause la plus fréquente) ou par adhérence à une anse intestinale tuberculeuse.

Quant à la fréquence relative, elle est la suivante : La muqueuse tubaire, épaissie et richement plissée, s'infecte très facilement. De là, le processus envahit aisément les ovaires, et cela, d'après Schottlænder, par la voie péritonéale, bien plus souvent qu'il n'atteint la muqueuse du corps utérin. Ici, évidemment, les phénomènes de mue menstruelle nuisent au développement du virus. La muqueuse cervicale, à cause de ses sécrétions, la muqueuse vaginale, à cause de son épithélium épais, sont très rarement envahies. Là, comme à la vulve, l'infection bacillaire primitive ne peut se faire que par l'intermédiaire de fissures qui servent de portes d'entrée.

La tuberculose de la muqueuse urétrale est aussi très rare à la suite d'une tuberculose générale ou d'une tuberculose génitale.

Anatomie Pathologique. — Il existe donc quatre groupes : 1° tuberculose péritonéale généralisée, atteignant aussi la séreuse génitale; 2° tuberculose des trompes, ovaires, parfois du corps utérin; 3° tuberculose très rare des muqueuses cervicale et vaginale; 4° lupus de la vulve.

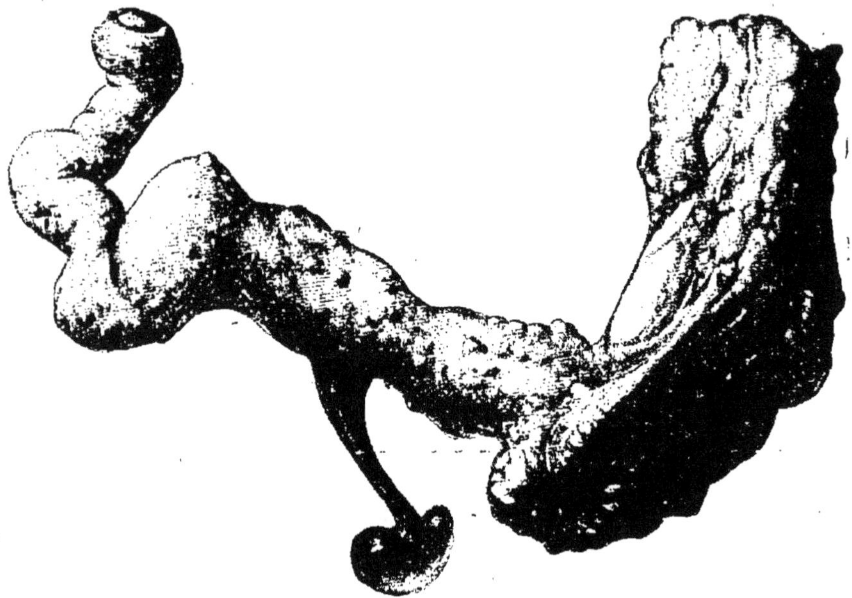

Fig. 55. — Trompe tuberculeuse adhérente à l'épiploon (d'après Howard O. Kelly).

Avec un cortège de phénomènes inflammatoires subaigus et chroniques (ascite, exsudat sérofibrineux, formation de brides), le péritoine se couvre de tubercules (fig. 55). Les trompes sont fixées par des adhérences de chaque côté de l'utérus au cul-de-sac de Douglas et les deux orifices sont oblitérés, si bien que la sécrétion caséo-purulente ne peut être évacuée; il en résulte un pyosalpinx avec la forme caractéristique d'une corne d'Ammon. Ces parois tubaires sont rouges, épaissies et couvertes de granulations tuberculeuses jaunâtres. Dans les ovaires, on trouve des masses caséeuses (fig. 56), outre des granulations miliaires assez rares, et celles-ci siègent le plus souvent dans le stroma. Schottlænder a aussi trouvé expérimentalement des follicules tuberculeux. Ce même auteur dit avoir trouvé chez des femmes tuberculeuses, dans des ovaires en apparence sains, des altérations tuberculeuses visibles au microscope.

Planche XLIX, Fig. 1. — *Ulcération syphilitique de la portion vaginale du col.* Muqueuse épaissie, gonflée, très rouge; bords taillés à pic. Hyperémie inflammatoire généralisée à toute la portion vaginale de l'utérus (d'après Mracek).

Planche XLIX, Fig. 2. — *Ulcérations syphilitiques de la muqueuse vaginale.* Forme typique, disposées les unes au voisinage des autres sur la paroi vaginale (d'après Mracek).

Microscopiquement l'épithélium cylindrique n'est pas très atteint au début; çà et là, seulement, l'épithélium est gonflé et en voie de transformation muqueuse et cornée; mais peu à peu le contenu de la cellule devient caséeux, tandis qu'on trouve aussi des granulations avec des cellules géantes, envahissant même la musculeuse. Les vaisseaux sont le siège d'une inflammation chronique et d'une dégénérescence hyaline. On peut trouver des bacilles de Koch, bien qu'ils y soient peu nombreux.

Dans la tuberculose utérine, la paroi est épaissie par suite de l'œdème de la musculeuse, tandis que la muqueuse est entièrement transformée en une masse caséeuse ou purulente d'apparence laiteuse. Çà et là se rencontrent des nodules tuberculeux. Le processus ulcéreux s'arrête nettement au niveau de l'orifice interne.

La tuberculose du vagin et du col utérin est également ulcéreuse, avec des granulations et un exsudat épais et jaunâtre.

Le lupus de la vulve est au début une petite tumeur aplatie rougeâtre, siégeant habituellement sur les lèvres, à tendance ulcéreuse, sans que l'ulcération ne gagne autant en profondeur et ne s'étende autant en largeur que les ulcérations syphilitiques, mais présentant une infiltration diffuse. Les cicatrices sont rouges, violacées. Au microscope on ne constate aucune hypertrophie des papilles ni de l'épiderme, mais une infiltration de petites cellules autour des vaisseaux.

La tuberculose vésicale se présente sous forme d'infiltration tuberculeuse ou sous l'aspect d'ulcérations.

Signes et Diagnostic. — La tuberculose des trompes présente les mêmes symptômes et le même diagnostic que la salpingite simple ou le pyosalpinx.

La tuberculose utérine provoque des phénomènes tout à fait analogues à ceux de la métrite ordinaire; l'organe augmente pourtant plus rapidement de volume. L'écoulement est caséeux. Pour le diagnostic différentiel, surtout avec le cancer du corps, on aura recours au curettage. La tuberculose n'est pas facile à reconnaître. On trouvera des cellules géantes, des tubercules, des nodules fibreux dans le stroma, et des bacilles. Au besoin, on inoculera la cavité péritonéale

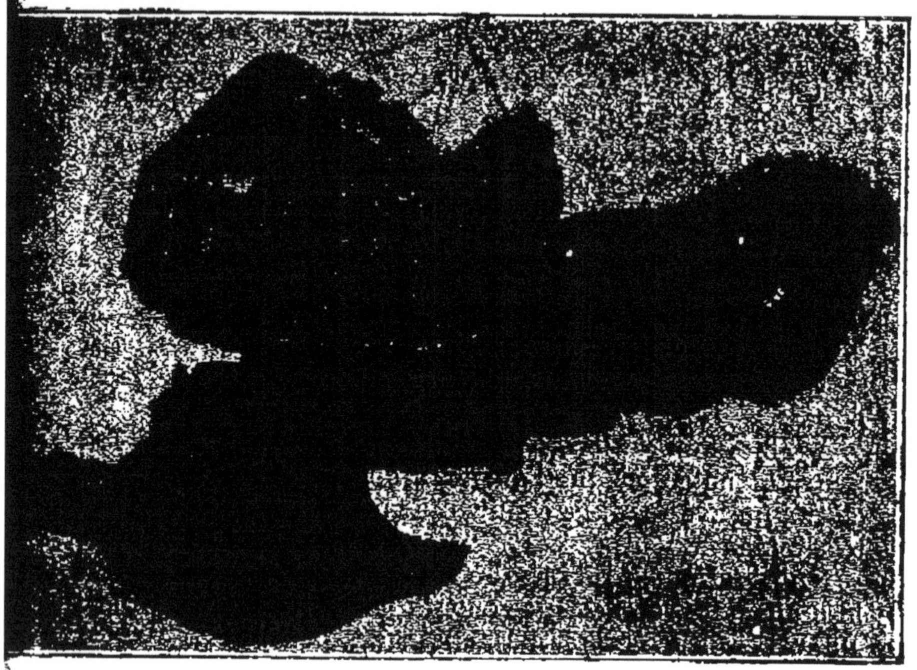

Fig. 56. — Tuberculose tubo-ovarienne forme chronique diffuse (d'après Howard A. Kelly).

FU, fond de l'utérus. — MM, fibromes sous-péritonéaux. — r FE, extrémité et franges de la trompe droite tuberculeuse sectionnée. — r OV, ovaire droit tuberculeux. — l T, trompe gauche. — i F E, pavillon de la trompe gauche tuberculeuse. — l OV, ovaire gauche.

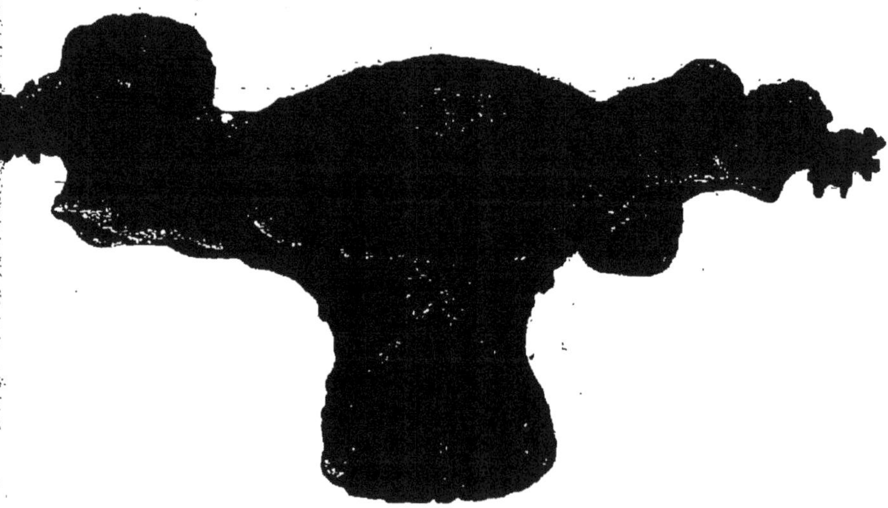

Fig. 57. — Tuberculose utéro-tubaire et péritonéale (d'après Howard A. Kelly).

d'un cobaye avec la sécrétion utérine. Il sera très important de reconnaître les trompes.

Au début de la maladie, on observe de l'aménorrhée, interrompue par un écoulement séro-sanguinolent ou muco-purulent. La malade éprouve dans le bassin des sensations de pesanteur et des tiraillements.

En cas de tuberculose vulvaire, vaginale, ou cervicale, il faudra rechercher les bacilles, étudier les lésions histologiques du lupus et examiner l'état général. La péritonite se traduit par une ascite importante, de couleur jaune paille.

A l'incision exploratrice, tubercules confluents. Il faut pourtant noter ici que l'on peut observer une péritonite chronique avec nodules confluents sans qu'elle soit de nature tuberculeuse.

Pronostic. — Elle peut être isolée comme la tuberculose urinaire, et l'organe envahi primitivement peut être enlevé. Mais à ce sujet on manque d'expériences.

Traitement. — L'ablation est l'opération de choix (Hegar, Werth, Péan), quand l'affection est limitée aux trompes et à l'utérus, et quand il n'y a pas de fausses membranes péritonéales tuberculeuses et que l'état général, et celui des poumons en particulier, le permettent. Si les trompes sont malades seules, on les enlèvera toutes les deux avec les ovaires par la laparotomie. En faisant des ligatures élastiques et en amenant la tumeur hors du ventre, on protège la cavité abdominale contre l'infection.

En cas d'hémorragies rebelles, on fera le tamponnement de l'espace de Douglas par le cul-de-sac vaginal postérieur avec de la gaze iodoformée (Wiedow).

Si l'utérus est aussi envahi, on l'enlèvera par le vagin, à moins qu'il ne soit trop volumineux.

S'il y a des contre-indications à cette opération, on videra les pyosalpinx par le vagin et on drainera à la gaze iodoformée. L'utérus sera curetté et la muqueuse altérée sera saupoudrée de poudre d'iodoforme (à l'aide d'un pulvérisateur à iodoforme).

En cas d'ulcération vaginale ou de lupus de la vulve on en fera l'ablation au bistouri, suivie de cautérisation au thermocautère, à l'acide nitrique fumant, à la potasse caustique, et on saupoudrera d'iodoforme.

S'il y a tuberculose péritonéale : on fera la laparotomie.

Les ulcérations vésicales seront excisées par la taille sus-pubienne puis tamponnées à la gaze iodoformée, jusqu'à guérison de la plaie par tamponnement. Auparavant, on s'assurera du bon état des reins.

Note additionnelle.

[La tuberculose des trompes peut débuter par des granulations sous-péritonéales péri-tubaires. Peu à peu, ces granulations, d'abord discrètes, deviennent plus confluentes et se propagent au péritoine du voisinage, sur le ligament large, à la surface de l'utérus, dans le cul-de-sac de Douglas. Il se produit ainsi une véritable pelvipéritonite tuberculeuse. Les lésions restent à l'état de granulations ne se traduisant cliniquement que par quelques vagues douleurs dans le ventre, une ascite peu abondante et dans laquelle la quantité de liquide varie rapidement d'un jour à l'autre, et un état général un peu affaibli; les malades sont pâles, anémiées. Il s'agit de cette affection décrite par Cruveilhier jadis sous le nom d'*Ascite des jeunes filles* et qui correspond en réalité, ainsi que l'a bien montré Bouilly, au développement de granulations tuberculeuses sur le péritoine du petit bassin, et surtout autour des trompes. A une période plus avancée, la péritonite se transforme ; il se produit des adhérences, des ulcérations, avec poches caséeuses, et les lésions se propagent dans la cavité péritonéale. Les malades présentent l'aspect clinique classique de la péritonite tuberculeuse et c'est seulement par les antécédents, par la prédominance des lésions dans la région pelvienne, ce qu'on constate par l'exploration bimanuelle, qu'on arrive au diagnostic rétrospectif de la lésion initiale au niveau de l'appareil génital interne.

A la première période de cette tuberculose tubaire sous-péritonéale, si le traitement médical ne produit pas une amélioration rapide, on peut avoir recours à une laparotomie précoce. Plus tard, à la période des adhérences et des poches de péritonite séreuse ou purulente, la chirurgie peut encore rendre des services. Lorsque les malades ont de la fièvre, un mauvais état général, et des lésions locales où le ramollissement et la dégénérescence caséeuse prédominent, je ne suis pour ma part nullement tenté d'intervenir, pensant que dans ces cas les malades ne retirent aucun

Planche L. — *Gommes syphilitiques papilloïdes* de la vulve, de l'anus et de la face interne des cuisses, avec zone nécrotique au centre (d'après Mracek).

bénéfice de l'opération et qu'on risque de provoquer l'adhérence d'une anse intestinale à la paroi, au voisinage de la cicatrice et, secondairement, une fistule stercorale abdominale. Au contraire dans les formes fibreuses, sèches ou ascitiques, la laparotomie permet d'évacuer le liquide péritonéal et d'enlever les annexes malades ; et il est remarquable de voir que même dans des cas beaucoup plus graves en apparence, dans lesquels il existe des adhérences telles autour des annexes qu'il est impossible de les enlever, la laparotomie a un rôle très favorable sur l'évolution des lésions. Consécutivement à l'intervention, on voit les lésions rétrocéder ; les masses péri-annexielles s'effacent, le ventre redevient souple, et quelques semaines ou quelques mois après cette laparotomie simplement exploratrice on est fort surpris de constater par l'exploration bimanuelle que toutes les lésions ont disparu.

La tuberculose utérine commande l'hystérectomie, à moins qu'il n'existe ailleurs des lésions tuberculeuses avancées. En pratique, il est très rare qu'on se trouve en présence d'un cas favorable de tuberculose utérine, c'est-à-dire de tuberculose limitée à cet organe et le plus souvent on devra se contenter d'un traitement local modificateur dans lequel l'iodoforme et le chlorure de zinc doivent avoir la première place].

§ 10. — Maladies vénériennes.

1° Chancre mou.

Diagnostic. — Ces ulcérations rondes, à bords nets, multiples, surviennent de un à quatre jours après le contact infectieux, surtout au niveau de la vulve, rarement dans le vagin ou sur le col, et sont précédées d'une vésicule ou d'une fissure. L'ulcération est recouverte d'un pus épais ; elle est lardacée, molle. Ses bords sont minces, mous et rougeâtres. Parfois elle est plus profonde, d'aspect diphtéroïde ou bien elle s'étend rapidement, constituant le chancre phagédénique ; d'autres fois elle guérit (avec une cicatrice) mais en s'étendant à côté.

L'infection reste locale, et ne se propage qu'aux ganglions inguinaux qui suppurent (bubon chancrelleux) et deviennent douloureux.

Traitement. — On détruira l'ulcération avec le crayon de nitrate d'argent ou à l'aide de l'acide nitrique fumant, ou de l'acide chromique; on y associera un traitement antiseptique. Les bubons seront incisés largement ou extirpés et on saupoudrera d'iodoforme.

[Les chancres mous siègent habituellement à la fourchette ou à la face interne des petites lèvres. Ils peuvent passer inaperçus à un examen superficiel, surtout dans les cas, assez fréquents, où il n'existe que de petites ulcérations peu nombreuses. L'odeur toute spéciale qu'ils exhalent imposera un examen plus attentif consistant à déplisser et à écarter soigneusement les grandes et petites lèvres. Il n'est pas rare d'en trouver un autre groupe dans la région anale. On ne les confondra pas avec les poussées d'herpès qu'on observe fréquemment chez les femmes à tempérament arthritique vers l'époque des règles. L'herpès débute par des vésicules elles-mêmes précédées pendant quelques heures d'une sensation prurigineuse parfois très accusée; les érosions qui succèdent à la rupture des vésicules sont toujours très superficielles, ne donnant naissance qu'à une sécrétion purulente insignifiante; de plus, elles sont disposées par petits groupes dans toute la région génitale externe, sur les grandes lèvres, sur le pénil. En cas de doute, on devra faire la recherche du bacille de Ducrey, qui est le micro-organisme du chancre mou].

2° Chancre induré (syphilitique).

Diagnostic. — L'accident primitif est une petite ulcération, unique, qui au bout de 3 ou 4 semaines après l'infection se transforme en une petite papule. Celle-ci a pour caractère de ne pas guérir, mais aussi de ne pas s'étendre, tout en s'entourant d'une zone d'infiltration dure. L'ulcération siège le plus souvent sur la commissure postérieure de la vulve, parfois dans le vagin (planche 49). [Dans ce dernier cas, c'est habituellement à l'entrée du vagin qu'on trouve le chancre syphilitique. Il est exceptionnel de le rencontrer plus profondément et en particulier, sur la muqueuse vaginale qui tapisse le col. J'ai le souvenir d'en avoir observé un cas très rare, à la consultation gynécologique de l'hôpital Broca; le chancre était formé de deux demi-cercles appliqués l'un contre l'autre comme les deux feuillets d'un livre. Il occupait le fond du cul-de-sac vaginal postérieur, l'une des moitiés du chancre reposant sur la face postérieure du col utérin et l'autre moitié sur la muqueuse de la paroi vaginale postérieure].

Comme phénomènes secondaires, apparaissent de nombreuses adénites indolentes qui ne suppurent pas (ce qui les distingue des adénites non syphilitiques). Les ganglions inguinaux et d'autres sont ainsi envahis. A la vulve, et autour de celle-ci jusqu'aux cuisses et à l'anus se développent des végétations secondaires (planche 50) de structure analogue à celle de la papule primitive : ce sont les condylomes caractérisés histologiquement par une infiltration alvéolaire de la peau avec cellules polynucléaires, les vaisseaux ont leurs parois épaissies par l'inflammation et leurs lumières rétrécies). [Il s'agit tantôt de plaques muqueuses, c'est-à-dire d'érosions très superficielles, à surfaces suintantes, de coloration gris blanchâtre, d'aspect opalescent, et à odeur très forte. Ou bien on observe des syphilides papuleuses, ou encore des productions papillaires, extrêmement végétantes, en choux-fleurs. Ces papillomes de la vulve, qui présentent parfois une prolifération telle qu'ils recouvrent largement les grandes lèvres et présentent une épaisseur de plusieurs centimètres, ne sont pas toujours de nature syphilitique, mais ils coexistent fréquemment avec les plaques muqueuses, correspondant par conséquent à la période secondaire de l'infection syphilitique].

Les syphilides tertiaires, les gommes en particulier, sont très rares, on les voit de préférence dans le vagin et au voisinage du col. Comme elles se vident rapidement, on peut aisément les prendre pour une ulcération cancéreuse du vagin (planche 50).

Nous n'étudierons pas ici le traitement qui relève de la syphiligraphie, le diagnostic devait par contre être discuté au point de vue différentiel.

§ 11. — Catarrhe vésical et cystite.

Anatomie pathologique. — Le catarrhe vésical peut être aigu ou chronique. La deuxième forme succède à la première ou à une congestion permanente. Elle cause des ecchymoses de la muqueuse ou des hémorragies vésicales.

Dans le catarrhe aigu, la muqueuse est très rouge, l'organe rétracté. L'épithélium se détache par lambeaux si bien qu'on retrouve ses débris entre les replis de la muqueuse.

Si l'inflammation devient chronique, il en résulte une rougeur vive (visible par les larges fistules vésico-vaginales) de toute la muqueuse ou seulement d'îlots de celle-ci (souvent autour de l'orifice urétral en même temps que des petites ecchymoses). Les vaisseaux dilatés laissent transsuder de nombreux leucocytes; la muqueuse sécrète abondamment et se dépouille de son épithélium (pavimenteux).

Si le catarrhe disparaît, il reste encore pendant longtemps de la leucocytose. Mais dans d'autres cas, on voit se former des érosions permanentes qui se transforment en *ulcérations* sous l'influence des bactéries (le plus souvent au trigone de Lieutaud et à l'orifice urétral) enfin, la couche musculaire peut être également atteinte.

Le début de l'infiltration de la musculeuse est accompagné d'un développement aigu de l'inflammation qui aboutit à la *cystite* aiguë et à la *péricystite* (celle-ci est l'inflammation du péritoine et du tissu cellulaire sous-séreux périvésical), ou à l'*hypertrophie* parenchymateuse chronique de la musculeuse. La paroi vésicale tout entière est épaissie et indurée (Planche 48).

Le péritoine réagit aussi et empêche l'urine de pénétrer dans la cavité abdominale. Sinon, il peut se produire une péritonite suraiguë mortelle. Cette terminaison fatale est due à une gangrène progressive. Si elle se limite à la muqueuse, celle-ci se détache en totalité ou par lambeaux : constituant la cystite *pseudo-membraneuse* (voy. planche 86, 2, et dans l'*Atlas manuel d'obstétrique* la fig. 102) (1).

Etiologie. — Le développement de l'inflammation diffère par beaucoup de points de celui qu'on observe chez l'homme. D'une part, la brièveté de l'urètre laisse les agents infectieux pénétrer bien plus facilement dans la vessie; d'autre part, cette disposition protège la femme contre l'urétrite chronique et ses suites, contre les rétrécis-

(1) Édition française, par le docteur J. Potocki, page 278.

sements, la rétention des calculs (il peut en passer qui ont le volume d'une cerise) et encore les plus volumineux peuvent-ils être enlevés par une opération. De même, pas de prostate, et par suite pas de stase et de décomposition de l'urine entraînées par son hypertrophie. Par contre, les phénomènes puerpéraux provoquent une quantité d'accidents, soit par pression directe (compressions, fistules), soit par l'inflammation qui envahit directement la vessie par péri ou paramétrite, ou par rupture d'une poche, soit parce qu'une grossesse extra-utérine se rompt dans la vessie (voy. l'*Atlas manuel d'obstétrique*, fig. 115). Une prédisposition analogue réside dans ce fait qu'il existe fréquemment des tumeurs envahissantes des organes génitaux de la femme (cancer, voy. planches 85, 86, 88, 89 ; kyste dermoïde).

D'autres affections agissent par la rétention d'urine, comme par exemple l'utérus gravide en rétro-flexion irréductible (voy. *Atlas manuel d'obstétrique* fig. 102), une tumeur rétro-utérine enclavée, la cystocèle par inversion vaginale.

Mais les deux causes les plus fréquentes sont les infections par cathétérisme malpropre et l'urétrite blennorragique.

Dans la vessie elle-même ce sont les tumeurs de la paroi (Planche 88, 5) et la tuberculose vésicale.

Dans tout catarrhe vésical les micro-organismes interviennent : ils décomposent l'urine, après altération de la paroi, et l'urine à son tour irrite la muqueuse. L'urine contenant des substances irritantes entretient le catarrhe (par exemple l'alcool, la cantharide, etc.).

Symptômes et Diagnostic. — Envies fréquentes d'uriner, cuisson à la miction, douleur à l'expulsion des dernières gouttes d'urine. L'urine est parfois mêlée de sang, contenant toujours plus ou moins de mucus (nuage épais) ou de muco-pus (dépôt blanc épais), trouble, présentant une odeur ammoniacale. Fièvre légère.

Au microscope : desquamation de l'épithélium pavimenteux ; si l'urine est devenue alcaline par fermentation, cristaux indiqués au § 1, page 111.

La cystite pseudo-membraneuse se reconnaîtra aux vives douleurs vésicales, à la fièvre, à l'expulsion des membranes ou de débris de muqueuse pouvant rendre le cathétérisme

(1) Édition française, par le docteur J. Potocki, page 310.

très difficile. Si ces membranes provoquent une forte ischurie, on verra apparaître des signes de rétention (début d'urémie) : dyspepsie, nausées, vomissements, alternatives de constipation et de diarrhée, congestion céphalique.

L'hypertrophie de la vessie, à cause de la rigidité des parois, amène peu à peu la dilatation ; même après la miction, on sentira la vessie au-dessus de la symphyse. Dans la vieillesse, ces vessies, après disparition de l'hypertrophie musculaire, deviennent minces comme du papier : atrophie vésicale. On reconnaîtra ces deux formes au cathétérisme.

Si la cystite est installée, il faut en rechercher la cause. Si celle-ci siège dans la vessie elle-même, ce sont les ulcérations, les tumeurs, les calculs, les corps étrangers (voy. plus loin). Mais, plus souvent, il s'y développe au contraire toute une série de néoformations, surtout à la suite des inflammations urétrales. De même en cas d'ulcérations (tuberculeuses entre autres), et de fissures du col vésical, de l'orifice interne ou de l'urètre même. Celles-ci sont très douloureuses et souvent causées par le cathétérisme, même avec la sonde molle. Les fissures, comme le catarrhe et ses causes diverses, conduisent aux :

Phénomènes consécutifs à la cystite :

1° La contracture vésicale : spasme de la vessie ou cystospasme.

2° Le relâchement vésical : paralysie de la vessie (ischurie, incontinence, ischurie paradoxale.

La **contracture de la vessie** est de nature nerveuse et survient chez les femmes névropathes, soit à la suite du catarrhe vésical, de la péricystite, d'une irritation quelconque de la vessie (corps étrangers, calculs, hémorroïdes, ulcérations et fissures, notamment celles du col vésical et de l'urètre, tumeurs) soit comme affection nerveuse primitive sous l'influence d'excitations fortes d'un système nerveux très irritable, et rappelle alors le vaginisme, avec lequel elle peut du reste coexister. C'est dans le même sens qu'agissent les irritations des organes génitaux internes tels que les excès génésiques, l'onanisme, le coït interrompu, peut-être aussi les émotions violentes, les refroidissements suivis de congestion chronique. A ces causes primitives s'ajoutent comme causes occasionnelles les aliments et les boissons irritants. L'hystérie joue là aussi son rôle.

Signes et Diagnostic. — Subitement apparaissent dans la vessie de violentes douleurs qui durent de quelques minutes à plusieurs heures, qui irradient autour du col vésical, et par moments, surtout au début de la miction, prennent un caractère de contracture extrêmement douloureuse. Cette contracture peut être assez violente pour empêcher la miction (ischurie spasmodique). En cas de catarrhe vésical, l'urine est trouble et contient du mucus. Si les phénomènes sont purement nerveux, elle est claire comme de l'eau (urine nerveuse), mais contient souvent des urates en abondance et dégage une odeur particulièrement désagréable, si bien qu'il faut penser dans ce cas à des phénomènes anormaux dans la désassimilation (auto-intoxication). Les mictions se font tantôt en grande quantité, tantôt goutte à goutte, et provoquent vers les cuisses, et de tous les côtés, des douleurs irradiantes, en même temps que du ténesme rectal, des nausées, une dyspepsie persistante, de la mélancolie, de l'insomnie, si bien que finalement l'état général s'affaiblit considérablement. Les exacerbations se produisent plus ou moins souvent, la douleur peut durer des années.

Le point principal, dans le diagnostic, est d'établir ou d'exclure les diverses causes : l'exploration bimanuelle (palpation entre le vagin et la symphyse) nous montre la présence de calculs, de tumeurs, d'une hypertrophie de la vessie. Le cathétérisme combiné au toucher vaginal renseigne sur les régions sensibles (fissures), sur l'existence d'un diverticule (dont la portion inabordable au catheter est toujours réinfectée par l'urine, ou exulcérée). La cystoscopie (avec ou sans dilatation de l'urètre avec le spéculum de Simon), l'inspection directe ou enfin l'exploration digitale de la cavité vésicale montrent s'il y a une tumeur, une large ulcération tuberculeuse, des ecchymoses circonscrites, ou une infiltration périvésicale, de petits corps étrangers, des calculs enchatonnés ; enfin on établira l'origine du pus contenu dans l'urine, qui peut ne pas venir de la vessie, en faisant le cathétérisme des deux uretères.

Le moyen de diagnostic le plus nouveau, indispensable dans les cas difficiles, est la *cystoscopie* qui peut être faite d'une façon parfaite grâce aux instruments de Casper, Nitze, Pawlick-Kelly, Rose. [En France, nous possédons le cystoscope de Albarran, construit par Collin (voy. fig. 58) qui ne le cède en rien aux meilleurs modèles fabriqués à l'étranger] (1). Il faut apprendre à employer cette méthode.

Le bassin étant soulevé, la vessie se remplit d'air au moyen d'un spéculum obliquement coupé, sans pour cela dilater considérablement l'urètre (Par conséquent sans narcose, et seulement avec une injection de deux centimètres cubes d'une solution de cocaïne à 5 p. 100) et ainsi la muqueuse peut être examinée en même temps que les orifices urétéraux. D'autre part, avec une lampe fixée à l'extrémité d'un cathéter d'un demi-centimètre de circonférence, et la vessie étant remplie d'au moins cinquante centimètres cubes d'eau boriquée, on éclaire successivement, en faisant varier l'instrument, les divers replis de la vessie, les orifices urétéraux, le ligament interurétéral, le trigone de Lieutaud, si bien qu'avec un appareil peu compliqué on peut pratiquer de petites opérations et le cathétérisme des uretères. On peut ainsi établir d'une façon décisive l'origine du pus en cas de pyonéphrose unilatérale.

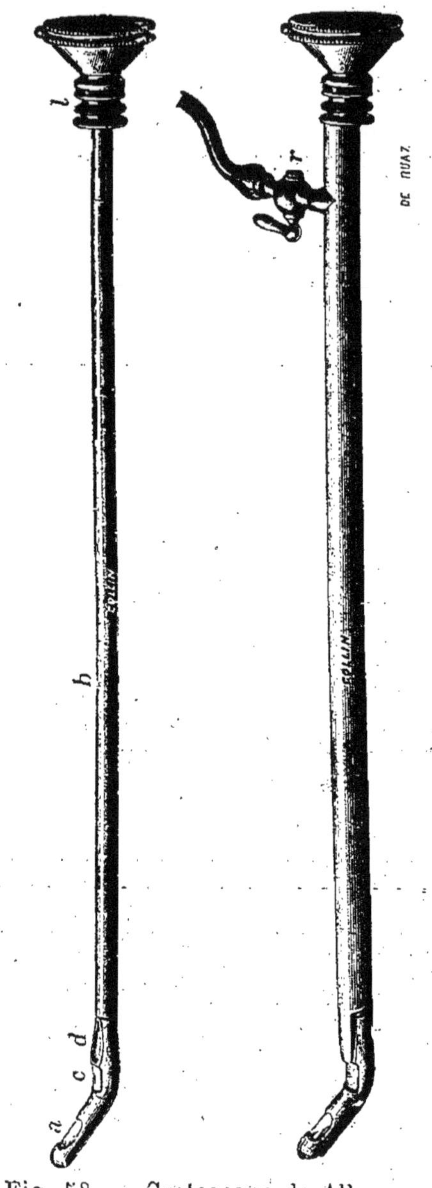

Fig. 58. — Cystoscope de Albarran

Il faut noter ici que chez la femme il est possible de

(1) Voy. *Traité de chirurgie clinique et opératoire*, publié sous la direction de Le Dentu et Delbet, t. VIII, art. Rein, par Albarran.

séparer l'urine des uretères au moyen d'un double cathéter présentant une cloison qui fait saillie entre les uretères et doit être solidement appliquée contre la paroi vésicale par le vagin.

Note additionnelle.

[Cette nouvelle méthode vient d'être tout récemment appliquée en France ; c'est la *séparation intra-vésicale des urines* obtenue à l'aide d'instruments spéciaux dits « *séparateurs des urines* ». Nous possédons actuellement deux modèles, l'un inventé par G. Luys, l'autre par Cathelin. Les résultats déjà fournis par ce nouveau mode d'exploration et la bénignité de son emploi permettent de penser qu'il s'agit là d'une méthode d'avenir, particulièrement chez la femme, et destinée à supplanter en grande partie le cathétérisme des uretères. On sait que l'introduction d'une sonde dans l'orifice vésical de l'uretère est possible grâce à la cystoscopie ; mais la technique de ce cathétérisme est délicate et ne peut guère se généraliser. D'autr part, il est dangereux d'introduire une sonde dans l'uretère lorsque la vessie est infectée, car on risque de provoquer une uretéro-pyélonéphrite ascendante. Et cependant, cette nouvelle méthode d'examen avait pu déjà rendre les plus grands services entre les mains de certains chirurgiens, notamment de Albarran en France. Dans un cas de tuberculose rénale chez une femme, j'ai pu moi-même, de cette façon, établir nettement l'unilatéralité des lésions. On conçoit toute l'importance de cette exploration rénale. Aussi les « *séparateurs des urines* » pourront-ils rendre les plus grands services à la chirurgie vésicale, s'ils se montrent véritablement efficaces, la bénignité et la simplicité de leur emploi étant d'autant plus remarquables qu'on les oppose à la difficulté et à la gravité du cathétérisme uretéral].

Les uretères se présentent comme de longues et fines encoches, à la partie supérieure ou inférieure des fossettes.

Les ulcérations tuberculeuses, les tumeurs, surtout celles qui sont en voie de développement, les points au niveau desquels va se faire la rupture d'un abcès paramétritique ou péricystique ou la perforation par un corps étranger enchatonné (calcul vésical) pourront être reconnus par la cystoscopie et soumis à un traitement approprié.

2° La *paralysie de la vessie* peut, en raison des fonctions vésicales, être double : paralysie des fibres longitudinales ou obliques de la vessie : *ischurie, rétention d'urine*; ou bien paralysie des fibres sphinctériennes circulaires : *incontinence d'origine paralytique.*

Toutes deux peuvent coexister, et alors l'urine s'écoule goutte à goutte sans pouvoir être retenue (incontinence) alors que déjà auparavant avait disparu le pouvoir de l'évacuer (ischurie).

Si au cours de l'ischurie, il n'apparaît pas de paralysie sphinctérienne, la vessie, après s'être très fortement distendue (*dilatation*), et sans qu'il y ait besoin d'uriner, commence à vaincre la résistance des fibres circulaires et à se vider goutte à goutte; elle ne revient toutefois pas sur elle-même, et le malade ne s'aperçoit pas de sa réplétion (*ischurie paradoxale*. [Dans ce cas, il y a rétention et cependant le malade urine, suivant l'expression consacrée, la malade « pisse par regorgement »]. Tous ces cas (ischurie et incontinence) peuvent succéder aux phénomènes puerpéraux, par déplacement de la vessie, coudure de l'urètre, gonflement de la région urétrale après l'accouchement ou inflammation d'une portion quelconque de l'appareil génital ou de sa séreuse. Ils peuvent résulter encore de la disparition de l'élasticité de la musculeuse (dégénérescence graisseuse, atrophie), de la cystite, de la réplétion excessive habituelle de la vessie dans la vieillesse, d'une maladie infectieuse aiguë, enfin de l'affaiblissement du système nerveux, comme au cours d'affections de la moelle et autres lésions centrales telles que l'apoplexie, la neurasthénie, l'hystérie (par exemple après un accouchement facile ou une opération peu importante, n'ayant pas atteint la région vésicale ni la paroi vaginale antérieure, à la suite d'émotions, d'alimentation irritante, comme les vins jeunes et la bière, les asperges, le thé fort, etc.). Chez les individus affaiblis on peut voir apparaître la forme dite : *incontinence nocturne.* Ces phénomènes peuvent enfin se produire au cours des intoxications, etc.

Symptômes et Diagnostic. — L'ischurie paralytique se manifeste par la difficulté de la miction, par les efforts exagérés qu'elle nécessite. Mais il faut aussi en diagnostiquer la cause, et penser surtout aux tumeurs urétrales. D'autre part, on s'assurera par le cathétérisme qu'il ne s'agit pas d'une ischurie paradoxale et qu'il n'existe pas de corps étranger.

Traitement de la cystite.

Le traitement de l'urétrite et de la cystite gonococciques récentes a été indiqué au § 10.

Dans le cas de *catarrhe vésical aigu simple* (sans fièvre), la vessie sera laissée au repos. Le traitement agira surtout sur l'urine. Avant tout le thé et le lait en abondance (en additionnant le lait de 25 grammes d'eau de chaux par 1/2 litre, s'il est mal supporté). S'abstenir de tous aliments irritants et surtout d'alcool. On ne fera usage que de jaunes d'œufs, de lait d'amandes, de bouillon, et de viandes maigres. On veillera à la facilité des selles au moyen de lavements et de laxatifs doux.

Au lieu de balsamiques, on donne maintenant de l'urotropine (3 fois 50 centigrammes), du chlorate de potasse ou du salicylate de soude (5 grammes pour 150 grammes d'eau).

On combattra le ténesme par le repos au lit, les enveloppements d'alcool chauds, les narcotiques sous forme de suppositoires vaginaux ou rectaux (chloral, extrait thébaïque, morphine, extrait de belladone) ou donnés à l'intérieur (chloral, morphine). La muqueuse vésicale n'absorbe rien. Bains chauds pour le traitement général.

En cas de *cystite grave et infectieuse chronique* on ajoutera au traitement ci-dessus des lavages de vessie, avec la solution salée physiologique, ou, comme désinfectant, une solution boriquée à 1 ou 2 p. 100, une solution salicylée à 1/3 p. 100, nitrate d'argent 0,5 à 1 p. 1000. En cas de cuissons vives, on lavera ensuite avec de la cocaïne à 1/4 p. 100, et si l'on s'est servi de nitrate d'argent à 6 p. 1000, on pourra employer la solution de chlorure de sodium. C'est encore de celle-ci qu'on se servira ou bien d'une injection bien stérilisée à l'amidon ou à la farine d'avoine en cas de muqueuse très sensible.

Les lavages se font avec la sonde ou avec le tube de Küstner (que j'emploie volontiers car la sonde cause facilement des déchirures), auxquels s'adaptent un tube et un entonnoir contenant 1/4 ou 1/2 litre (entonnoir de Hegar); (ne pas injecter d'air, stériliser parfaitement l'appareil). On fera passer 1/4 à 1/2 litre plusieurs fois de suite, à 28°-30° R, et sans trop de pression en cas de vessie paralytique, 1 à 4 fois par jour; toutes les deux heures en cas de fièvre.

La sonde à demeure agit avec un succès rapide, en cas d'ulcérations et de cystite grave; on se servira par exemple de l'appareil de Fritsch, qui est une sonde de gomme longue de 15 centimètres, épaisse de 6 à 7 mm. qu'on fixe avec du diachylon, avec l'emplâtre de Unna à l'oxyde de zinc ou par un point de suture à la grande lèvre. La sonde ne doit pas pénétrer profondément dans la vessie, mais juste assez pour que l'urine s'écoule. On la changera tous les trois jours pour éviter les incrustations. On y adaptera un urinal.

Les fausses membranes seront enlevées. On peut diagnostiquer leur existence aux nombreux petits lambeaux qui se détachent, à l'urine qui se montre mélangée de pus et de sang. Pour les extraire, on dilate l'urètre avec le spéculum de Simon. Les trois premiers numéros des sept qui constituent la série seront seuls introduits, et le lavage sera fait avec le n° 3. Les hémorragies seront combattues avec la ferripyrine en solution à 1 p. 5 ; le perchlorure de fer liquide à 1 p. 800, voir même par un tamponnement à la gaze iodoformée et ferripyrine introduite avec le spéculum.

Comme traitement consécutif, même régime, les eaux bicarbonatées sodiques, comme Wildunger, Vichy, etc., ou le thé léger.

L'*hypertrophie* et la *rétraction* de la vessie seront traitées par l'évacuation régulière de la vessie, les lavages tièdes dont la quantité devra augmenter chaque jour (pour dilater), les bains froids, les douches, les injections vaginales.

La *contracture* vésicale sera traitée dans sa cause (corps étrangers) ; on pensera aussi aux fissures du col de l'urètre. Dans ce dernier cas, on dilatera l'urètre ou on installera la sonde de Fritsch. Toute congestion sera évitée. Lavements et laxatifs légers ; pas d'excitation génésique ; bains de pieds chauds ; pas d'alcool.

Contre les irritations d'ordre nerveux, on emploiera le bromure de potassium, l'hydrothérapie avec ménagement.

Au moment des crises : chloral à l'intérieur, et par le rectum ou le vagin ; injections de morphine dans la vessie ou lavage à la cocaïne, ou encore les moyens signalés plus haut contre le ténesme.

S'il y a *paralysie* vésicale, et qu'elle soit due à une faiblesse du sphincter, la volonté peut jouer un rôle important (faire réveiller plusieurs fois dans la nuit) : hydrothérapie, fortifiants.

S'il y a *ischurie* (par paralysie), cathétérismes fréquents, enveloppements froids, massage abdominal.

Si la *musculeuse* est *parésiée* ou *paralysée* (incontinence paralytique paradoxale), on électrisera (ce qui donne également de bons résultats contre l'incontinence nocturne), avec un cathéter enveloppé de gomme introduit dans la vessie remplie d'eau, tandis que l'autre pôle est appliqué sur la symphyse ou sur la région lombaire, ou encore au périnée. Ergot de seigle.

On fera aussi le cathétérisme, les lavages tièdes ; les bains froids, et d'une façon générale le traitement indiqué contre le catarrhe convient aussi dans ce cas particulier.

II. — TROUBLES DE LA NUTRITION ET DE LA CIRCULATION

(Exanthèmes. Phlébectasies. Névroses).

Etant donné que les organes génitaux de la femme, et surtout la vulve sont extrêmement riches en vaisseaux sanguins et lymphatiques, et cela sous forme de tissu caverneux, riches aussi en glandes et en nerfs, on pourra voir, au cours des lésions si fréquentes de ces organes, les affections d'un tissu se propager au voisin et produire ainsi les multiples altérations qui donnent les complexus symptomatiques suivants : prurit vulvaire, vaginisme, dysménorrhée, hystérie.

§ 1. — Troubles de la nutrition et de la circulation.

a) Des organes externes.

On entend sous le nom de *vulvite prurigineuse* une inflammation des organes génitaux externes accompagnée de violentes démangeaisons. Jusqu'à la face interne des cuisses, les tissus sont desséchés, crevassés, de couleur ardoisée.

Il y a plusieurs sortes de *vulvites* : d'abord la simple rougeur, c'est-à-dire la dermite simple. Si le derme et le tissu cellulaire sous-cutané sont totalement envahis, c'est le phlegmon de la vulve, avec possibilité de formation d'abcès. S'ils ne le sont que partiellement, c'est la furonculose. Si les glandes sébacées sont enflammées, on a les folliculites (petites saillies jaunâtres). Il y a parfois aussi inflammation des papilles vasculaires (petites saillies rougeâtres) : *vulvite papillaire*. Il y a une *vulvite diabétique*. La bartholinite a été étudiée au § 1, page 110.

Comme exanthèmes, on voit rarement : l'eczéma, l'herpès, le prurigo, les éruptions miliaires.

Traitement. — Contre l'inflammation simple : lotions alcalines chaudes, enveloppements à l'eau blanche, lotions à l'acétate d'alun, pommade à l'oxyde de zinc, vaseline boriquée à 20 p. 100, ou phéniquée, à 10 p. 100. Bains de siège. Poudre de bismuth.

Contre une inflammation plus prononcée : lavages alcalins, puis badigeonnages avec une solution de nitrate d'argent à 5 à 10 p. 100, enfin compresses d'eau blanche.

S'il s'est formé un abcès, il faut l'inciser. La furonculose sera traitée par le lavage d'abord de la région, puis l'application de l'emplâtre mercuriel d'Unna ; puis bains de siège, emplâtres savonneux, cataplasmes émollients. On traitera la vulvite diabétique par le régime carné, les purgatifs. Dans la folliculite, nettoyer la peau au carbonate de potasse (en mettant gros comme une noix de ce sel dans l'eau de lavage), puis cautériser avec une solution de nitrate d'argent à 5 à 10 p. 100, comme ci-dessus. Avant tout, s'il y a du prurit, on appliquera de la lanoline au menthol à 5 p. 100.

Contre le prurit : lavages alcalins, cautérisations au nitrate d'argent en solution à 10 p. 100, et applications de compresses phéniquées à 10 p. 100. Enveloppements glacés, ou avec des compresses imbibées d'alcool mentholé à 6 p. 100 ou de sublimé à 1/3 p. 1000 ou 1 p. 1000 ou salicylées. Bains de siège chauds, avec 3/4 de livre de farine de froment ou d'écorce de chêne, ou autres astringents (alun, formaline, tannin). Parfois : cocaïne, eucaïne B, chloroforme, morphine, belladone; ceux-ci n'agissent que dans les cas d'origine neurasthénique et surtout lorsque les accidents sont apparus brusquement.

b) Des organes génitaux internes.

Le *vaginisme* est analogue au prurit qu'il accompagne souvent, mais s'étend aux éléments musculaires. On désigne sous ce nom une contracture de l'orifice vulvaire que provoque d'une façon réflexe le simple toucher de l'hymen ou des caroncules myrtiformes extraordinairement sensibles, souvent épaissies et enflammées chroniquement.

L'origine centrale, hystérique, de ce phénomène est démontrée par ce fait qu'un contact léger avec un instrument mousse est aussi douloureux que le coït ou l'introduction

Planche LI. Fig. 1. — *Eléphantiasis de la vulve* (aquar. originale d'après un cas de la clinique gynécologique de Munich), partant de la grande lèvre droite, et *végétations polypeuses de la muqueuse du méat urétral*. L'éléphantiasis naît habituellement du tissu cellulaire profond et est formé de vaisseaux lymphatiques hypertrophiés (voy. planche 29, fig. 1), soit par trouble neurotrophique (Czerny), soit par stase. Les tumeurs peuvent prendre l'aspect de papillomes, mais ressemblent plutôt à des végétations arrondies et aplaties (voy. planche 24). Elles naissent parfois de toute la surface de la vulve. Leur développement est toujours lent, et présente de fortes différences au point de vue du volume. Les polypes muqueux de l'urètre se produisent au niveau du méat ou du col vésical. Ils sont formés de tissu conjonctif, rarement ils contiennent des kystes développés dans les glandes de Skeen, par rétention de la sécrétion due à l'atrésie des canaux excréteurs. D'autres tumeurs urétrales se présentent sous forme de varices, de néoformations vasculaires : angiomes, sarcomes et cancroïdes.

Planche LI. Fig. 2. — *Phlebec asies des grandes lèvres, du clitoris et des petites lèvres. Hématome* dans la grande lèvre droite (Thrombus de la vulve). *Hémorroïdes*. On rencontre ces lésions surtout chez les parturientes, les varices se produisant par stase veineuse, l'hématome par blessures des vaisseaux sous-cutanés au moment de l'accouchement. Celui-ci peut aussi se produire sous l'influence d'un traumatisme en dehors de la grossesse.

du spéculum. J'avais une malade qui pouvait facilement et sans douleur s'introduire elle-même une canule, alors qu'elle souffrait vivement quand une main étrangère le faisait. De même, elle pouvait s'introduire un tampon avec précaution. Le mariage et la pratique du coït firent disparaître les douleurs. Mais il existe aussi une contracture du vagin sans douleur, comme le montre le phénomène du « penis captivus », et aussi une affection nerveuse située plus profondément dans le vagin, c'est-à-dire des douleurs dans le cul-de-sac postérieur, même sans paramétrite ni inflammation du cul-de-sac de Douglas.

Traitement. — Excision soigneuse de tout l'hymen et de ses caroncules jusqu'à l'orifice urétral. Dans le cas précité, on enleva également les petites lèvres (atteintes de folliculite) pour combattre le prurit. La malade put ensuite se marier, concevoir et accoucher facilement. Depuis quatre ans, elle est une mère et une épouse parfaites, tandis que dans son premier mariage elle fut malheureuse et finit par divorcer.

S'il restait de la sensibilité, on ferait la dilatation forcée des constricteurs de la vulve. Le toucher montre à la femme qu'il n'y a plus de sensibilité et que le coït peut être pratiqué normalement. Une grossesse survenant peu après achève la guérison.

Dans d'autres cas, il survient des périodes d'excitation auxquelles succèdent des phases de dépression nerveuse et des troubles mentaux.

Une cause fréquente est la masturbation contre laquelle on luttera par un emploi du temps très rempli, et d'une façon laborieuse et fatigante, tout en évitant toutes les causes d'excitation (lectures, bal, théâtre, etc.). Les autres causes sont les fissures, en cas d'hymen trop résistant, et l'impossibilité du coït par la faute de l'époux (voy. § 3, *Stérilité*, page 34). Un trouble de nutrition de la vieillesse, la vaginite des femmes âgées (Ruge) revêt la forme ulcéreuse et adhésive, par suite d'infiltrations irrégulièrement disposées et par chute de l'épithélium, d'où la formation d'adhérences de brides cicatricielles.

Parmi les *troubles d'innervation vaso-motrice*, il faut signaler les varices vulvaires (voy. planche 51) et le varicocèle para-ovarien (voy. planche 53). Celui-ci peut entraîner une hématocèle intra-péritonéale ou un hématome du ligament large.

[Depuis qu'on connaît mieux la grossesse extra-utérine et sa fréquence dans l'étiologie de l'hématocèle péri-utérine, l'ancienne théorie du varicocèle pelvien comme cause de l'épanchement sanguin intra-péritonéal, soutenue en France par Richet et son élève Devalz, a beaucoup perdu de son importance. Sans nier absolument la possibilité d'une hémorragie produite en cette région par la rupture des varices du ligament large dont l'existence est indéniable chez certaines malades, il faut reconnaître que ce doit être en tous cas une cause bien exceptionnelle].

Les *troubles de l'innervation du système artériel* accompagnent généralement ceux des éléments contractiles de tout le bassin, ceux des organes génitaux, de leurs ligaments, du tissu cellulaire sous-séreux. Cet hypotonus est fréquent, et amène tantôt l'*abaissement* et le *prolapsus* de l'utérus, des parois vaginales, suivis du prolapsus de la vessie et du rectum, des ovaires, ainsi que la *rétroflexion* ou la *rétroversion* utérine, tantôt la congestion chronique de cet organe. La conséquence de cette hyperémie peut être parfois

Planche LII. — *Œdème des petites lèvres* chez une cardiaque moribonde.

une *inflammation indépendante de toute origine infectieuse.*

A cause de l'importance de leurs suites, ces affections ont été décrites dans les § 1 (Inversion § 1, page 38) (Rétroversion et flexions, § 3, page 80) (Endométrite, § 2, page 115 et suiv.) (Métrites, § 3, pages 127 et suiv.) (Salpingite, § 4, pages 135, 141 et 148). Il suffit d'insister ici sur cette étiologie qu'il est capital de connaître pour instituer un traitement efficace.

Les symptômes *utérins* et *ovariens* de la *dysménorrhée* sont décrits pages 27, 75, 122.

L'*hystérie* (voy. § 3, page 82 pour les symptômes et § 6, page 149 pour le diagnostic), se manifeste comme une affection de tout le système nerveux avec localisation cérébrale des phénomènes. Elle provient soit d'une prédisposition déjà existante, soit parce qu'on la laisse se développer à la suite d'émotions vives, morales ou physiques, que des personnes saines supporteraient sans dommage ou à la suite d'un état d'inquiétude persistant. La vie de nos villes, avec les efforts intellectuels trop précoces et le surmenage avec les commodités et les jouissances débilitantes, l'absence d'un travail physique sain et facile, d'une volonté forte, l'éloignement de la campagne et du calme qu'elle procure, telles sont les causes qui, avec l'hérédité, engendrent la prédisposition générale. Le *traitement* devra donc consister à éviter tout cela pendant la jeunesse et plus tard à en atténuer les effets.

Parmi les phénomènes qui peuvent causer l'hystérie, il faut également ranger certaines affections génitales, mais celles-ci ne la provoquent pas toujours, et ne suffisent d'ailleurs pas à l'engendrer.

Parmi ces affections se trouve la puerpéralité, avec les accidents septiques qu'elle entraîne, les hémorragies débilitantes, les ovarites chroniques douloureuses, les salpingites, les adhérences de pelvipéritonite, la rétroflexion irréductible de l'utérus, la coudure par contracture de l'utérus rétrodévié, les inflammations de l'utérus, les myomes interstitiels, les polypes saillants à travers le col, etc.

Symptômes. — Mauvaise humeur, susceptibilité, faiblesse de caractère. Crampes et contractures, le plus souvent cloniques, parfois toniques, avec conservation de la connaissance et des réflexes (pupilles). Convulsions épileptiformes, contractures des muscles des extrémités, du tronc (arc de Charcot) avec accélération de la respiration, et suivant l'humeur du sujet avec des cris, des pleurs ou des rires. Spasme des muscles du larynx et de l'œsophage, de la glotte (toux aboyante), spasme du pharynx (boule hystérique). Paralysies des membres, paralysies bilatérales ou unilatérales des cordes vocales : enrouement hystérique ou aphonie (au cours d'une rétroflexion utérine on en a observé un cas à la clinique de Heidelberg).

Hypérestésies et anesthésies générales et partielles : toux utérine, nausées et vomissements, clou hystérique, rachialgie, douleur ovarienne (Charcot). Exagération ou suppression de la sensibilité.

Troubles nerveux vasomoteurs et trophiques : palpitations, sténocardie, dyspepsie nerveuse, tympanisme ; troubles de sécrétion de la peau (sueur ou sécheresse), des reins (polyurie, oligurie, anurie passagère, ischurie), diarrhée nerveuse, etc.

Diagnostic. — Il sera établi d'après la modification rapide des symptômes, sur leur manque d'unité et de rapport avec les altérations anatomo-pathologiques des organes.

Traitement. — Il sera prophylactique suivant ce qui a été dit plus haut (voir également le traitement du vaginisme dans ce §).

Education psychique : ne jamais éclairer les malades sur leur affection, mais leur en montrer le caractère nerveux, changer leur mode de vie, leur régime, régler le fonctionnement des organes (voy. § 4 au § 7), nourriture légère ou fortifiante. Traitement des affections génitales.

Bains tièdes comme fortifiants, d'une température progressivement abaissée de 25° à 18° R. pendant 15 minutes. Bains électriques. On emploiera prudemment comme traitement symptomatique et suivant les malades : le bromure de potassium ou de sodium, le bromure de camphre contre l'excitation et l'état d'irritation, et aussi contre les palpitations. La phénacétine et la lactophénine, l'héroïne ; le sulfonal, le trional, le menthol, la valériane. Le chloroforme, la morphine, l'atropine, le chloral, l'extrait de chanvre indien (par la bouche, le rectum ou en injections hypodermiques) comme antinévralgiques ou calmants ou hypnotiques sont plutôt nuisibles.

Paralysies : électrisation faradique ou massage.

Contractures et convulsions : eau froide sous toutes ses formes.

L'*ovaralgie de Charcot* a été notée au § 6, pour le diagnostic. Mais elle n'a le plus souvent aucun rapport avec les ovaires ou leurs plexus nerveux ; elle dépend plutôt des troubles des nerfs perforants des muscles droits de l'abdomen dans la région hypogastrique, ou de névralgies du cul-de-sac de Douglas et de la portion rectale voisine. Ces dernières sont généralement en rapport avec des troubles de l'innervation vaso-motrice et motrice de ces organes.

La *coccygodynie* est une hyperesthésie locale du plexus coccygien.

Traitement. — Hydrothérapie. Dans les cas extrêmes : extirpation de l'os coccygien. On la confondra souvent avec une douleur que l'on rencontre dans la région ano-coccygienne, mais qui siège plus haut dans le cul-de-sac vaginal postérieur et autour de l'espace de Douglas et qui est analogue à la douleur sacrée. On trouvera souvent du varicocèle dans le ligament large et des hémorroïdes haut situées. Après l'accouchement, ou déjà au cours de la grossesse on trouve une douleur analogue que l'on attribuera à tort au coccyx, à la compression du plexus coccygien, à une inflammation périostique, à une luxation, etc. Une palpation exacte du rectum et des téguments nous renseigne à ce sujet.

IV

PLAIES ET LEURS CONSÉQUENCES

I. — PERTES DE SUBSTANCE ET MODIFICATIONS CICATRICIELLES

Les lésions les plus fréquentes sont celles qui sont consécutives à l'accouchement. Les effets varieront avec leur localisation. Des cicatrices de la vulve amèneront rarement un rétrécissement ; bien plus souvent la vulve reste entr'ouverte. On peut observer le même phénomène au niveau du col : une déchirure se cicatrise et donne naissance à l'ectropion.

Pourtant là, comme au vagin, on peut rencontrer la sténose et l'oblitération.

§ 1. — Blessures de la vulve (fissures en particulier) et pertes de substance du périnée, incontinence de la vulve.

Définition — Les solutions de continuité auxquelles nous avons affaire ici présentent l'aspect de coupures, de déchirures, de plaies contuses, et ont des résultats différents suivant leur profondeur, si bien qu'elles se classent d'elles-mêmes.

1° *Fissures* : légères solutions de continuité superficielles, de forme linéaire, soit du périnée, soit de l'hymen, du col de la vessie ou de l'urètre, avec leurs conséquences spéciales (voy. § 22 et 23, pages 168 et 180).

2° *Déchirures du périnée au 1er degré* : déchirures de la fourchette périnéale et de la muqueuse vestibulaire : forme importante et passant facilement inaperçue.

3° *Déchirure de la muqueuse au niveau de la fosse naviculaire* avec conservation seule du plan périnéal superficiel : en sorte que le périnée est altéré dans sa profondeur.

Planche LIII. — *Phlebectasies avec phlebolithes des ligaments larges*, répondant aux vaisseaux spermatiques, et au plexus pampiniforme. La stase veineuse se voit aussi par transparence dans le reste des ligaments larges.

Une telle lésion est souvent due au passage de l'épaule située en arrière, ou bien ce passage complète la rupture en la prolongeant jusqu'aux plans superficiels du périnée.

4° *Déchirure du périnée au 2e degré.* La déchirure atteint le sphincter anal.

5° *Rupture centrale du périnée* (rare). Rupture en forme de canal qui va du vagin, à travers le périnée, parfois jusqu'à l'anus, tout en respectant la partie antérieure du périnée.

6° *Déchirures du périnée au 3e degré.* C'est la déchirure complète, allant jusqu'au rectum.

Tandis que toutes ces déchirures ont pour origine un incident de la vie sexuelle (cohabitation, accouchement et puerpéralité, par exemple fissure urétrale par cathétérisme), elles peuvent aussi se produire en un point quelconque de la vulve, sous l'influence d'un traumatisme violent. Ceux-ci sont assez dangereux, surtout pendant la grossesse, à cause de l'abondance des vaisseaux et des dangers qu'ils font courir. La région du clitoris est la plus exposée et en même temps la plus dangereuse dans ces accidents qui se produisent généralement par chute à califourchon. Il y a des cas d'hémorragies graves et rapides par rupture des corps caverneux (1).

Ces hémorragies et ces plaies doivent être immédiatement arrêtées et réparées par des sutures.

Les blessures des petites lèvres n'ont généralement pas de suites graves : déchirures et perforations.

Symptômes et conséquences des déchirures du périnée. — Quand elles sont immédiatement réunies par première intention par suture après l'accouchement, la cicatrisation se fait avec un écartement important et une déformation des petites lèvres variable d'ailleurs suivant le cas :

Les *fissures* causent seulement des cuissons et peuvent être l'origine d'ulcérations septiques (voy. *Atlas manuel*

(1) Voy. *Atlas manuel d'obstétrique*, éd. française par Potocki, §14, p. 165.

d'obstétrique, à « fièvre puerpérale »). Elles peuvent aussi donner lieu à des cicatrices superficielles et peu épaisses du périnée, comme des rhagades (après le coït ou après une selle laborieuse).

Dans les *déchirures du périnée au 1er degré* (planche 54, 3, page 188) le tubercule vaginal perd son point d'appui et la paroi vaginale antérieure tend à s'abaisser ; le méat urétral s'entr'ouvre (1). C'est une prédisposition à l'urétrite et au catarrhe vésical.

Dans les *déchirures du périnée au 2e degré*, il se produit aussi au-dessus de la cicatrice une saillie de la paroi vaginale postérieure (planche 27) et si tous les moyens de suspension ligamenteux ou élastiques sous-péritonéaux ont perdu de leur résistance, il peut résulter un abaissement de tous les organes de la région, tel qu'il a été décrit aux § 7 et 8 et dans les planches correspondantes. Il y a en outre du catarrhe vaginal et utérin, de la cystocèle, de la rectocèle, etc.

Dans les *déchirures du périnée au 3e degré* ou *déchirures complètes* (Planches 7, 1 ; 54, 2 et 4 et fig. du texte 30) il y a incontinence des matières parce que le sphincter de l'anus, muscle volontaire, est déchiré, et parfois aussi le sphincter interne.

Comme le montre la coupe d'un périnée normal de la fig. 1 de la planche 54, le sphincter externe forme une masse arrondie au niveau de l'anus (correspondant aux hachures sur la figure), tandis que le sphincter interne monte de là sous forme de fibres allongées.

Dans les figures 2 et 4, les deux sphincters manquent, dans la fig. 3, ils subsistent tous deux. Pourtant, il y a des cas où tout le périnée est détruit et où il reste encore quelques fibres du sphincter externe.

On peut cependant voir parfois les selles solides et même liquides être retenues volontairement, et cela grâce au sphincter externe partiellement conservé ou par suite de rétrécissement cicatriciel de l'extrémité inférieure du rectum. Dans le premier cas, la déchirure ne remonte pas devant le rectum à plus de 1 cent. 1/2. Ces cas ne sont pas

(1) J'ai vu à Heidelberg un cas de ce genre chez une femme de la campagne, où le coït avait, à cause de l'abaissement du tubercule vaginal, dilaté l'urètre jusqu'au diamètre du doigt (comme planche 19, 2, page 90).

Planche LIV. Fig. 1 —*Périnée normal*, soutien physiologique du vagin et indirectement de l'utérus. Le périnée intact forme la partie toute inférieure de la vulve, au-dessous par conséquent de la portion la plus basse de la paroi vaginale antérieure, jusqu'au méat urétral. Il s'avance en triangle sous l'orifice vaginal, si bien que le tubercule vaginal peut ainsi s'appuyer sur lui. En outre, toute la paroi vaginale postérieure repose sur lui et là la 1/2 supérieure de la paroi antérieure s'appuie sur la postérieure. Le col situé normalement en arrière s'appuie contre le cul-de-sac postérieur, tandis que le corps repose sur l'antérieur. Outre les ligaments et les muscles constricteurs de la vulve et releveur de l'anus, le périnée est donc un facteur important dans la suspension des organes génitaux internes.

Planche LIV. Fig. 2.— *Déchirure du périnée au 3e degré* (jusqu'au rectum). Inversion de la paroi vaginale antérieure avec début de cystocèle. Abaissement de l'utérus par relâchement du cul-de-sac antérieur.

Planche LIV. Fig. 3. — *Déchirure du périnée du 1er au 2e degré.* On peut voir comment la paroi vaginale antérieure a perdu son point d'appui.

Planche LIV. Fig. 4. — *Déchirure du périnée au 3e degré. Inversion et prolapsus de la paroi vaginale postérieure; début de rétroversion de l'utérus.*

faciles à reconnaître car les cicatrices rectales s'épidermisent et se pigmentent.

Les cicatrices peuvent être le siège de prurit et de douleurs ; s'il se forme des fissures, il en résulte des cuissons et du ténesme; dans d'autres cas, la malade est tourmentée par la sensation de prolapsus des parois vaginales, accompagnée ou non d'intertrigo et de pertes. De là aussi cette sensation pénible qu'éprouvent les malades de la chute de tous les organes internes.

Cette fermeture incomplète de la vulve qui augmente dans la vieillesse avec l'amaigrissement, laisse pénétrer l'air dans le vagin. Dans l'effort abdominal, il en résulte un affaissement bruyant du vagin qu'entend parfaitement la malade: *gargouillement de la vulve.*

Traitement. — Pour combattre ces phénomènes, dont certains sont graves, on emploie les opérations plastiques déjà mentionnées au § 8. De la préparation de ces opérations dépend en partie le succès : nettoyage et lavage du vagin et du col, évacuation de la vessie et surtout du rectum (dès le 2e ou 3e jour avant l'opération). Chloroforme, tampon dans le rectum.

[Je ne saurais trop insister avec l'auteur allemand sur cette question de la préparation de la malade. J'estime comme lui qu'elle a une importance capitale pour la bonne réussite de l'opération. Les malades doivent être soumises à des purgations répétées dans les jours qui précèdent l'intervention. On les purgera par exemple l'avant-veille et la veille. Et, le soir qui précède l'opération, on leur donnera une pilule d'extrait thébaïque de 0,05 centigr. Le jour même de l'opération et les jours suivants on pourra encore, en cas de menace de garde-robe, leur administrer 5 à 6 centigr. d'opium. La désinfection très soignée du périnée et du vagin est indispensable, et s'il y a lieu, on fera précéder l'opération plastique périnéale d'un curettage de l'utérus, en cas de métrite et de leucorrhée, comme le fait est fréquent. Parfois même sera-t-on conduit à pratiquer une opération plastique sur le col déchiré et atteint de métrite chronique. Après l'opération, la malade sera maintenue dans le décubitus dorsal et dans l'immobilité absolue, les cuisses rapprochées. La ligne de suture périnéale sera soigneusement et fréquemment asséchée pour empêcher les sécrétions vaginales de la souiller et de nuire à sa réunion. Les mictions seront régulièrement favorisées soit que l'on adopte la sonde à demeure, soit qu'on pratique un cathétérisme évacuateur trois fois par jour. Le quatrième jour, on provoquera une garde-robe à l'aide d'un ou deux lavements. La constipation maintenue plus longtemps risquerait d'entraver la cicatrisation].

L'opération peut être faite immédiatement après l'accouchement ; non seulement on réunira l'extrémité postérieure des grandes lèvres, mais on fera une nouvelle cloison avec sa crête antérieure recouvrant le tubercule vaginal et soutenant également la paroi vaginale antérieure.

En outre, l'épaisseur de ce nouveau périnée doit être telle (ainsi que le montre la fig. 1 de la planche 54 en coupe sagittale, avec une forme triangulaire) qu'il existe derrière lui une nouvelle fosse naviculaire.

Les opérations périnéo-plastiques varieront suivant la perte de substance à réparer. Si le vagin est plus profond et déformé, il a d'après l'expression de Hildebrandt-Freund la forme d'un « chapeau » ; et de chaque côté de la vulve les lambeaux ont reçu de Simon Hegar le nom « d'*ailes de papillon* ».

Dans ces cas, il faut chercher à refaire un périnée utile au point de vue physiologique. Fritsch pour cela saisit en même temps dans le vagin et à l'extérieur les deux cicatrices latérales, les excise, et applique la suture sur le vagin, le périnée et le rectum.

Hildebrandt, Freund, Martin font une ou plusieurs excisions cunéiformes dans le vagin, ménageant ainsi le pilier postérieur. Bischoff, von Winckel, Küster taillent un lambeau vaginal médian ou deux lambeaux latéraux vulvaires, ou des lambeaux ayant une forme spéciale appropriée (les cicatrices sont le plus souvent latérales), faisant ainsi une *périnéorraphie à lambeaux*.

On ne saurait au contraire donner le nom de périnéoplastie à lambeaux au 4e groupe des *périnéoplasties* d'après Al. Simpson, Lawson Tait, Sænger, Zweifel, von Winckel. Il s'agit ici d'un procédé aussi conservateur que possible, c'est-à-dire sans ablation de tissu. On pratique au niveau de l'ancien rebord périnéal une incision transversale recourbée que l'on approfondit et que l'on distend par en haut et par en bas avec des écarteurs à griffes : de cette façon la plaie d'abord transversale devient verticale et est réunie dans ce sens par une rangée de sutures (profondes et superficielles).

Les tissus sont ainsi rapprochés des deux côtés.

Les déchirures complètes du périnée (3e degré) seront traitées selon les mêmes principes ; ici on fera en outre l'avivement de la déchirure rectale et on la suturera à part.

[Ces déchirures complètes avec destruction du sphincter anal, risquant, avons-nous dit plus haut, d'entraîner de l'incontinence des matières, il y a donc gros intérêt à restaurer le sphincter. Pour cela, il faut non seulement faire un large avivement, mais, dans les sutures, avoir soin de passer l'aiguille et par suite le fil, loin en dehors de la déchirure cutanée, de façon à prendre les masses charnues sous-cutanées et à reconstituer le sphincter].

Après l'opération, on fera mieux de laisser la plaie à découvert ; en tous cas, on veillera à ce qu'elle soit maintenue très propre, et on la lavera fréquemment. Les jambes seront attachées ensemble avec une serviette. Les sutures seront laissées le plus longtemps possible (10-20 jours). On emploiera donc de préférence les fils métalliques et la soie.

Du 3e au 5e jour, on provoquera les selles avec de l'huile

de ricin. On ne se sert plus d'opium pour empêcher les garde-robes, si l'on a soin d'évacuer préablement l'intestin et de prescrire ensuite la diète liquide. Un fort lavement pourra venir en aide à la purgation. Si des points menaçaient de couper on enlèverait les fils à ce niveau. S'il se formait une fisule rectovaginale on inciserait et on réunirait de nouveau le tout en évitant le bourgeonnement des plaies. La malade restera au lit 2 à 3 semaines.

[Nous avons indiqué plus haut (page 189) les soins pré et postopératoires tels que nous les conseillons. Ils sont très analogues à ceux qu'on vient de lire, sauf pour ce qui est du séjour des fils, au bout de la semaine je pense avec Bouilly qu'il est préférable de les enlever, sous peine de les voir couper les téguments].

§ 2. — Déchirures vaginales et cervicales.

(*Déchirures de l'orifice utérin*).

a) *Les blessures simples du vagin* (c'est-à-dire sans lésion d'un organe voisin), se produisent le plus souvent après l'accouchement, quelquefois par suite de manœuvres maladroites et brutales (coït brutal, surtout chez les vieilles femmes ou chez les sujets atteints d'une malformation génitale, viol, opération mal faite, introduction maladroite de la main, spéculum trop volumineux, tentatives d'avortement, cautérisations, etc.) ou de traumatismes accidentels, analogues à ceux qui causent les lésions de la vulve.

Symptômes. — Guérison fréquente par réunion primitive. Parfois hémorragies abondantes ou inoculation septique. L'auteur a observé, au bout de deux heures, dans un cas de déchirure par coït avec forte hémorragie (viol d'une anglaise de 49 ans qui avait accouché douze ans auparavant et souffrait de vaginisme), une élévation de température, de 38°5, pouls à 120, et une poussée aiguë d'urticaire sur tout le corps. Le tout dura douze heures.

Traitement. — Nettoyer, enlever les lambeaux mortifiés, lier les vaisseaux, désinfecter les plaies, tamponner avec une gaze à la ferripyrine, à l'alun, à l'iodoforme, au nosophène, ou à l'itrol. Les cicatrices vaginales anciennes causant un rétrécissement ou une atrésie seront tantôt excisées, tantôt dilatées (à la main ou par tamponnement). [On peut encore dilater progressivement à l'aide d'un bal-

Planche LV. Fig. 1. — *Torsion du col utérin,* sous l'influence d'une cicatrice de déchirure remontant de la commissure du col à la base du ligament large et aussi en arrière.

Planche LV. Fig. 2. — *Déchirure étoilée de l'orifice cervical,* consécutive à un accouchement difficile ou à une manœuvre opératoire au cours de celui-ci avant que le col ne soit suffisamment ramolli. Les déchirures des lèvres sont aussi fréquentes que celles des commissures, mais tandis que les premières guérissent facilement, les autres se cicatrisent vicieusement par suite d'un apport sanguin insuffisant et il se forme des rétractions profondes. D'où la béance du col et l'issue progressive de la muqueuse cervicale (ectropion).

lon de caoutchouc gonflé d'air, comme un pessaire de Gariel ou le ballon de Champetier de Ribes destiné à la dilatation du col]. Ces cicatrices seront parfois traitées par autoplastie en prenant par exemple un lambeau sur une petite lèvre bien cicatrisée. On peut être ainsi conduit à des manœuvres compliquées en cas de grossesse (1).

b) *Les déchirures du col* entraînent des *dépressions commissurales* ou en *forme d'étoile* (planche 55), ou donnent naissance à des cicatrices du museau de tanche accompagnées d'*ectropion* (§ 2, page 135, et planche 56), et si elles remontent jusqu'au cul-de-sac vaginal et au tissu cellulaire qui entoure le col et le vagin, il peut en résulter une torsion et un déplacement irréductible du col utérin (voy. § 3, page 191 et planche 55).

Au lieu de simples cicatrices, les déchirures peuvent à la longue se transformer en *ulcérations* jaunes verdâtres à bords violacés. Le plus souvent, les deux processus coïncident au niveau des commissures cervicales, car à ce niveau la cicatrisation se fait moins bien. Aux ulcérations s'ajoutent de suite (souvent au moment même de l'accouchement, voy. § 15) de l'endométrite, de la métrite, de la paramétrite, et secondairement de l'ectropion ; les cicatrices sont suivies d'ectropion, et, secondairement, de catarrhe utérin.

Les tiraillements causés par les cicatrices provoquent eux-mêmes des troubles nerveux réflexes, analogues aux accidents épileptiformes observés dans d'autres cas de cicatrices : de plus, il y a des irradiations douloureuses dans les membres inférieurs.

(1) Voy. *Atlas manuel d'obstétrique,* édition française par le Dr Potocki, page 384.

Traitement. — Emmet a le premier attiré l'attention sur ces ulcérations par suite de déchirure et leurs conséquences ; il en a indiqué le traitement suivant : après avoir saisi avec des pinces les lèvres du col, les cicatrices commissurales sont excisées jusqu'au cul-de-sac vaginal s'il le faut (pas trop profondément à cause des gros vaisseaux) et les lèvres ainsi avivées sont réunies. Voir page 94, la modification de ce procédé apportée par Martin et Skutsch, ou l'ablation de la muqueuse, page 133. Sænger a indiqué une méthode d'hystérotrachélorraphie. Le museau de tanche recouvre ainsi sa forme et sa grosseur normales.

Planche LVI. Fig. 1. — *Ectropion très prononcé avec œufs de Naboth* sur la muqueuse cervicale qui fait hernie grâce à une déchirure de la commissure gauche. La muqueuse est hypertrophiée ; les glandes sont partiellement transformées en kystes par suite de rétention (voy. planches 28 ; 29, 4 ; 30 ; 90, 3).

§ 3. — Sténoses et atrésies traumatiques de la vulve, du vagin et de l'utérus.

Les sténoses et atrésies congénitales ont été décrites aux pages 8 à 35.

Anatomie pathologique et étiologie. — A la suite d'inflammations chroniques, d'ulcérations circulaires se rétractant fortement, de cautérisations trop énergiques, de blessures, de même au cours d'affections aiguës, il peut se produire tardivement des rétrécissements et des rétractions.

Les lèvres enflammées adhèrent entre elles, et parfois passagèrement l'orifice urétral se ferme. Il en résulte de la rétention, des sécrétions, et parfois une accumulation de sang dans le conduit génital tout entier.

Dans le vagin, c'est surtout à la suite de cautérisations qu'il peut se produire dans la vieillesse une oblitération complète.

Le plus souvent, il se forme des adhérences au niveau du museau de tanche. Celui-ci peut être réduit tantôt à une petite ouverture cicatricielle arrondie, tantôt présenter deux orifices par formation d'un pont de muqueuse, tantôt se rétracter par cicatrisation en forme d'entonnoir ou de cloison muqueuse. Le rétrécissement peut être court ou long, il peut enfin aboutir à l'oblitération par une membrane ou par des brides. On voit plus rarement l'atrésie du col et surtout des orifices tubaires succéder à des cautérisations trop fortes. Voir les altérations anatomiques au § 1, pages 5 et suiv.

Signes et diagnostic. — En cas de sténose, on voit survenir la dysménorrhée et la stérilité comme on l'a vu au § 3, page 34, en même temps qu'une inflammation primitive ou secondaire. Les phénomènes de stase se manifestent par de la tension et des nausées ou par des coliques.

En cas d'atrésie, les symptômes graves n'apparaissent qu'avec la puberté (voy. pages 20 et suiv.) ; on fera l'exploration au spéculum et à l'hystéromètre. S'il y a dans l'utérus une collection sanguine, séreuse ou purulente, on sentira une masse tendue et élastique occupant la place de l'organe. A la longue surviennent des phénomènes de périmétrite.

Traitement. — Outre la dilatation forcée et la discision des commissures du col, on pourra, en cas d'épaississement du col, pratiquer le procédé de von Winckel. Si le col est épaissi et allongé, on l'enlève avec une ligature élastique (page 60). S'il est seulement épaissi avec rétrécissement de l'orifice, on fera l'opération de Sims, décrite page 20 et on enlèvera de petits coins de tissus au niveau des quatre surfaces cruentées produites par les incisions commissurales. Sutures comme dans le procédé de Sims. On peut enfin faire l'excision du col d'après la méthode de Kaltenbach.

L'*atrésie acquise avec rétention de sang* est naturellement bien plus dangereuse que si elle était congénitale à cause d'une septicémie possible. Il faudra donc d'autant plus vite et d'autant plus largement permettre l'écoulement par une incision, faire ensuite un lavage phéniqué à 2 p. 100, maintenir l'orifice avec de la gaze iodoformée ou avec un drain (voy. p. 13).

L'*hématosalpinx et l'hématométrie dans le cas d'utérus bicorne* seront enlevées par la laparotomie.

L'*atrésie vulvaire* acquise sera traitée par destruction des adhérences et tamponnement iodoformé ou bien par incision et sutures des plaies séparément.

II. — FISTULES

Les fistules sont le plus souvent causées par l'accouchement, soit d'une façon immédiate par déchirure, soit secondairement par chute d'une eschare quelques jours après l'accouchement. D'autres fistules sont causées par un mauvais pessaire (surtout celui de Zwanck) ou par une opération, un corps étranger, un traumatisme, ou un processus ulcéreux perforant tel que les tumeurs malignes (voy. planches 85, 86, 88, 89), par une infection puerpérale gangrèneuse, une ulcération syphilitique, un calcul vésical, un abcès perforant péri ou paramétritique, une hématocèle, ou une grossesse extra-utérine (voy. *Atlas manuel d'obstétrique*, fig. 54) (1).

Il peut y avoir plusieurs fistules voisines les unes des autres (voy. les fig. dans le texte 40, 42 et 48 à 51).

§ 1. — Division des fistules.

(Pour mieux comprendre les ouvrages récents, voir la division classique de Fritsch dans le manuel de Veit.)

A. *Fistules urinaires.*

Anatomie pathologique. — Voici la classification faite suivant les organes dans lesquels s'ouvrent les deux orifices d'une fistule.

1° **Fistule urétro-vaginale** (fig. 37 in texte), s'ouvre au-dessous du tubercule vaginal;

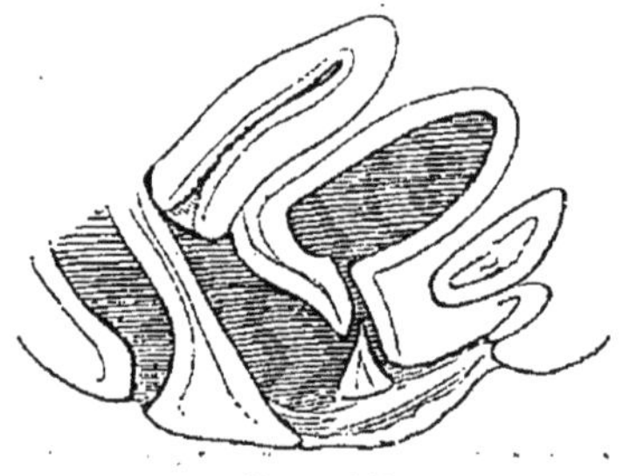

Fig. 37.

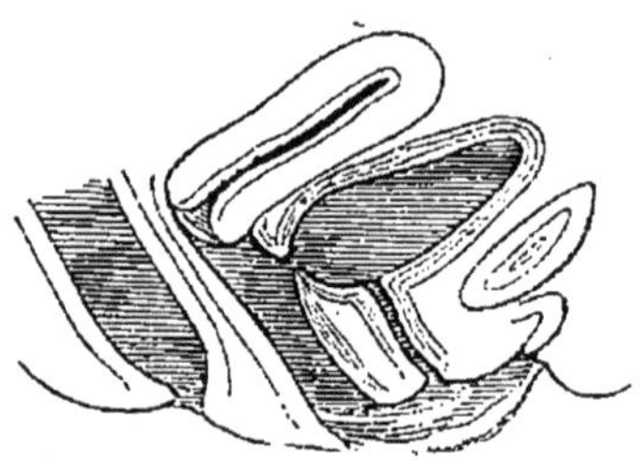

Fig. 38.

2° **Fistule vésico-vaginale** (fig. 38 in texte) la plus fréquente, peut se trouver en n'importe quel point de la paroi vésicale postérieure. Les plus habituelles sont situées près du cul-de-sac vaginal; si elle s'étend sur le col utérin elle devient la :

(1) *Atlas manuel d'obstétrique,* édition française par le docteur J. Potocki, p. 104.

3° **Fistule vésico-vagino-utérine, superficielle** (voy. fig. 39, in texte). Elle prend une importance particulière de ce que sa cicatrisation peut influer sur les lèvres cervicales et sur le canal cervical. Si la fistule pénètre dans le col, c'est la :

4° **Fistule vésico-vagino-utérine profonde** avec destruction de la lèvre antérieure du col (voy. fig. 40, in texte). Les deux dernières formes sont médianes et petites, résultant d'une pression

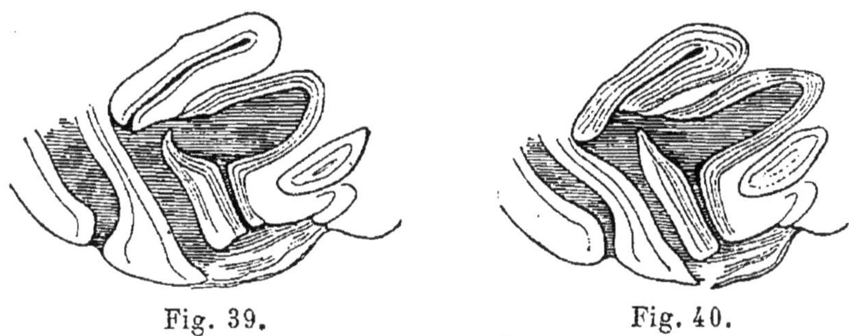

Fig. 39. Fig. 40.

contre la symphyse dans un bassin rétréci;

5° **Fistule vésico-cervicale** (voy. fig. 41 in texte). Elle est formée par un étroit conduit qui peut, à cause des rapports entre le col et le cul-de-sac vaginal, coexister avec la *fistule vésico-vaginale*

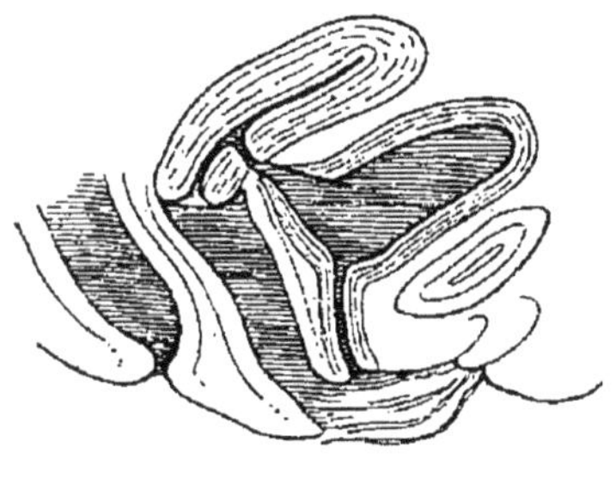

Fig. 41.

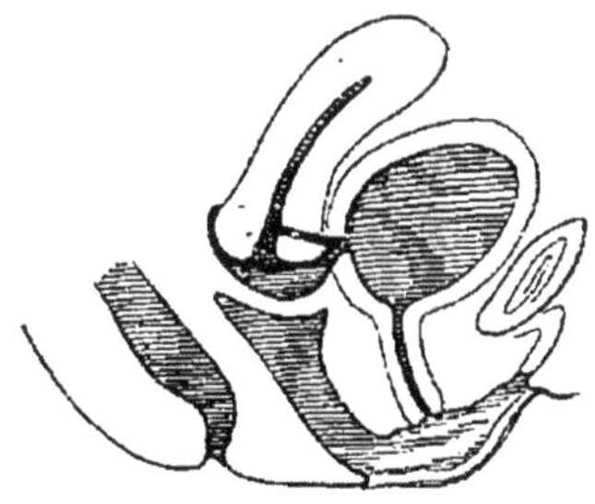

Fig. 42.

par dédoublement du canal à son extrémité (voy. fig. 42 in texte) ou dans toute son étendue.

Inversement, la perte de substance peut être latérale et atteindre l'embouchure de l'uretère dans la vessie. Si l'autre orifice se trouve sur la paroi vaginale, il en résulte la :

6° **Fistule vésico-uretéro-vaginale** (voy. fig. 43 in texte), elle répond au passage de l'uretère, sur le côté du cul-de-sac vaginal ou derrière lui.

Les fistules uretérales simples se produisent quand la lésion est élevée ; celles-ci peuvent du reste aboutir au vagin en tant que :

7° **Fistule uretéro-vaginale** ; comme pour toutes les fistules de l'uretère, son orifice est difficile à trouver à cause de son étroitesse. On la cherchera comme la précédente : souvent, elle s'ouvre comme l'urètre sur une saillie rougeâtre ;

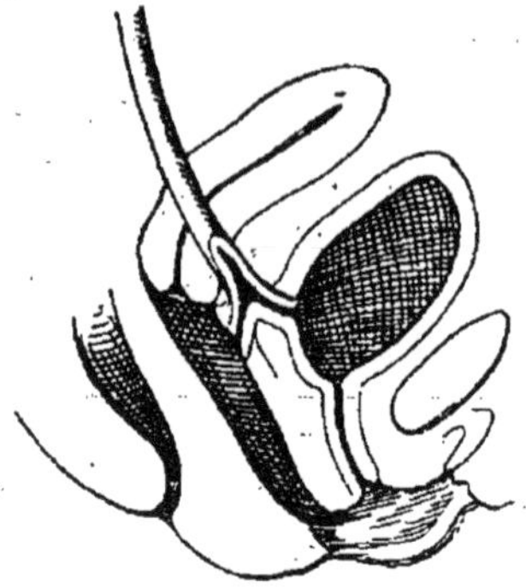

Fig. 43.

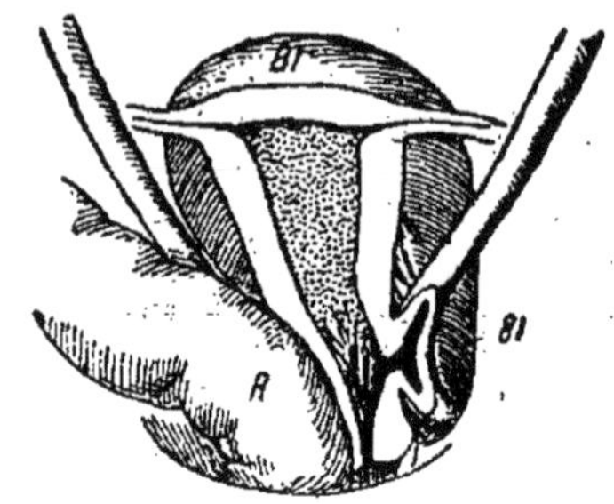

Fig. 45.

8° **Fistule uretéro-cervicale** (voy. fig. 45 in texte).

Il y a en outre des fistules uretéro-intestinales, et uretéro-pariétales. Une fistule urinaire d'origine spéciale est la :

9° **Fistule vésico-abdominale** (voy. fig. 46 in texte). Il y a différents degrés et des localisations variées. Elle est très rare et le plus souvent congénitale, rarement consécutive à une perforation par suite d'inflammation et d'adhérences vésicales.

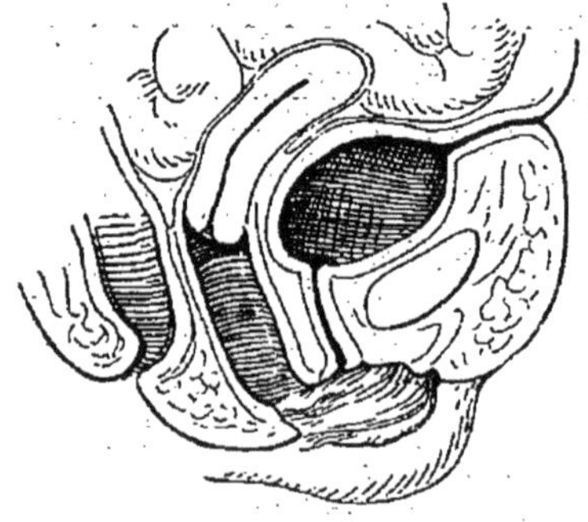

Fig. 46.

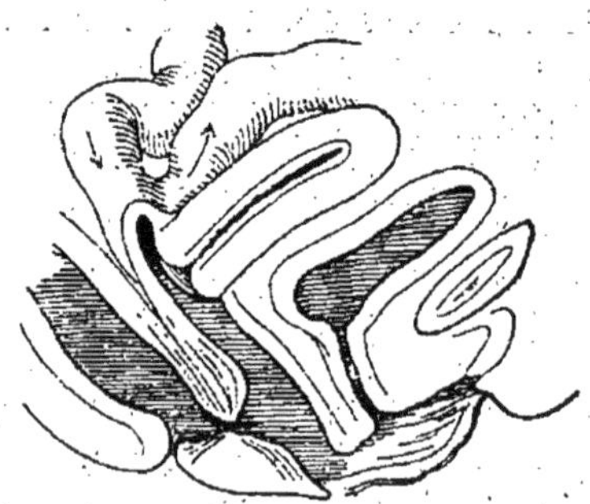

Fig. 48.

On les décrit comme fissures :

a) *Fissure vésicale inférieure* : restant au-dessous de la symphyse, souvent accompagnée de fissure du clitoris.

b) *Fissure vésicale supérieure* : dépassant la symphyse en haut. C'est une véritable fistule que la :

c) *Fistule vésico-ombilicale*, par persistance du canal de l'ouraque. La malformation congénitale la plus prononcée est :

d) *L'exstrophie de la vessie* : éversion (exstrophie, ectopie) de la vessie, avec ou sans fissure de la symphyse (voy. § 1).

10° **Fistule iléo-vésicale**, parfois **fistule iléo-uretéro-vésicale** (voy. fig. 51 in texte). Cette communication avec l'intestin grêle est la plus fréquente de celles qui se produisent entre la vessie et

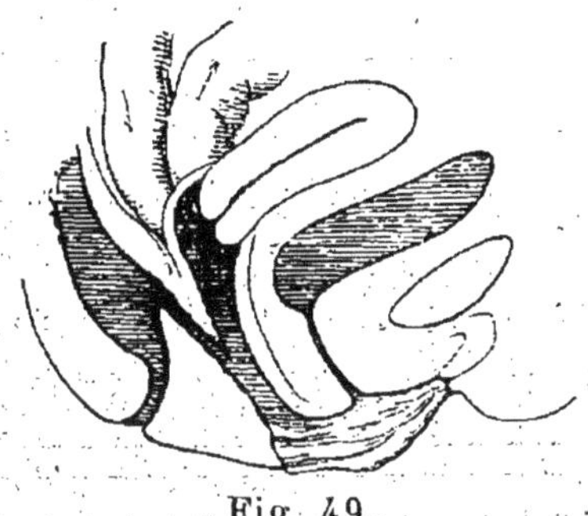

Fig. 49.

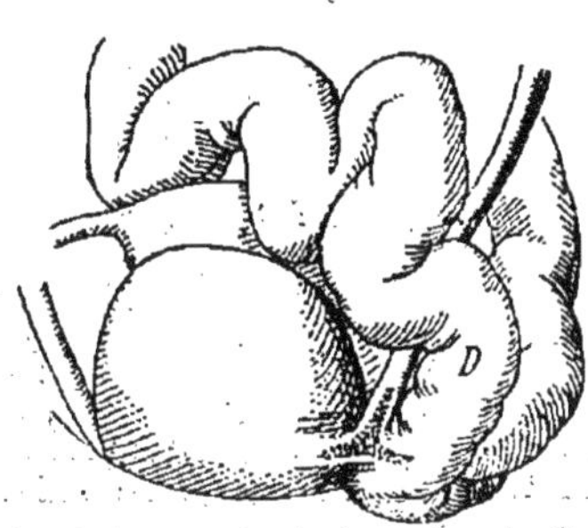

Fig. 51.

l'intestin par traumatisme ou ulcération perforante. Il peut aussi se former des fistules vésico-gastriques ;

11° **Fistule recto-vésicale**, parfois **recto-uretéro-vésicale** résultant d'un abcès perforant du bassin.

B. *Fistules intestinales.*

1° **Fistule recto-vaginale** (voy. fig. 49 in texte), ou fistule recto-vestibulaire (quand elle est au-dessous de l'hymen) ;

2° **Fistule iléo-vaginale** (voy. fig. 48 in texte). Le plus souvent il n'y a qu'un orifice latéral de l'intestin grêle qui s'ouvre dans le cul-de-sac vaginal, si bien que la plus grande partie des matières passent dans l'intestin. Si au contraire le bout supérieur de l'intestin au niveau de la rupture s'ouvre tout entier dans le vagin, l'évacuation des matières se fait entièrement par cette voie. C'est alors :

3° **L'anus contre nature iléo-vaginal** (voy. fig. 49 in texte). Ces deux variétés sont très rares, et aussi bien par le cul-de-sac péritonéal antérieur, que par celui de Douglas.

Il peut y avoir plusieurs fistules rapprochées (voy. fig. 40, 41, 42, 43, 49, 51 in texte).

Les dimensions et la forme des fistules varient beaucoup. D'ordinaire, elles sont larges au début, plus tard rétrécies cicatriciellement. Elles ont tantôt la forme d'un conduit, tantôt l'aspect d'une fissure. Les fistules vésico et recto-vaginales sont les plus larges. Leur longueur est en rapport avec leur origine; très longues et multiples par exemple quand un abcès s'ouvre dans deux cavités organiques. Le tissu cicatriciel entourera d'autant plus la fistule qu'il y a eu nécrose des tissus par écrasement et élimination progressive; tandis que les fistules par section nette sont entourées de tissu sain. Au début, une fistule fournit une certaine sécrétion et bourgeonne.

Les lésions concomitantes peuvent être assez importantes pour empêcher de trouver l'utérus à la palpation.

Si l'urine est évacuée d'une façon constante par la fistule, les organes qui ne lui livrent plus passage se rétrécissent, ou même s'oblitèrent, cela est du moins vrai pour l'uretère ou l'urètre. Comme en cas de large fistule vésico-vaginale la paroi vésicale pénètre dans le vagin, il en résulte souvent de l'inflammation catarrhale et la production de végétations, qui peuvent entraîner secondairement de la néphrite. D'autre part, il peut survenir de l'inflammation et des adhérences périvésicales.

De même, la muqueuse génitale s'enflamme et s'incruste y compris celle de la vulve, par suite de l'écoulement incessant de l'urine (qui se décompose peu à peu).

Il se développe également de la rectite. En cas d'ulcération perforante, il y a abaissement de l'organe ulcéré le premier, si bien que la fistule est oblique par rapport à l'orifice le plus ancien et le plus volumineux (voy. fig. 49 in texte).

Symptômes. — Ecoulement involontaire de l'urine, variable suivant la fistule, et suivant que la malade, couchée ou non, peut garder dans le vagin un peu d'urine à cause du gonflement de la vulve. L'écoulement ne suit pas immédiatement la blessure mais apparaît seulement au bout de plusieurs jours, à la chute de l'escarre.

Note additionnelle

[Il est remarquable de voir que telle malade conserve ses urines dans le décubitus dorsal tandis que telle autre a ou n'a pas d'incontinence suivant qu'elle se couche sur le côté droit ou sur le côté gauche. Ces variations sont en rapport avec la situatiou également variable de l'orifice vésico-vaginal. Habituellement il siège bas au voisinage du col vésical et près de la ligne médiane. D'autres fois, il est plus haut, près du col utérin, au fond du cul-de-sac vaginal antérieur. Les deux causes les plus fréquemment observées sont les accouchements d'une part et d'autre part les opérations d'hystérectomie vaginale, Dans ce dernier cas, la fistule est généralement petite, médiane, voisine du col vésical. A la suite des accouchements, on peut observer toutes les variétés, depuis les simples petites fistules dont l'oblitération, est des plus aisées, jusqu'au véritable cloaque, par compression et mortification en masse de la paroi vaginale antérieure. L'orifice de communication entre le vagin et la vessie peut être si petit qu'il échappe à un examen superficiel. On conseillait jadis de faire alors une injection de lait dans la vessie et d'examiner si le liquide pénètre dans le vagin. Actuellement on emploie un liquide teinté, tel par exemple que la solution de bleu de méthylène; on l'injecte dans la vessie et on regarde au spéculum si le liquide apparaît dans la cavité vaginale. Certains cliniciens recommandent l'usage d'une feuille de papier absorbant qu'on place contre la paroi antérieure du vagin ; elle est teintée par le liquide coloré à la hauteur à laquelle siège la fistule.

L'incontinence d'urine apparaît plus ou moins rapidement suivant sa cause. S'il s'agit d'une escarre, soit à la suite d'un accouchement, soit après une hystérectomie vaginale, l'urine ne s'écoule dans le vagin qu'au bout de quelques jours, à la chute de l'escarre. Si au contraire, la blessure de la vessie est faite par un instrument tranchant, ainsi que cela s'observe encore parfois dans l'hystérectomie vaginale, l'écoulement d'urine se produit immédiatement. Dans ce cas la réparation vésico-vaginale doit être faite séance tenante de même que la déchirure périnéale qui se produit au moment de l'accouchement devrait toujours être recousue sur l'heure].

1° En cas de *fistule urétro-vaginale*, le sphincter vésical et sa fermeture volontaire peuvent subsister [à condition qu'elle ne siège pas trop près du col vésical], mais le cours de l'urine n'est plus le même. [Il n'y a pas alors incontinence d'urine, puisque la malade garde ses urines, mais au moment de la miction, l'urine s'écoule dans le vagin. Ces fistules urétro-vaginales sont rares, du moins en tant que fistules isolées, le plus souvent, quand elles existent, elles sont associées à la fistule vésico-vaginale].

2° Dans la *fistule vésico-vaginale* avec orifice large que ne rétrécissent pas une bride cicatricielle, un calcul ou toute autre cause faisant soupape, il se produit un écoulement permanent.

3° En cas de *fistule vésico-vaginale profonde* ou *vésico-utérine*, la malade peut garder l'urine dans la position debout, tant que la portion inférieure de la vessie se remplit ; quand la malade est couchée, l'urine passe tout de suite dans le vagin.

De plus, dans la station debout, l'utérus agit en outre comme levier ou comme soupape, tiraillant ou déplaçant la paroi et l'orifice de la fistule en s'abaissant, ou bien l'oblitérant avec le col (fistules vésico-uretéro-utérines ou vaginales).

4° En cas de *fistule uretérale*, il y a émission volontaire d'urine car le conduit étroit se dilate peu et aussi parce que l'urine d'un seul rein s'écoule par la fistule. Pendant la miction une certaine quantité sort par le vagin. [La coexistence de l'incontinence et de l'écoulement par le vagin avec la présence d'urine dans la vessie avec miction volontaire est un symptôme très favorable à l'hypothèse d'une fistule uretérale. Cependant une fistule vésico-vaginale haut placée peut à la rigueur donner lieu à la même symptomatologie].

5° Les petites *fistules recto-vaginales* ne livrent passage qu'à des gaz et à des matières liquides diarrhéiques, qui sortent indépendamment de la volonté de la malade. Si la fistule est large, il passe également des matières moulées ; la quantité de matières passant par le vagin diminue progressivement par suite du rétrécissement cicatriciel.

L'urine qui baigne tout présente une odeur pénétrante ; il y a du catarrhe des organes génitaux, des ulcérations sur les téguments externes. [Ces ulcérations et ces éruptions sont parfois très étendues : elles siègent non seulement sur les grandes lèvres et la région périnéale mais elles gagnent la face interne des cuisses qui deviennent rouges et très sensibles. D'autres fois on constate une véritable pigmentation de la peau de ces régions sous l'influence de l'écoulement incessant de l'urine]. Les malades sont exposées aux refroidissements, il survient des troubles dans le sommeil et l'appétit. La malade est condamnée à rester isolée ; elle peut difficilement travailler et devient une charge pour son entourage, ce qui la conduit au marasme. Les fistules intestinales ont à peu près le même résultat. Après des années, les malades succombent à l'affaiblissement général.

Note additionnelle.

[Il s'agit en somme d'une infirmité extrêmement pénible et l'on comprend que pour s'y soustraire les malades aient le courage de se soumettre à des opérations répétées. Seules les fistules intestinales sont dangereuses au point de vue de la vie, sauf cependant dans certains cas de fistules uretérales car alors il existe presque toujours un certain degré de rétrécissement cicatriciel de l'uretère fistuleux et par suite il survient des accidents de rétention puis d'infection secondaire du rein correspondant. A ce point de vue du danger quoad vitam, il y a lieu de distinguer, parmi les fistules intestinales, les fistules rectales et les fistules de l'intestin grêle. Celles du rectum ou de l'anse sigmoïde constituent une infirmité très désagréable mais elles n'entravent pas la nutrition. Il n'en est pas de même, si la fistule siège sur l'intestin grêle et surtout s'il s'agit d'une large fistule terminale siégeant sur un point élevé de l'intestin grêle, non loin du duodénum. Dans ce cas, en effet, la dénutrition survient promptement et le danger est si pressant qu'il nécessite une opération presque d'urgence. Cette variété de fistule intestinale est heureusement très exceptionnelle. Le plus souvent, il s'agit d'une fistule latérale temporaire qui se tarit spontanément. Telle est celle qu'on observe parfois à la suite de l'hystérectomie vaginale. J'ai eu tout récemment l'occasion d'en relever un fait. Il s'agissait d'une jeune femme atteinte de salpingite suppurée grave avec pelvipéritonite et cellulite pelvienne, j'avais dû faire d'urgence une incision du cul-de-sac postérieur, suivant la méthode préconisée par Laroyenne pour parer à des accidents aigus ; cettle incision avait eu pour résultat d'ouvrir successivement quatre poches, deux de péritonite pelvienne séreuse, deux de péritonite suppurée. A la suite de cette première opération, on vit la température tomber immédiatement. Mais les douleurs persistantes et surtout la constatation au toucher d'une volumineuse masse annexielle adhérente, située en arrière de l'utérus, me décidèrent à pratiquer au bout de quelques jours une hystérectomie vaginale secondaire. Cette deuxième opération, extrêmement laborieuse, fut suivie au troisième jour, par conséquent au moment de la chute d'une escharre, de la production d'une fistule entéro-vaginale. Peu à peu la fistule se rétrécit spontanément et au bout d'un mois, il ne restait plus au fond du vagin qu'un petit trajet suppurant (qui se tarit lui-même ultérieurement), le cours des matières étant redevenu tout à fait normal].

Diagnostic. — Les fistules de la paroi vaginale antérieure sont des plus faciles à reconnaître, par simple exploration digitale si elles ont le diamètre de l'extrémité du doigt. On pourra faire passer une sonde ou un cathéter par l'orifice anormal.

Une fistule étroite ou latérale, en s'ouvrant dans le canal cervical, sera reconnue en injectant un liquide coloré dans la vessie (lait, permanganate de potasse), et sa situation sera établie grâce au spéculum. On pourra encore fixer les tissus qui l'environnent avec des pinces à griffes et en reconnaître le trajet avec une sonde fine. Si la fistule aboutit dans l'utérus, on éversera les lèvres du col, ou bien on en fera la dilatation ou la discision. Les sténoses doivent être combattues tout d'abord.

Si l'urine s'écoule et qu'un liquide coloré ne passe pas, c'est qu'il s'agit d'une fistule uretérale (voir l'anatomie pathologique). On distingue la fistule uretéro-utérine de la fistule vaginale correspondante à ce qu'en tamponnant l'orifice cervical le vagin reste sec. Pour mieux déterminer le passage de l'urine, on colore celle-ci en faisant absorber du bleu de méthylène (quelques heures avant l'examen).

Si l'on reste dans le doute, on fera la cystoscopie après dilatation de l'urètre avec le spéculum urétral de Simon et on palpera la muqueuse vésicale. Ce procédé peut aussi servir si l'on suppose l'existence d'une autre fistule vésicale (fistule iléo-vésicale). Comme dernier moyen, Trendelenburg fait la cystotomie haute (taille sus-pubienne).

L'apparition des matières fécales dans le vagin prouve l'existence d'une fistule intestinale (Iléon ou colon, rectum).

[Les matières sont liquides dans les fistules de l'intestin grêle, et les aliments sont d'autant moins transformés que la fistule siège plus près du jéjunum ; ce qu'on peut apprécier au microscope. Dans les fistules recto ou colo-vaginales, les matières sont dures, solides, et ne surviennent qu'à certains moments, par une sorte de défécation].

Traitement. — Le procédé actuel de traitement est la fermeture par une intervention *sanglante* de la *fistule urinaire*. Ici encore plus que dans la colporraphie, il faut un

Planche LVII. — *Hématocèle rétro-utérine* en rapport avec une grossesse extra-utérine. Dans le caillot je trouvai un embryon de trois semaines (en haut et à gauche près de la trompe).

soin minutieux. Si l'urètre est rétréci on le dilatera avant de fermer la fistule.

On fera la discision des lèvres du col avant d'opérer une fistule cervicale.

Les fistules uretérales seront fermées au moyen d'un lambeau ovalaire qui sera suturé sur une sonde introduite dans l'uretère (après création préalable d'une fistule vésico-vaginale, taille vaginale pour placer la sonde uretérale) (Simon, Schede). Ou bien l'extrémité de l'uretère sera libérée avec la muqueuse environnante et réimplantée dans la vessie (Mackenrodt). Si la voie vaginale n'est pas possible à suivre, on libérera l'uretère par laparotomie latérale, on le conduira vers la vessie et on l'y abouchera sans ouvrir le péritoine. L'opération faite en ouvrant le péritoine est plus grave.

Si les opérations typiques échouent on pourra faire une fermeture transversale du vagin (colpocleisis de Simon), c'est-à-dire créer un réservoir urinaire dans la partie supérieure du vagin qui ne s'ouvre plus que dans la vessie, ou faire l'hystérocleisis, c'est-à-dire aviver et suturer les lèvres du col. On peut d'une façon analogue fermer les fistules vésico-vagino-utérines en appliquant sur l'orifice la lèvre antérieure ou postérieure du col, ou même le corps utérin en flexion extrême (Freund). L'état créé par le colpocleisis n'est pas parfait à cause des incrustations, de l'inflammation, etc., si bien que dans quelques cas, il faut supprimer cette oblitération. Dans un cas de ce genre, à Munich, Von Winckel put ensuite de nouveau guérir une fistule.

Traitement post-opératoire. — Laver immédiatement après la vessie avec un antiseptique (voir en même temps si on a réussi en injectant du lait ou du permanganate). Plus tard, il suffit de faire le cathétérisme si la malade n'urine pas spontanément; parfois, on mettra une sonde à demeure. Repos au lit quelques jours seulement. Enlever les sutures au bout de cinq jours, si ce sont des soies, au bout de huit si ce sont des crins. Injections vaginales s'il y a un écoulement fétide. Opération complémentaire au bout de quatre semaines si cela est nécessaire.

Les **fistules recto-vaginales** doivent être le plus souvent traitées opératoirement et cela presque sans exception en taillant un lambeau vaginal et en suturant par des points profonds comme dans la fistule vésicale. Les fistules très étroites, avec déchirure anale, ou celles qui surviennent à la suite d'une périnéorraphie seront fermées par dissection de toute la cloison recto-vaginale. Pendant plusieurs jours auparavant on donnera des purgatifs; les deux cavités seront lavées avec des antiseptiques. Au cours de l'opération, on abaisse avec des pinces à griffes le bord supérieur de la fistule et le rectum est oblitéré au-dessous d'elle au moyen d'un tampon. Après l'opération, diète liquide, et purgatif doux au bout de 3 à 5 jours.

Les **fistules iléo-vaginales** seront fermées en détruisant avec l'entérotome l'éperon intestinal, de façon qu'après la fermeture au moyen d'un lambeau de l'orifice intestino-vaginal le contenu de l'intestin puisse aisément reprendre son cours dans l'anse fermée.

Les *cautérisations* à l'acide nitrique fumant, à l'acide sulfurique, au chlorure de zinc, à la pâte de Vienne, à la potasse caustique, au nitrate d'argent, etc., sont infidèles, surtout agissent très lentement et enfin rendent les tissus impropres à une opération qui pourra devenir nécessaire (formation autour de la fistule d'un tissu dur et peu vascularisé). Elles peuvent donc être employées pour les fistules longues, étroites, bourgeonnantes, et sont contre-indiquées si leurs bords sont durs et rétractés. On pourra les combiner à la sonde à demeure de Fritsch (voy. page 177).

Note additionnelle.

[Les fistules vésico-vaginales ont été pendant longtemps traitées en France par le procédé dit américain ou procédé de Marion Sims et Bozeman qui n'était autre que l'ancien procédé français de Jobert de Lamballe amélioré. Une technique plus perfectionnée, des soins plus minutieux permettaient d'obtenir parfois la guérison, alors que jadis l'échec opératoire était presque constant.

A l'heure actuelle, c'est surtout au procédé du dédoublement, ou procédé de Duboué (de Pau) qu'on a recours; Ricard a eu le mérite d'attirer à nouveau l'attention des chirurgiens français sur cette méthode en 1896. Nous étudierons les détails de ces techniques dans le tome II (1). Qu'il nous suffise ici de donner les indications principales.

Un des points importants de l'opération de la fistule vésico-vaginale, est la préparation de la malade, Berger a eu raison d'y insister. Il ne faut pas oublier en effet qu'on a souvent affaire à des malades dont la perforation vésico-vaginale s'est produite au moment d'un accouchement laborieux et qu'elle s'est accompagnée de déchirures et d'altérations plus ou moins graves des parois vaginales. Le tissu de cicatrice a entraîné la formation de brides sous-muqueuses, d'indurations plus ou moins étendues, qui donnent à l'ensemble du vagin, et particulièrement au voisinage de la fistule, un aspect dur et scléreux : le vagin est rétréci, son canal est dévié. Il faut donc commencer par assouplir ces parois par des bains répétés, par des massages, par des dilatations à l'aide de tampons glycérinés ou avec des ballons de caoutchouc ; les brides fibreuses doivent être sectionnées. En un mot, avant de fermer la fistule, il faut d'abord restaurer le vagin.

Une désinfection soignée du vagin doit naturellement précéder le temps de l'oblitération de la fistule. Celle-ci se pratiquera d'autant plus aisément que le champ opératoire sera mieux exposé, et, ainsi que l'a bien dit Ricard, il ne faut pas craindre d'exercer des tractions sur la paroi vaginale à l'aide de pinces érignes pour l'abaisser vers la vulve. En cas de besoin, on ne doit pas hésiter à se donner du jour en *débridant* la vulve. Les sutures seront faites de préférence aux fils d'argent ou aux crins de Florence qui irritent moins les tissus que la soie et exercent une action plus prolongée et plus efficace que les catguts.

Après l'opération, le vagin est lavé, asséché et légèrement tamponné à la gaze iodoformée. L'application de la sonde à demeure est de première importance. On emploiera de préférence une sonde de de Pezzer de gros calibre qu'on maintiendra ouverte et qu'on prolongera par un tube de caoutchouc jusqu'à un urinal renfermant une solution de sublimé. Il faut constamment surveiller cette sonde et s'assurer qu'elle fonctionne normalement ; sitôt qu'elle a tendance à s'obstruer par le mucus vésical ou les dépôts phosphatiques, on fera de l'aspiration pour rétablir la perméabilité de sa

(1) Voy. *Atlas manuel des opérations gynécologiques*, édition française, par J. Bouglé, 1903.

lumière et au besoin on renouvellera la sonde. Les fils sont enlevés du huitième au douzième jour, mais la sonde doit tremaintenue jusque vers le seizième jour.

Je signalerai encore le procédé élégant de Braquehaye (1) qui n'est applicable que dans les cas de fistule étroite. La fermeture est assurée par une double épaisseur de tissus empruntés à la paroi vaginale; un premier plan est formé par la muqueuse vaginale qui borde l'orifice de la fistule et qu'on a retournée, face libre vers la vessie, par un mouvement de charnière effectué au niveau des bords de la fistule après libération circulaire de la muqueuse vaginale à une certaine distance de l'orifice. Ce premier plan muqueux est suturé sur la ligne médiane en bourse ou à points séparés au catgut; par dessus on fait un second plan en disséquant la muqueuse vaginale en dehors de la première incision circulaire et en venant la suturer également sur la ligne médiane par des points séparés aux fils d'argent ou aux crins de Florence.

Je ne parlerai que pour mémoire des procédés indirects du traitement des fistules vésico-vaginales par la voie ischio-rectale (Michaux) ou par la voie sus-pubienne transvésicale (Trendelenburg, Pousson, Mac Gill, Emmet, Duplay). Ces procédés ne se trouvent que bien rarement indiqués.

Quant au *colpocleisis* ou fermeture du vagin en avant de la fistule, c'est une méthode à laquelle il faut renoncer à cause de ses inconvénients; le diverticule vaginal de la vessie ainsi obtenu offre une disposition fâcheuse parce qu'il expose à la rétention partielle et à la stagnation de l'urine et par suite à l'infection et à l'incrustation par des dépôts calcaires et phosphatiques.

L'*épisiorraphie*, ou fermeture de la vulve, est plus défectueuse encore puisqu'elle augmente les dimensions du diverticule vaginal de la vessie.

Les *fistules uretérales* peuvent être *uretéro-utérines* ou *uretéro-vaginales*, ces dernières sont de beaucoup les plus fréquentes, les premières étant exceptionnelles.

La fistule uretéro-utérine est généralement une fistule uretéro-cervicale. Quant aux fistules uretéro-vaginales, elles sont le plus souvent *uretéro-vésico-vaginales* ; les fistules *uretéro-vaginales* « pures » sont habituellement consécutives à l'hystérectomie vaginale.

(1) Voy. Braquehaye et Rouville, *Consultations gynécologiques*.

Le traitement des fistules uretéro-vaginales est délicat. On peut tenter la fermeture de la fistule en adoptant la voie détournée suivante qui consiste à transformer la fistule uretéro-vaginale en uretéro-vésico-vaginale, on fixe l'uretère à la vessie, puis on ferme la fistule vésico-vaginale.

Une autre méthode est la *greffe uretérale*. Cette greffe peut être faite dans l'intestin (colon ou rectum) ou dans la vessie. L'*abouchement uretéro-vésical* est pratiqué par la voie vaginale ou après incision abdominale. Dans les deux cas, on fait une uretéro-cysto-néostomie. Par la voie vaginale, l'opération est très laborieuse et donne très souvent des échecs. Par l'abdomen, on peut employer la voie transpéritonéale ou la voie sous-péritonéale. Cette dernière qui paraissait plus séduisante et moins dangereuse est en réalité beaucoup plus difficile et c'est à la voie transpéritonéale qu'on a recours habituellement. Je lui dois pour ma part un succès. Mais ainsi qu'il arrive souvent, ce succès est incomplet en ce sens que la malade présente de temps à autre des douleurs du rein correspondant et des phénomènes de rétention consécutifs sans doute à un rétrécissement du nouvel orifice uretéro-vésical. C'est là la principale objection à faire à cette opération ; les accidents peuvent être assez sérieux pour nécessiter une néphrectomie secondaire. Malgré cela, je ne pense pas que l'on doive de parti pris pratiquer la néphrectomie d'emblée dans le cas de fistule uretérale. Il faut toujours tenter tout d'abord la guérison c'est-à-dire la fermeture de la fistule et ce n'est qu'en désespoir de cause qu'on se décide à enlever le rein.

Les fistules *urétro-vaginales* compliquent parfois les fistules vésico-vaginales basses, ce sont les fistules *urétro-cervico-vaginales*, la lésion siégeant au niveau du col de la vessie, ou bien, il s'agit de fistules urétro-vaginales pures. Leur guérison nécessite une opération autoplastique souvent très complexe qu'on taille en lambeau sur les petites lèvres, ou sur le vagin. Dans un cas Legueu adopta un procédé analogue à celui recommandé par Duplay dans le traitement de l'hypospadias masculin.

Les *fistules stercorales* comprennent les *fistules recto-vaginales* et les *entéro-vaginales*. Quant aux fistules entéro-utérines, elles sont tout à fait exceptionnelles.

Les *fistules recto-vaginales* sont les plus importantes. Nous ne nous occupons ici que des fistules acquises, les fistules congénitales ayant été signalées plus haut à propos des malformations.

Le mode de traitement le plus usuel, celui qui est applicable dans le plus grand nombre des cas de fistules recto-vaginales est le *dédoublement* du périnée suivant laméthode préconisée par L. Tait pour la périnéorraphie. On incise le perinée transversalement, et on décolle la paroi vaginale antérieure de la face antérieure du rectum. On continue cette manœuvre jusqu'à la fistule et même on la prolonge au-dessus du pourtour supérieur de l'orifice anormal. Puis on suture séparément l'orifice vaginal et l'orifice rectal. Cette double oblitération faite on termine en plaçant quelques points de suture profonds qui reconstituent le périnée de la même façon qu'on procède lorsqu'il s'agit d'une simple périnéorraphie.

On a eu recours également aux procédés d'avivement simple et de dédoublement suivant la même technique que celle employée par Duboué pour les fistules vésico-vaginales.

Dans un cas de fistule recto-vaginale élevée, Segond a imaginé un procédé très ingénieux auquel on pourrait avoir recours avec avantage le cas échéant. Après avoir isolé le vagin du rectum et fermé la communication vaginale, ce chirurgien résèque la portion inférieure du rectum sous-jacente à la fistule puis, abaissant le segment rectal supérieur, il le fixe à l'anus.

Les *fistules entéro-vaginales* ont été traitées par la voie vaginale ou par la voie abdominale.

Quand il s'agit d'une petite fistule latérale, telle que celle qui succède à certaines hystérectomies vaginales avec annexites suppurées et adhérentes, la guérison de la fistule s'opère spontanément par le rétablissement du cours normal des matières.

La fistule complète, véritable anus contre nature vaginal, nécessite une opération. On a proposé de l'exécuter par le vagin ; cette voie n'est possible que dans des cas exceptionnels, lorsque le vagin est large et que l'anse intestinale perforée peut être mobilisée et abaissée dans le vagin.

Dans la grande majorité des cas, il vaudra mieux agir par la voie abdominale et alors selon la disposition et les adhérences de l'anse ouverte dans le vagin, on fera la libération de cette anse et son occlusion, ce qui constitue l'opération idéale, ou bien, s'il est impossible de détacher l'anse fixée dans le vagin, on en pratiquera l'*exclusion* en établissant une anastomose latérale ou terminale et en isolant de cette façon le segment d'intestin ouvert dans le vagin.

Toutes ces opérations contre les fistules stercoralesnécessitent des soins préliminaires « de préparation » aussi minutieux que ceux que nous avons signalés comme traitement préparatoire des fistules vésico-vaginales : désinfection soignée du vagin et du rectum, vacuité de l'intestin par des purgations répétées et régime lacté exclusif pendant la semaine qui précède l'opération].

III. EPANCHEMENTS SANGUINS TRAUMATIQUES

Les épanchements sanguins traumatiques peuvent se produire dans le tissu cellulaire qui entoure les organes génitaux constituant un *hématome*, ou dans la cavité péritonéale, c'est l'*hématocèle intra-péritonéale*.

§ 1. — Hématome, *a*) de la vulve, *b*) rétro-, péri-, ou anté-utérin extra-péritonéal.

(Hématocèle extrapéritonéale.)

a) **Hématome de la vulve** (voy. planche 51, fig. 1). Il apparaît brusquement, en provoquant du prurit et des douleurs, sous forme d'une tumeur rénitente, fluctuante, bleuâtre, translucide, au niveau des grandes lèvres.

Traitement. — Vessie de glace et compression. Si la peau semble devoir se nécroser : incision, tamponnement iodoformé. La guérison se fait lentement.

[L'hématome de la vulve est un accident relativement assez fréquent qui survient dans des conditions spéciales et nécessite un traitement approprié. Le sang s'épanche dans le tissu cellulaire extrêmement lâche de la grande lèvre, d'où la production rapide d'un hématome considérable. Le point de départ de l'hémorragie est le tissu vasculaire connu sous le nom de bulbe du vagin ou mieux « bulbe de la vulve » situé à la base adhérente de la grande lèvre. Il est d'origine traumatique ou consécutif à une opération de la région. Lorsqu'on enlève un kyste de la glande de Bartholin ou qu'on excise une poche de bartholinite suppurée, le bistouri entame le bulbe et ouvre quelques vaisseaux de cette région ; si l'on n'a pas soin de faire des sutures profondes, « en capiton » avec une longue aiguille courbe, telle que l'aiguille d'Emmet, qui assurent l'hémostase, l'hémorragie se produit à peu près fatalement, et si les sutures superficielles ne sont pas suffisamment rapprochées, après avoir distendu la grande lèvre au maximum, le sang écarte les bords de la plaie cutanée et s'écoule au dehors. La perte de sang peut être assez abondante pour entraîner la mort ; j'ai vu un cas, dans lequel je fus appelé auprès d'une malade véritablement exsangue à la suite d'une hémorragie de cette nature. Il y a donc là un danger qu'il faut bien connaître car il peut être évité avec la plus grande facilité.

A côté de cet *hématome opératoire*, je signalerai l'*hématome traumatique* consécutif à la chute à califourchon sur un corps dur (par exemple, comme cela a été observé maintes fois, sur la barre de fer qui sépare les places sur l'impériale des omnibus). Il se fait une rupture sous-cutanée du bulbe de la vulve et un hématome parfois très volumineux de la grande lèvre correspondante. En cas d'hémorragie persistante, et pour éviter le sphacèle menaçant de la peau sous la pression sanguine on devra pratiquer l'ouverture de la poche et l'hémostase par suture en capiton. A une période plus avancée, l'hématome peut suppurer et nécesiter une incision évacuatrice].

b) ***Hématome rétro, péri, et anté-utérin extra-péritonéal*** (Voy. planche 38, fig. 3). — Il se développe surtout dans le ligament large descend parfois le long du vagin jusqu'au plancher pelvien. A la suite d'un traumatisme (chute) on observe un brusque collapsus avec douleurs violentes dans le bassin ; il y a du ténesme vésical et rectal. La fièvre et la réaction péritonéale n'apparaissent que si le ligament large se rompt et si une hématocèle intra-péritonéale se forme secondairement dans le cul-de-sac de Douglas.

Dans le premier cas, la palpation bimanuelle permet de constater que le Douglas est vide, que le cul-de-sac vaginal postérieur est au contraire abaissé ou bien qu'il existe une tumeur rénitente placée sur le côté de l'utérus. Il se produit sans doute de petites déchirures ligamenteuses avec la formation d'un épanchement inappréciable, mais pouvant, par la distension aiguë de l'appareil ligamenteux, aboutir à la rétroversion et à l'abaissement des organes génitaux internes. J'ai souvent observé des cas de ce genre à la suite d'efforts violents et de chutes à la renverse chez des sujets faibles. Il survient d'abord des douleurs durant des jours et des semaines, des pertes, des troubles menstruels qui disparaissent avec des précautions mais s'exacerbent de temps en temps, surtout au moment des règles, ou à la suite de refroidissements et constituent ainsi un lieu de moindre résistance pour les infections puerpérales ou opératoires.

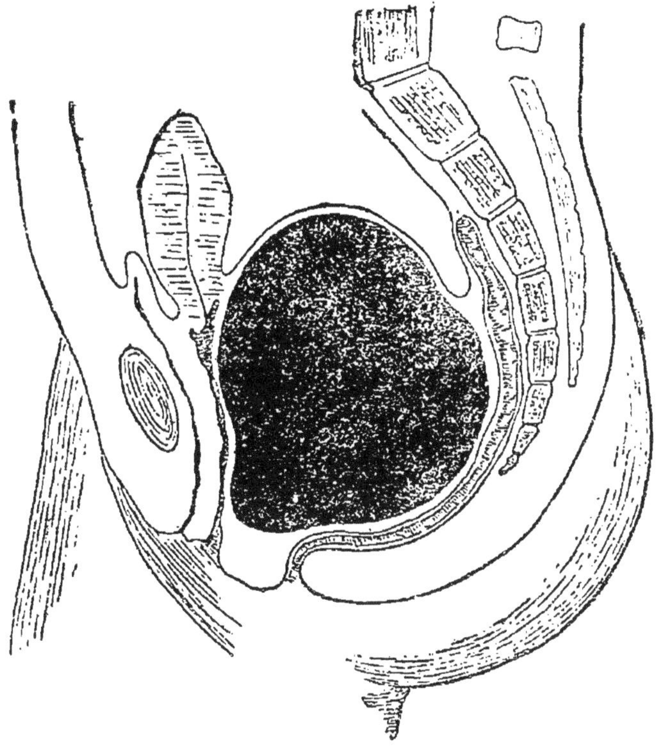

Fig. 52. — Hématocèle extra-péritonéale

Traitement. — Repos, dans le décubitus horizontal, la tête basse. Analeptiques. Tamponnement vaginal et sac de sable sur l'abdomen. Incision en cas de nécessité.

§ 2. — Hématocèle rétro-utérine intra-péritonéale.

Définition et étiologie. — L'hématocèle rétro-utérine intra-péritonéale donne lieu brusquement, généralement à la suite d'une menstruation interrompue, et sans causer de fièvre, à une tumeur élastique, tendue, qui fait bomber le cul-de-sac de Douglas dans le vagin et est accolée à l'utérus. Plus tard, peuvent survenir des phénomènes fébriles et des caillots brunâtres sont évacués par l'utérus. Souvent la trompe et son orifice abdominal apparaissent au milieu de la masse sanguine. Elle est recouverte de couches fibrineuses, probablement par suite d'hémorragies successives, et en haut adhère aux anses intestinales par l'intermédiaire

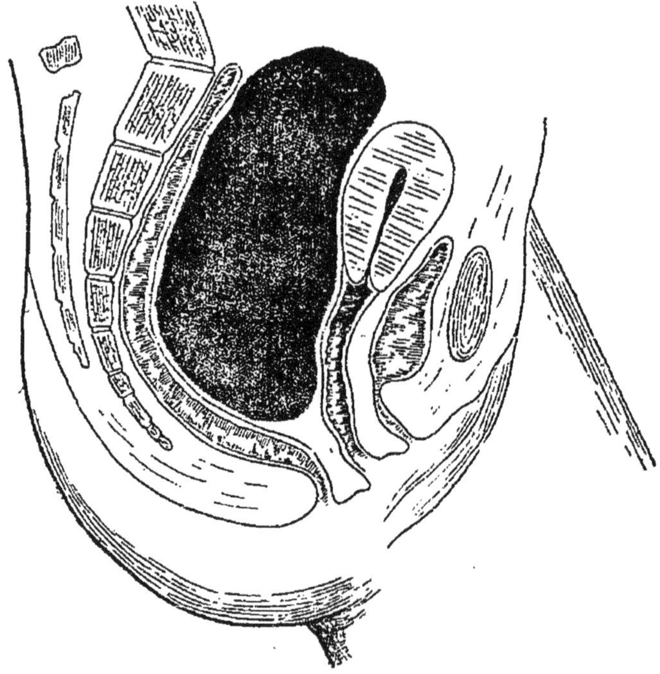

Fig. 53. — Hématocèle intra-péritonéale, retro-utérine.

de fausses membranes. Le plus souvent, toujours peut-être, la grossesse extra-utérine en est la cause (J. Veit) ; assez souvent on peut reconnaître des villosités ou même l'embryon, comme cela m'est arrivé sur une pièce contenant un embryon de deux semaines au plus à la clinique gynécologique d'Heidelberg (voy. planche 57). L'utérus est en antéposition.

Note additionnelle.

[Il est fréquent même lorsque la grossesse est assez avancée, soit de deux à trois mois, de ne pas retrouver trace de l'embryon qui est en quelque sorte digéré et résorbé par les éléments vivants du caillot. Mais même dans ces cas, on observe sur la trompe, au niveau de sa rupture, un caillot adhérent, siège de l'implantation de l'œuf. La rup-

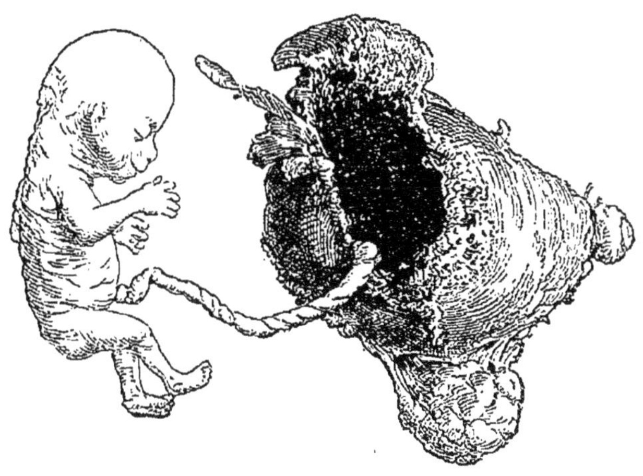

Fig. 54. — Rupture de grossesse tubaire (d'après Howard A. Kelly).

ture de la trompe se produit presque toujours dans sa portion ampullaire et au niveau de son bord libre, d'où l'irruption du sang dans la cavité péritonéale. Dans les cas rares où la rupture se produit au niveau du bord adhérent de la trompe, l'hémorragie se fait dans l'épaisseur du ligament large; on se trouve en présence d'un hématome plus ou moins volumineux de ce ligament. L'examen histologique permet dans les cas douteux d'affirmer l'origine de l'hémorragie (Pilliet). On trouve en effet en un point de la paroi tubaire un caillot adhérent, envahi par des vaisseaux plus ou moins contournés et dilatés en lacs sanguins, et dans le voisinage on rencontre, infiltrant la paroi tubaire, des cellules chargées de pigment sanguin.

L'hématocèle rétro-utérine n'est pas toujours due à la rupture d'une grossesse tubaire, elle peut résulter d'un simple *avortement tubaire*. Dans ce cas l'œuf à un moment donné, généralement proche de la période de conception, se détache de la paroi tubaire sur laquelle il s'était greffé et est expulsé dans la cavité péritonéale à travers l'orifice abdominal de la trompe (fig. 55). A sa suite s'écoule une quantité de sang plus ou moins abondante, en général beaucoup moindre toutefois que lorsqu'il s'agit de la rupture d'une grossesse tubaire.]

Très rarement, l'hémorragie est assez importante pour passer par dessus les ligaments larges et gagner le cul-de-sac péritonéal antérieur (vésico-utérin).

Les autres causes d'hématocèle sont : l'hématosalpinx

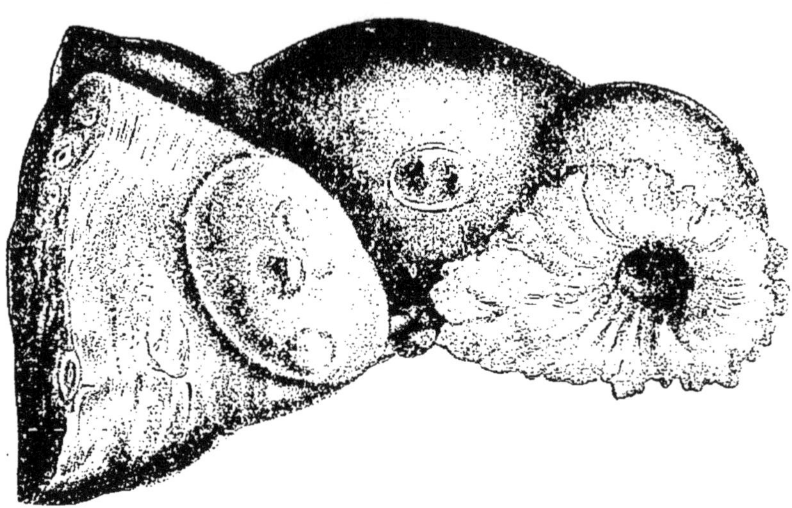

Fig. 55. — Grossesse dans la trompe droite, avortement tubaire (d'après Howard A. Kelly).

(avec hématométrie en cas d'atrésie), la rupture de varicocèle et de varices des annexes de l'utérus, la rupture d'un organe abdominal, la pachypelvipéritonite hémorragique (périmétrite).

Note additionnelle.

[Depuis qu'on connaît la fréquence des grossesses extra-utérines, les autres causes d'hémorragie rétro-utérine ont beaucoup perdu de l'importance que les anciens auteurs leur attribuaient. La grossesse peut exceptionnellement siéger au niveau de l'ovaire (fig. 56); cette *grossesse ovarienne* donne naissance elle aussi à une hémorragie par rupture. *L'hématosalpinx* en dehors de la grossesse est tout à fait exceptionnel ; parfois cependant on peut l'observer et dans des conditions spéciales, notamment en cas de torsion d'un hydrosalpinx. Sous l'influence de cette torsion, il se produit un trouble circulatoire dans la paroi de la trompe hydropique et au niveau de son pédicule ; celui-ci est noir et présente des points thrombosés. Sous l'influence de l'hypertension sanguine, des hémorragies se produisent dans la trompe et transforment le liquide primitivement séreux en liquide séro-hématique ou même franchement hématique. Ces torsions des tumeurs liquides de la trompe ne semblent pas être aussi rares qu'on l'avait primitivement supposé ; dans ces dernières années on en a décrit en France un certain nombre d'observations. Pour ma part, j'ai eu l'occasion d'en opérer trois cas, dont un, tout récemment, dans lequel la poche tubaire était remplie de sang et simulait une grossesse développée dans la trompe.

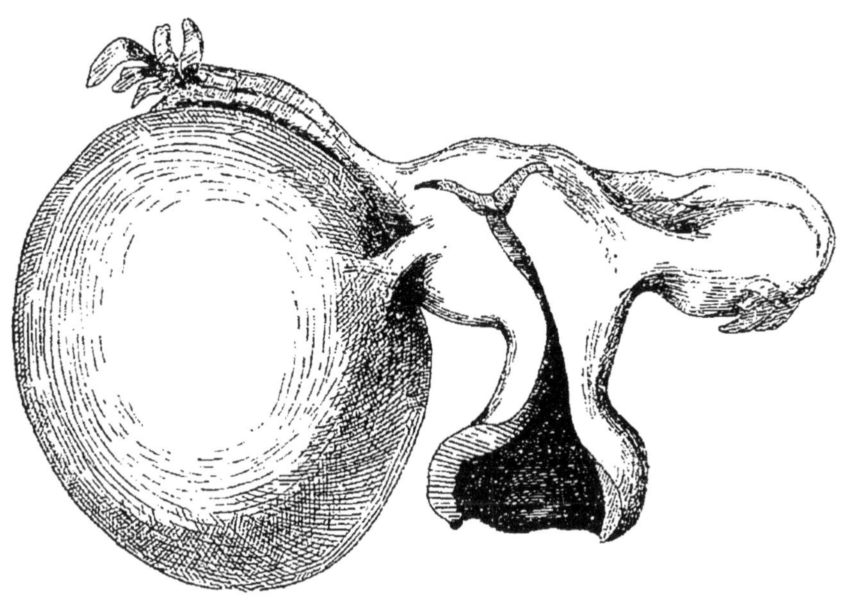

Fig. 56. — Grossesse ovarique interne.

La *pelvi-péritonite hémorragique* doit être bien exceptionnelle ; de même les ruptures de *varicocèle pelvien* n'ont sans doute qu'une importance bien minime dans l'étiologie des hématocèles rétro-utérines.

Par contre je pense que certaines crises douloureuses avec réaction péritonéale plus ou moins intense sont en rapport avec l'écoulement d'une faible quantité de sang provenant soit de l'ovaire, soit de la trompe perméable au niveau de l'ostium abdominale, et résultant d'une ovulation défectueuse. Les accidents se produisent au moment des règles et peuvent momentanément revêtir une allure grave, surtout chez les femmes nerveuses à réaction vive, donnant naissance à un véritable ictus péritonéal, simulant soit une forte hémorragie interne, soit une pelvipéritonite. Puis au bout de quelques heures la crise se calme, les douleurs se localisent dans le cul-de-sac de Douglas qu'un examen attentif montre empâté et douloureux. La guérison survient spontanément, en quelques jours, par résorption de la faible quantité de sang épanché dans la cavité péritonéale].

Symptômes. — Collapsus brusque et douleurs dues à l'irritation péritonéale. S'il n'y a pas infection de la masse sanguine par les trompes ou par la périmétrite, la résorption se fait sans élévation de température ; ailleurs il y a de violentes douleurs de péritonite et de la fièvre.

Par l'utérus s'écoule un sang noirâtre (provenant d'après von Winckel à travers les trompes de la masse sanguine collectée). La compression des organes voisins entraîne des névralgies des ovaires (voy. chapitre II, § 1), du plexus sacré avec irradiations dans les cuisses, de la dysménorrhée, de la constipation, des envies fréquentes d'uriner.

Si l'hémorragie se reproduit, comme cela s'observe surtout en cas de périmétrite, il y a subitement une nouvelle aggravation, jusqu'à ce que se fasse enfin la résorption. Rarement il se fait une ouverture dans une cavité organique (surtout dans le rectum) avec danger de suppuration. Après la résorption des adhérences subsistent.

Diagnostic. — Exploration bimanuelle faite avec précaution, pour éviter d'une part une nouvelle hémorragie, d'autre part pour que la tumeur déjà encapsulée ne se répande pas de nouveau dans la grande cavité péritonéale, enfin pour ne pas y faire pénétrer des microorganismes contenus dans la trompe. En outre le toucher du cul-de-sac vaginal postérieur est très douloureux. De même toutes les manœuvres de cathétérisme ou les incisions doivent être laissées de côté.

L'utérus est placé en avant; le cul-de-sac vaginal postérieur est soulevé par une masse élastique et tendue. L'espace de Douglas est rempli par elle et arrondi, si bien que les contours de la tumeur se continuent avec le fond de l'utérus. Aussi peut-on le confondre avec un utérus gravide ré-

Planche LVIII. Fig. 1. — *Ascite libre*, la malade se tenant debout. Dans le décubitus dorsal, le liquide (séreux ou sanguinolent) descend contre la colonne vertébrale. La limite antérieure de la matité s'abaisse. Elle présente une concavité supérieure (tandis que les tumeurs ont une matité convexe en haut, se modifiant peu). Par le décubitus latéral, la matité se déplace de nouveau tandis que le liquide descend dans le côté ; le flanc tourné en haut donne une sonorité tympanique (au lieu de la matité précédente). Par la percussion et la palpation on obtient de la fluctuation, la sensation d'une onde qui se déplace.

L'ascite se produit dans les tumeurs malignes (kystes végétants de l'ovaire, et de l'intestin, etc.), la tuberculose du péritoine, la péritonite exsudative (sans compter les stases d'origine cardiaque, pulmonaire, rénale, hépatique, etc.).

Le liquide retiré par ponction n'a qu'une faible densité (1) 1010 à 1015 : Il renferme beaucoup de fibrine, de caillots, d'albumine (2) si c'est un exsudat d'origine inflammatoire (comme par exemple dans la tuberculose). On y trouve des globules rouges, des cellules épithéliales, des cellules de dimensions variables avec granulations graisseuses (quelques cristaux de cholestérine). Le poids spécifique peut dépasser 1018, signe qu'il s'agit d'inflammation. Si c'est une transsudation par stase, pas de fibrine, ni de caillots, seulement quelques globules sanguins et de larges cellules épithéliales pavimenteuses.

Planche LVIII. Fig 2. — *Hématocèle rétro-utérine intra-péritonéale*, voy. planche 57.

Planche LVIII. Fig. 3. — *Hématome rétro-utérin extra-péritonéal. Utérus en rétroversion et rétroflexion.* Le cul-de-sac de Douglas est libre, mais entouré comme le rectum et le cul-de-sac vaginal par une tumeur fluctuante qu'on peut appeler hématome sous-péritonéal pelvien. Il se produit par rupture de vaisseaux ou d'organes (*Atlas d'obstétrique*, planche 58) ou par la rupture de varices.

Planche LVIII. Fig. 4. — *Gros myome sous-séreux situé à la face postérieure de l'utérus* ; à mettre en parallèle avec les trois autres figures de cette planche représentant des tumeurs rétro-utérines remplissant le cul-de-sac de Douglas. Il peut simuler une rétroflexion (cathétérisme). Utérus repoussé en avant. Saillie dans le rectum de la paroi vaginale par une tumeur solide apparue peu à peu et sans fièvre, adhérente à l'utérus, ainsi que le démontre l'exploration bimanuelle, suivant les mouvements imprimés au col.

(1) Le poids spécifique doit être mesuré à la température de l'appartement avec l'aréomètre. S'il dépasse 1018 : il correspond à un exsudat inflammatoire, renfermant beaucoup d'albumine.

(2) Détermination de la quantité d'albumine : 10 à 50 cmc. dans 10 volumes d'eau. Faire bouillir après avoir faiblement acidulé à l'acide acétique étendu. Laver le précipité à l'eau, l'éther, l'alcool, sécher et peser.

trofléchi, surtout si celui-ci est environné de périmétrite. (Voir le diagnostic différentiel aux « kystes de l'ovaire »). Les antécédents et les symptômes décrits donnent les autres éléments de diagnostic. La réduction de volume et la formation de bosselures sur la tumeur sans apparition de fièvre sont en faveur de l'hématocèle.

Note additionnelle.

[Au moment de la rupture de la grossesse tubaire, la malade ressent une douleur extrêmement forte, syncopale et si à ce moment on prend la température, on peut constater soit une température normale, soit de l'hypothermie, 36°, 36°5. La température redevient bientôt normale, à moins qu'il ne s'agisse d'une hémorragie très abondante : dans ce dernier cas, la température reste basse, ou baisse encore jusqu'à la mort. La terminaison fatale peut en effet survenir en quelques heures par hémorragie interne dans certains cas de grossesse tubaire. Dans les cas ordinaires, la température s'élève à 38°, 38°5, au bout de quelques jours, parfois même au bout de quelques heures. Il faut bien savoir que cette hyperthermie ne correspond pas à une transformation purulente de la masse sanguine ; elle est seulement due au travail de résorption de l'épanchement. C'est un phénomène constant que d'observer une élévation de température chaque fois qu'une certaine quantité de sang s'est accumulée dans une cavité séreuse ; on le retrouve dans les hémarthroses, surtout chez les enfants (Broca), dans les hémothorax, etc. Le même fait peut être observé dans les épanchements sanguins produits au sein du tissu cellulaire ; quoiqu'il soit alors moins constant et généralement moins accentué. On a discuté pour savoir quelle était la cause de l'hyperthermie ; je pense qu'elle est en rapport avec la résorption des ferments de la fibrine.

A une période plus tardive, l'élévation de la température peut être réellement due à une infection du sang épanché ; à un moment donné même, le sang peut être complètement transformé en pus, qui conserve une coloration brune indiquant son origine hématique. L'auteur allemand pense que l'infection du sang se fait par la trompe ou par la périmétrite ; elle doit être due surtout au voisinage de l'intestin, et parfois à des microorganismes charriés par le sang circulant dans les vaisseaux, en un mot, il s'agirait dans ce dernier cas d'une infection d'origine sanguine. C'est ainsi qu'on peut expliquer les suppurations d'hématocèle se produisant au cours d'une maladie infectieuse, telle que la grippe. Mais la cause la plus fréquente d'infection doit être la pénétration d'agents septiques provenant de l'intestin. Il ne faut pas oublier en effet que l'épanchement sanguin se produit dans la cavité péritonéale, qu'il n'est entouré par aucune paroi propre, et que la limite supérieure est formée par les anses intestinales enveloppées de leur nappe péritonéale. Celles-ci s'agglutinent, se recouvrent de fausses membranes fibrineuses et s'immobilisent, autant de conditions favorables à la migration des microorganismes à travers leurs parois. On observe alors des frissons, une élévation parfois très accentuée de la température avec grandes oscillations, une recrudescence de la douleur et du malaise jusqu'à ce que la poche soit évacuée par une incision ou par une rupture spontanée dans le rectum.

Les malades atteintes d'hématocèle n'ont habituellement pas de passé génital, elles n'ont pas eu de salpingite ; la grossesse tubaire et sa rupture se produisent sur une trompe saine ou du moins sur une trompe ne présentant pas de lésions inflammatoires importantes. Au toucher on sent, dans le cul-de-sac postérieur, une masse volumineuse, arrondie, saillante, dure, refoulant l'utérus en avant, et souvent en haut. On reconnaît que le col est élevé et appliqué contre la face postérieure de la symphyse pubienne, en même temps l'utérus est immobilisé. Par le palper abdominal combiné au toucher on délimite mieux la masse qui occupe le cul-de-sac de Douglas, remontant plus ou moins haut, débordant le détroit supérieur dans le cas de grand épanchement, empiétant plus d'un côté que de l'autre, ce qui permet souvent de reconnaître si c'est la trompe droite ou la trompe gauche qui s'est rompue. Dans certains cas, l'épanchement intrapéritonéal du cul-de-sac de Douglas provoque de l'œdème, de l'infiltration du tissu cellulaire sous-péritonéal et on sent une induration en plaque sur la paroi postérieure du vagin, descendant plus ou moins bas vers la vulve ; en même temps la muqueuse vaginale est épaissie et prend une teinte violacée. A côté de cette forme classique, il est des cas où l'épanchement sanguin ne peut pas se faire dans le cul-de-sac de Douglas, celui-ci est effacé par des adhérences anciennes ; le sang se répand alors autour de l'utérus, en avant de cet organe, dans le cul-de-sac vésico-utérin et au-dessus de l'utérus. On a alors les symptômes physiques non plus d'une tumeur pelvienne mais bien d'une tumeur abdominale.

La métrorragie concomitante de l'apparition de la tumeur et des accidents généraux est un symptôme important. Elle est en rapport avec la poussée congestive qui se produit sur tout l'appareil génital au moment de la rupture de la trompe gravide. Le sang est noir, épais, d'une odeur forte, plus ou moins abondant, renfermant des débris pseudo-membraneux qu'on prend souvent pour des débris de caduque, alors qu'il ne s'agit que d'une fausse caduque. La rupture de grossesse extra-utérine est en effet très souvent confondue avec une simple fausse couche, surtout à cause du rejet de débris pseudo-membraneux qu'on observe dans les deux cas.

Parmi les antécédents, le renseignement le plus important à relever est le retard ou l'absence des règles ; au moment où se produisent les accidents aigus et la métrorragie, la malade a un retard de règles de quelques jours, de quelques semaines, rarement de quelques mois. Mais il faut savoir que le fait n'est pas constant, de même que certaines femmes dont la grossesse est normale continuent à avoir leurs règles pendant le ou les premiers mois.

Enfin un dernier renseignement important pour établir le diagnostic est fourni par l'étude des dernières règles. Je suppose que les accidents remontent à un mois ou un mois et demi ; tous les troubles du début se sont apaisés, la malade conserve seulement quelques douleurs dans le ventre, et un sentiment de gêne et de pesanteur, il est intéressant de noter que très fréquemment au moment de la poussée congestive qui correspond à la nouvelle période de règles il survient de nouveaux accidents comparables à ceux du début, généralement moins accentués, parfois au contraire davantage. La malade est reprise de douleurs, de phénomènes péritonéaux (ballonnements, vomissements bilieux ou porracés, arrêt des gaz, constipation, rapidité et petitesse du pouls), et la métrorragie reparaît. On peut même observer ces accidents entre deux périodes menstruelles, quinze jours après la dernière crise. A chaque nouvelle poussée, on constate que la tuméfaction pelvienne rétro-utérine est non seulement plus douloureuse, mais plus tendue et augmentée de volume ; il s'est fait une nouvelle hémorragie intra-abdominale. Cette forme de l'*hématocèle à poussées hémorragiques successives* est relativement fréquente ; elle est fort utile à connaître au point de vue du diagnostic et aussi au point de vue thérapeutique de façon à poser nettement les indications opératoires].

Traitement. — Repos au lit absolu, éviter toute exploration et toute manœuvre interne. Vessie de glace, opium ou morphine, ou chloral en lavement (pour empêcher l'action du cœur). Si le collapsus se prolonge, et si l'on croit à une grossesse extra-utérine : laparotomie (1).

S'il y a menace de rupture de la poche sanguine, s'il y a de violentes douleurs avec phénomènes fébriles et si la tumeur ne diminue pas, on incisera le point le plus saillant par le vagin, on drainera la poche et on la lavera chaque jour sous une faible pression. Vessie de glace, diète lactée, lavements, laxatifs légers. Ou bien laparotomie. S'il y a perforation dans le rectum, ne pas faire d'exploration qui risque d'infecter.

La tendance à la résorption sera favorisée par des résolutifs (voy. § 7). Repos pendant les menstruations suivantes au cours desquelles peut aisément se produire une nouvelle hémorragie.

Pronostic — Plus le traitement ci-dessus sera rapidement institué, plus il y aura de chances pour que la résorption se fasse d'une façon complète en quelques semaines ou quelques mois. En cas de perforation, le pronostic est en rapport avec les soins d'antisepsie ; l'ouverture dans le rectum est des plus favorables.

Note additionnelle.

[Il n'est pas douteux que nombre de petites hématocèles méconnues ou prises pour de petites poussées de pelvipéritonite ou de cellulite pelvienne guérissent spontanément par le repos au lit. La résorption de l'épanchement sanguin se fait normalement, sans l'intervention de la chirurgie, et comme traces il reste seulement quelques adhérences ou quelques brides dans le Douglas qui le comblent partiellement et immobilisent plus ou moins l'utérus. En sorte que s'il survient une nouvelle grossesse extra-utérine et qu'elle se rompe, l'épanchement ne pourra plus s'accu-

(1) Voy. *Atlas manuel d'obstétrique*, édition française par Potocki, p. 200.

muler dans le cul-de-sac de Douglas, mais se formera autour et au-dessus de l'utérus. (Pour le dire en passant, la récidive de grossesse tubaire, la production de deux grossesses tubaires successivement et avec un intervalle plus ou moins long sur les deux trompes n'est pas un phénomène exceptionnel, Varnier en a cité de nombreux faits dans ces derniers temps).

A côté de ces petits épanchements sanguins méconnus, il faut placer les hématocèles rétro-utérines enkystées, dont le volume reste immuable, bien que les accidents remontent à plusieurs semaines : une ou plusieurs périodes menstruelles sont venues depuis le début sans aucun nouvel incident. En ce cas on est autorisé à pratiquer la simple *colpotomie*. Le cul-de-sac vaginal postérieur ouvert par une incision en croissant dont la cavité embrasse et rase la face postérieure de l'utérus, on écarte les deux lèvres du vagin et on aperçoit le péritoine du cul-de-sac de Douglas qui bombe et présente une coloration bleue violacée, noirâtre, caractéristique. On l'incise largement et les caillots noirs, poisseux, qu'on a justement comparés à du raisinet, sont évacués à l'aide d'une grande curette ou même d'une cuiller à soupe comme le conseille Segond. L'évacuation doit être aussi complète que possible et suivie d'un lavage à l'eau bouillie très chaude qui achève de détacher les caillots. On a conseillé de curetter les parois de la poche, cette pratique offre quelque danger d'hémorragie et ne doit être employée qu'avec une grande douceur. On maintient à demeure pendant quelques jours dans la poche un drain en croix en caoutchouc.

La colpotomie est encore l'opération de choix dans les cas de suppuration d'une vieille hématocèle ; l'indication est précise, il s'agit d'évacuer une collection suppurée du cul-de-sac de Douglas, l'incision du cul-de-sac postérieur est l'opération la plus simple, la plus bénigne et la plus efficace.

En dehors de ces deux indications, hématocèle enkystée, et surtout hématocèle suppurée, la *voie vaginale doit céder le pas à la voie abdominale*. A vouloir traiter toutes les hématocèles par la voie vaginale, on s'exposerait à des hémorragies graves ainsi que cela est arrivé fréquemment alors que la voie vaginale était généralement adoptée. On a publié des faits dans lesquels à la suite de l'incision du cul-de-sac postérieur il s'était produit une hémorragie artérielle menaçante nécessitant la laparotomie d'urgence pour assurer l'hémostase. Ces faits répondaient aux hématocèles à poussées hémorragiques successives que je signalais plus haut. D'une façon générale, on peut dire que la laparotomie est l'opération de choix pour les grossesses tubaires rompues, elle permet de faire une toilette soignée de la cavité péritonéale, d'enlever la trompe au niveau de laquelle s'est faite la rupture et qui est toujours plus ou moins altérée secondairement. La laparotomie devient l'opération de nécessité en présence de l'hématocèle cataclysmique, ou bien lorsqu'il faut agir contre une hématocèle à poussées hémorragiques successives].

IV. CORPS ETRANGERS DES ORGANES GÉNITAUX ET DE LA VESSIE

Les corps étrangers introduits dans les organes génitaux peuvent produire une lésion au moment même de leur pénétration, ou bien en raison d'un séjour prolongé causer des accidents inflammatoires. Le traitement du premier groupe sera institué d'après les règles indiquées aux § 1 et 2.

§ 1. — Corps étrangers.

Ils peuvent pénétrer dans la vessie, le vagin ou dans l'utérus de quatre façons différentes :

a) Instrument placé dans un but thérapeutique et abandonné dans une de ces cavités : morceau de canule, pessaire incrusté, aiguilles, tampons, laminaires, longs fils de soie à suture, sonde entière ou fragmentée, ce qui arrive facilement si la sonde est élastique, etc.

b) Dans un but de masturbation, ou par des manœuvres criminelles ou perverses ; épingles à cheveux, étui à aiguilles, bougies, crayons, pommes de pin, boîtes à pommade, bobines, tampons, éponges, pessaires occlusifs (destinés à éviter la fécondation), aiguilles à tricoter, et autres instruments pointus dans un but abortif.

c) Par chute sur une palissade pointue et autres accidents semblables.

d) Par une cause d'origine interne : tumeurs perforantes, comme les kystes dermoïdes (dents, cheveux, comme sur la planche 45, 2) pénétrant dans le rectum), grossesse extra-utérine (*Atlas manuel d'obstétrique*, planche 54)(1), kystes hydatiques, fistules d'autres organes creux, débris d'ovules restés dans l'utérus. Calculs vésicaux.

Les conséquences ont été signalées au chap. III, § 11 (catarrhe vésical), et chap. maladies inflammatoires, §§ 2 et 3 et à la page 91, pour ce qui concerne les pessaires oubliés. Il se produit le plus souvent de l'inflammation, des ulcérations, des fistules.

Traitement. — L'extraction des pessaires incrustés a été décrite p. 91. Toute extraction d'un corps contenu dans les voies génitales doit être précédée d'une injection désinfectante (d'une part à cause de l'inflammation existante et de la sécrétion fétide qui l'accompagne, d'autre part à cause des lésions de la muqueuse qui peuvent aisément se produire au cours de l'extraction).

On enlèvera avec le doigt, et prudemment les corps pointus. Si on échoue, on les saisira avec un instrument (pince à griffes, pince à polypes, crochet) tout en protégeant avec soin la muqueuse contre les pointes qui la menacent. Les objets allongés seront saisis à une de leurs extrémités.

Si on échoue encore, on tâchera de fragmenter les objets ou l'on fera des débridements. Dans ces cas, il faut endormir la malade.

Les corps étrangers de la *vessie* seront diagnostiqués grâce au cathéter métallique, ou par l'exploration bimanuelle, ou par la dilatation de l'urètre (voy chap. III, § 11, catarrhe vésical, page 172). Cette dernière manœuvre servira également à l'extraction. La pince à griffes est introduite le long du doigt jusqu'au corps étranger qu'elle saisira par une de ses extrémités. Au besoin on cherchera le corps étranger au cystoscope. Il est parfois utile de remplir la vessie d'eau boriquée. Si le corps étranger est trop gros on le fragmente ; si cela est impossible, on fera la taille vaginale ou chez les enfants la taille hypogastrique.

[En cas de corps étranger rigide, tel qu'un crayon, on peut, pour l'entraîner, employer l'instrument *redresseur* de Collin, d'une grande ingéniosité et d'un maniement facile. Le corps étranger saisi en travers dans la vessie est redressé mécaniquement de façon à venir se placer dans l'axe de l'appareil et par conséquent de l'urètre. Grâce à une vis

(1) Edition française, par le docteur J. Potocki, page 310.

spéciale, on fait mouvoir le corps étranger redressé de façon qu'une seule de ses extrémités déborde les cuillers (voy. fig. 57).

Les épingles à cheveux sont enlevées à l'aide d'un ins-

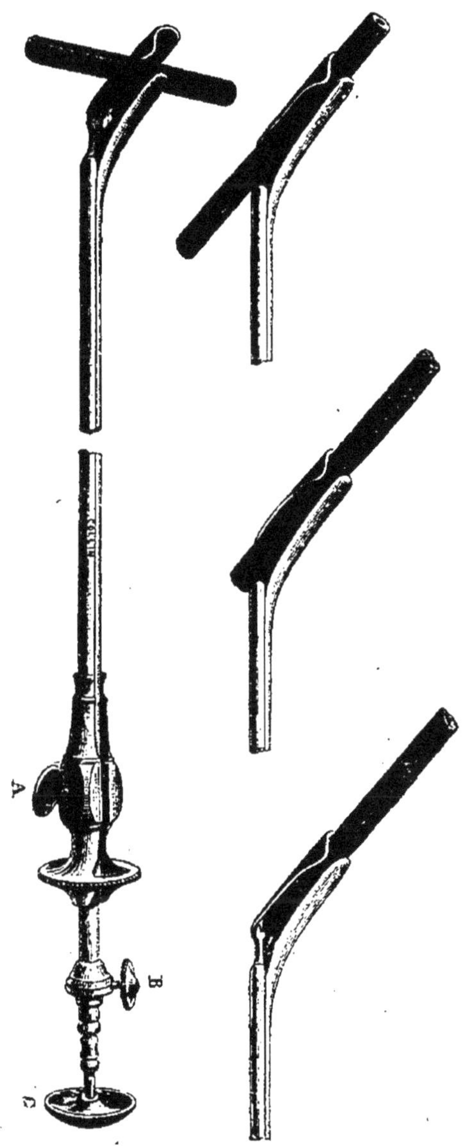

Fig. 57. — Instrument pour l'extraction des corps étrangers.

trument en crochet (voy. fig. 58), ou bien à son défaut on

peut avoir recours à un simple tire-boutons. Lorsque l'épingle se place en travers dans la vessie, son extraction devient plus difficile, les tractions exercées sur une des branches ont souvent pour effet d'exagérer l'engagement de la pointe dans la muqueuse vésicale, en sorte qu'il faut en définitive pratiquer la taille vaginale pour effectuer l'extraction de l'épingle. Des calculs phosphatiques secondaires se déposent parfois autour des corps étrangers, notamment autour des épingles (voir fig. 59). On conçoit l'importance qu'il y a dans ce cas à établir le diagnostic d'une façon précise car la lithotritie serait dangereuse, c'est à la taille qu'il faut recourir. La cystoscopie rend les plus grands services pour l'exploration du corps intra-vésical].

Les *calculs vésicaux* diffèrent des autres corps étrangers aux points de vue étiologique, symptomatique et thérapeutique, et diffèrent aussi de ceux qu'on trouve chez l'homme. Cette dissemblance existe déjà dans l'enfance, la brièveté et la largeur de l'urètre féminin permettent à des calculs gros comme une cerise de le traverser, si bien qu'il arrive rarement que des calculs puissent se développer par dépôts d'urates.

Etiologie et symptômes. — Tous les corps étrangers, y compris les dépôts muqueux et purulents de la cystite ainsi que les tumeurs sont incrustés par la précipitation d'urates, de phosphates, d'oxalates. Toute inflammation vésicale, toute rétention complète ou partielle d'urine (paraysie vésicale, cystocèle) peuvent aussi entraîner la formation de calculs. Inversement, les calculs provoquent aussi le catarrhe vésical si bien que leurs symptômes se combinent.

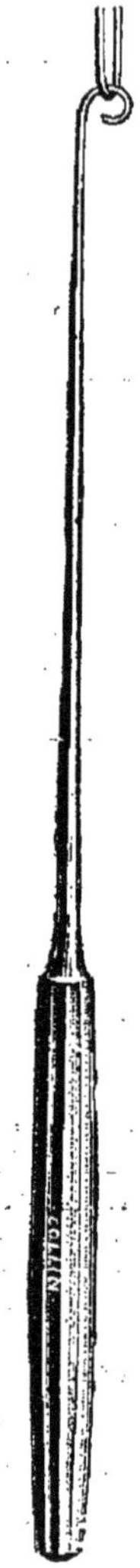

Fig. 58. — Crochet pour extraire les épingles à cheveux.

Le calcul irrite la vessie, d'où hyperémie, hypersécrétion, hémorragies, douleurs (locales et irradiées dans les organes génitaux, la région sacrée, les mem-

Planche LIX. Fig. 1. — *Paramétrite gauche et postérieure.* Par suite d'infection puerpérale ou opératoire (laminaire, tige intra-utérine) se produit une inflammation du tissu para-utérin (ou para-vaginal : paravaginite) qui s'étend dans les ligaments larges et utéro-sacrés. Il se forme une tumeur inflammatoire jaunâtre, gélatineuse et pâteuse (voy. planche 61, fig. 2 et histologie, planche 40, fig 2) qui repousse l'utérus en sens opposé. Plus tard se produisent des rétractions dues à des brides, des déplacements, enfin des coudures de l'utérus. C'est ainsi que la rétraction des ligaments utéro-sacrés amène l'antéflexion utérine, celle de la cloison vésico-utérine amène des rétroversions et des rétroflexions. D'autres déviations se produisent suivant les adhérences périmétritiques. s'ajoutant aux précédentes. . . . .

On peut encore voir l'inflammation s'étendre au tissu cellulaire mésentérique et périvésical. Un abcès se produira facilement et se rompra dans le vagin, le rectum ou la vessie, ou à la paroi abdominale au-dessus de l'arcade crurale, ou bien descendra vers la cuisse, le périnée ou l'échancrure sciatique.

Les infections aiguës traumatiques peuvent aussi causer la mort par septicémie aiguë généralisée.

Planche LIX. Fig. 2. — *Kyste glandulaire multiloculaire myxoïde intra-ligamentaire et rétropéritonéal de l'ovaire gauche* (voy. planche 68). Dû à la prolifération de l'épithélium germinatif des follicules de Graaf (1) ou de l'épithélium cuboïde revêtant la surface de l'ovaire (voy. *Atlas manuel d'obstétrique*, planche 2) (2) accompagnée de gonflement du tissu cellulaire qui le contient et lui apporte ses vaisseaux (voy. planche 72) : *adénome kystique.*

Planche LIX. Fig. 3. — *Pyosalpinx gauche* (voy. planches 18 et 19, 39).

Planche LIX. Fig 4. — *Adénome kystique dans un ovaire carcinomateux.* L'utérus est antéfléchi et repoussé en avant par un kyste myxoïde situé au dessus et en arrière de lui. Celui-ci a subi la dégénérescence carcinomateuse ; les parties solides se sont développées dans le fond du Douglas et enveloppent le rectum qui a subi ainsi un rétrécissement infranchissable. Ascite, nombreuses adhérences et métastases dans les divers organes. Dans ce cas, il a fallu créer un anus artificiel.

bres inférieurs). Contractures. Le frottement local provoque des ulcérations, des abcès perforants, des fistules.

Dans l'urine on trouve donc : du mucus, du pus, du sang, des cellules pavimenteuses.

Diagnostic. — On le fera à l'aide de l'exploration bi-

(1) Steffeck a montré la présence d'ovules dans des adénomes kystiques récents.

(2) Edition française, par le docteur J. Potocki, page 22.

manuelle, du cathétérisme, de la cystoscopie, de l'introduction d'un spéculum après dilatation de l'urètre plus ou moins forcée, et élévation du bassin (méthode de Rose).

Ces manœuvres permettront de sentir et de voir le calcul. On reconnaîtra s'il se trouve dans un diverticule ou dans une hernie de la vessie en introduisant une sonde

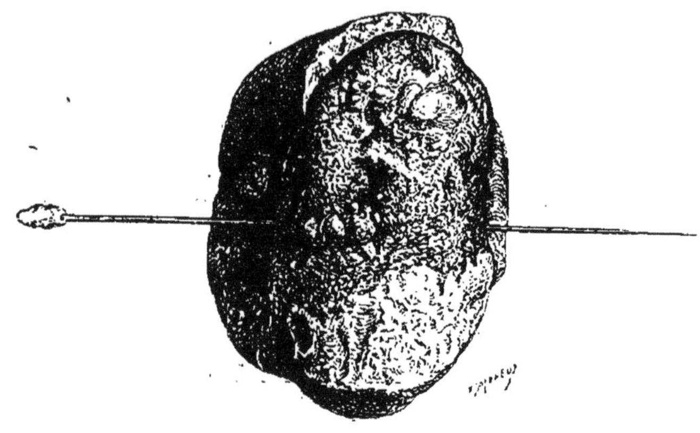

Fig. 59. — Calcul autour d'une aiguille. Musée de Necker.

après avoir rempli la vessie d'eau boriquée à 2 0/0 ou avec le cystoscope.

Traitement. — *a*) Prophylactique, traitement de la cause, du catarrhe vésical, de la cystocèle, du corps étranger, de la fistule.

b) Radical, extraction de la pierre.

1° Par le canal urétral après dilatation (voy. § 11, page 177).

2° Par la taille vaginale : ouverture de la vessie au moyen d'une incision en T dont la branche supérieure transversale se trouve contre la lèvre antérieure du col. Si à cause de la grosseur du calcul ou de l'étroitesse du vagin cette méthode n'est pas praticable, on exécutera la :

3° *Taille hypogastrique* ou section haute ; après avoir vidé l'intestin, on remplira la vessie avec 250 grammes d'eau boriquée chaude à 2 0/0 pour remonter le péritoine avec la vessie au-dessus de la symphyse. Incision de 5 à 7 centimètres au niveau de la ligne blanche et commençant à la symphyse (ou bien on emploiera l'incision transversale de Trendelenburg). A un ou deux centimètres de profondeur, on arrive sur le fascia transversalis, on tourne le bec du cathéter (maintenu dans la vessie) vers la plaie et on incise la paroi vésicale à ce niveau. On fixera solidement les bords de la plaie vésicale.

Par ce procédé O. Schaeffer a enlevé, après cinq ans de douleurs, chez une jeune fille de 14 ans qui n'était pas plus développée qu'une enfant de 10 ans, un gros calcul solidement enchatonné dans un diverticule situé à droite de la vessie, calcul qui pendant cinq ans avait entretenu une incontinence d'urine. Il y avait du catarrhe vésical qui provoquait tous les soirs une légère élévation de température et une accélération du pouls. Quelques mois après la guérison, l'enfant avait augmenté de 12 livres et paraissait en bon état général.

V

NEOPLASMES

Etiologie. — Comme toutes les tumeurs en général, celles des organes génitaux de la femme n'ont pas d'étiologie bien connue. Mais il est de toute évidence que des organes qui sont soumis à de telles variations de forme et de structure, à tant de troubles d'origine mécanique et infectieuse, de blessures et d'irritations nerveuses, peuvent aussi perdre facilement l'équilibre de leur structure, c'est-à-dire le rapport physiologique que présentent les différentes variétés de tissu entre elles.

On observe des néoformations dans les inflammations prolongées accompagnées de congestion (voir pages 169 et suiv., maladies inflammatoires, chapitre I et § 11, catarrhe vésical), et dans les infections spécifiques (voy. III, maladies inflammatoires, § 1, gonorrhée, page 108; § 9, tuberculose génitale; § 10, maladies vénériennes, p. 166). On peut ainsi comprendre comment par ces néoformations inflammatoires le tissu épithélial et conjonctif, les éléments cellulaires et fibreux peuvent perdre leur rapport physiologique, prendre un caractère atypique et devenir malins (voy. endométrite fongueuse et érosion papilloïde, § 2, page 115, ainsi que planche 30, page 116). De même, on peut voir des tumeurs de bonne nature, le fibro-myxome par exemple, devenir sarcomateuses; les nœvi pigmentaires de la vulve ont une grande tendance à se transformer rapidement en mélano-sarcome.

Les cautérisations répétées, les grattages et les infections qui peuvent malheureusement en résulter ont souvent provoqué une transformation maligne. Comme pour tous les épithéliomes, c'est surtout à l'âge de la ménopause qu'on les voit se développer.

Quant au siège des épithéliomes malins, étant donné qu'ils se développent avec prédilection à la vulve et au col, et cela chez les pluripares, il est évidemment en rapport avec les

Planche LX Fig. 1. — Les *polypes muqueux* sont des végétations limitées de l'endométrite, aussi bien de la muqueuse du corps que de celle du col. Il sont formés de tissu cellulaire contenant de nombreuses glandes, en partie kystiques, et des capillaires à parois minces (voy. planche 71, fig. 1). Ils possèdent un pédicule et saignent facilement à cause de leur structure. Ils sont mous, contrairement aux polypes fibreux. Ils sont pâles à cause du rétrécissement de l'orifice externe du col.

Planche LX. Fig. 2. — *Erosion simple avec œufs de Naboth.* Fibrome utérin en train de dilater le col, c'est-à-dire en train d'être « accouché » (voy. planche 62, fig. 2, planche 90, et *Atlas d'obstétrique*, fig. 107) (1).

blessures fréquentes de ces régions de même que les cicatrices du sein sont une prédisposition au carcinome, que la cause réelle en soit dans la cicatrice, dans l'infection primitive ou dans une infection spéciale.

Note additionnelle.

[Il n'est peut-être pas tout à fait exact de comparer l'épithélioma mammaire au cancer du col utérin par la raison que l'un est d'origine glandulaire et que l'autre a le plus souvent son point de départ dans l'épithélium de revêtement et de fait on ne voit guère le cancer du sein succéder à des cicatrices de la région. Le cancer du sein est aussi fréquent chez les femmes qui n'ont pas eu d'enfant que chez celles qui en ont eu un ou plusieurs. Par contre, les rapports entre l'inflammation et le cancer sont en effet des plus évidents pour le col utérin. Il est malheureusement certain que la maternité et surtout la polymaternité prédispose au cancer du col utérin, et la déchirure du col, les traumatismes de cet organe ont une influence considérable sur la localisation du cancer. C'est là une notion de la plus haute importance car elle conduit les accoucheurs à redoubler de précautions et de soins dans le traitement du col au moment de l'accouchement. Les déchirures doivent être le plus possible évitées et si, malgré tout, comme cela est fréquent chez les primipares, elles se produisent, on devra en surveiller attentivement la cicatrisation et éviter son infection, car l'irritation produite par une cicatrice vicieuse du col,

(1) *Atlas d'obstétrique*, édition française par J. Potocki, page 290.

c'est-à-dire par une cicatrice épaisse et indurée est à n'en pas douter une cause d'appel pour le cancer].

Pour les tumeurs sarcomateuses, et les kystes de nature maligne, toute étiologie manque. On les voit assez souvent survenir dans la jeunesse ou même être congénitales. Les kystes dermoïdes semblent être une espèce d' « inclusion fœtale ».

Tandis que les polypes muqueux sont le plus souvent des néoformations inflammatoires circonscrites (endométrite polypeuse) on ne s'explique pas la cause du développement de la couche musculeuse pour les myomes et les fibromyomes. Ils se produisent il est vrai plus souvent chez les femmes qui n'ont pas eu d'enfants ou qui n'en ont eu que peu. Peut-être faut-il invoquer l'absence de grossesses (malgré un commerce sexuel régulier), peut-être aussi la même cause empêche-t-elle les grossesses et provoque-t-elle en même temps les myomes. Assez souvent, il y a un gonflement secondaire de la muqueuse, qui peut être la cause de la stérilité.

Il faut encore se rappeler que Ribbert et Weigert, et récemment Lubarsch, attribuent ces néoformations non à une augmentation mais à une diminution de résistance des tissus environnants qui par suite ne s'opposent plus à l'accroissement des cellules voisines.

I. TUMEURS BÉNIGNES

Sous le nom de tumeurs bénignes on comprend celles qui conservent le type de structure du tissu qui leur donne naissance, qui n'envahissent pas et ne détruisent pas par le développement exagéré de leurs cellules tous les tissus voisins et ne se reproduisent pas au loin par métastase. Il arrive pourtant que des tumeurs anatomiquement bénignes aient des conséquences fatales pour l'organisme. Nous ne traiterons dans ce chapitre que les tumeurs absolument bénignes.

§ 1. — Tumeurs bénignes des muqueuses à épithélium pavimenteux (Tumeurs de la vessie, de la vulve, du vagin et des organes voisins).

Le vagin, le vestibule, la vessie, l'urètre, la vulve également, sont tapissés d'une muqueuse à épithélium pavi-

Planche LXI. Fig. 1. — *Fibro-myome sous-séreux pédiculé de l'utérus.* La tumeur est constituée par un assemblage de noyaux formés de lamelles concentriques.

Planche LXI. Fig. 2. — *Myome utérin, gonflement paramétritique près du col utérin et du cul-de-sac vaginal.* Myomes interstitiels du fond de l'utérus. Myome sous-muqueux au même niveau. Fibro-myomes pédiculés sous-muqueux (polypes) du corps de l'utérus. Pédicule long et tordu. Les tumeurs ont distendu l'orifice externe et sont violacées par suite de leur étranglement.

menteux. Il s'agit d'un épithélium pavimenteux stratifié reposant sur des cellules cuboïdes génératrices; au-dessous se trouve un derme hérissé de papilles de formes diverses (voy. planche 28 et *Atlas manuel d'obstétrique* (1) renfermant outre de la graisse, des vaisseaux et des follicules lymphatiques, des vaisseaux sanguins avec formations caverneuses dans le clitoris, les grandes lèvres, et autour de l'urètre, des glandes sébacées, les deux glandes de Bartholin tapissées d'un épithélium cylindrique (voy. planches 25 et 26, page 110), ainsi que les glandes et les conduits glandulaires excréteurs de l'urètre (glandes de Skene, voy. fig. 17 in texte, page 16), et de la vessie (le vagin n'ayant que d'une façon exceptionnelle quelques glandes aberrantes), enfin, des fibres musculaires et des nerfs.

Chacun de ces tissus peut donner naissance aux tumeurs dont nous parlons ici. On distingue :

1° Les *papillomes* et *condylomes*, le *lupus de la vulve* (voy. § 1, gonorrhée, page 108, et § 9, tuberculose génitale, planches 29, page 114 et 50, page 166), et plus rarement du vagin ;
2° Les *condylomes (caroncules) de l'urètre* (voy. planche 51).
3° Les *papillomes de la vessie* ;
4° Les *fibromes, myxo-fibromes et fibro-myomes de la vulve* ;
5° — — — *du vagin* ;
6° Les *polypes muqueux, ou angiomes pédiculés papillaires, fibromes, fibro-myomes de l'urètre* ;
7° Les *polypes muqueux, fibromes, fibro-myomes de la vessie* ;
8° *Lipomes de la vulve*, généralement pédiculés, et du vagin ;
9° *Eléphantiasis lymphangiectasique de la vulve* (voy. planches 29, page 114 et 51, page 180) ;
10° *Kystes de la vulve* (des glandes de Bartholin, de la région clitoridienne et urétrale ; obstruction des glandes sébacées des petites

(1) Édition française, par le docteur J. Potocki.

lèvres, hydrocèle du canal inguinal) et du vagin (auxquels appartient l'hypertrophie vaginale kystique);

11° *Myxoadénomes kystiques de l'urètre*;

12° *Kystes de la muqueuse vésicale* (j'en ai trouvé un beau cas chez un fœtus.)

Diagnostic et thérapeutique. — Les **néoformations de la vulve** sont le plus souvent polypeuses et peuvent être par suite facilement enlevées aux ciseaux, au bistouri, au galvano ou au thermo-cautère; ce dernier convient surtout aux tumeurs largement implantées ou très vasculaires.

Les **fibro-myomes du vagin** sont rares, mais peuvent devenir assez volumineux pour soulever l'utérus au-dessus du détroit supérieur et troubler ainsi les fonctions sexuelles en même temps que celles de la vessie et de l'intestin. S'ils sont largement implantés, on devra les désinsérer. Parfois ils subissent la dégénérescence myxomateuse. Il faut s'assurer aussi qu'il s'agit réellement de tumeurs vaginales et non de myomes utérins accouchés dans le vagin. Lorsque ceux-ci restent longtemps dans cette situation ils peuvent, par nécrose de leur pédicule, s'implanter sur la paroi qu'ils touchent et devenir secondairement des myomes vaginaux.

Les **kystes du vagin** ont une grosseur et une nature différente suivant leur origine. Ils ont un épithélium à cils vibratiles et un contenu séreux s'ils sont des vestiges du canal de Gartner ou d'une cloison vaginale (voy. la fig. 17, in texte, page 16, faite d'après la dissection d'un fœtus), ou renfermant un liquide plus ou moins coloré de sang, s'ils représentent un hématome partiellement résorbé.

Traitement. — Un large lambeau de la paroi sera excisé en même temps que la cavité sera tamponnée.

Note additionnelle.

[On a beaucoup discuté sur l'origine des kystes du vagin, on a cru longtemps qu'il s'agissait d'hygromas, de bourses séreuses simples; d'autres auteurs en firent des dilatations lymphatiques. En réalité il s'agit de kystes et la présence d'un épithélium tapissant leur surface interne suffit à l'affirmer. L'absence de glandes dans l'épaisseur de la muqueuse vaginale doit faire rejeter l'origine glandulaire de ces tumeurs. Cependant, à titre exceptionnel, on peut rencontrer quelques amas glandulaires erratiques dans le vagin, et par suite il est plausible d'admettre que certains de ces kystes ont leur point de départ dans une de ces glandes. L'origine la plus commune, celle qui est généralement admise aujourd'hui est l'origine congénitale ; tout comme certains kystes du cordon chez l'homme, les kystes du vagin sont en rapport avec la persistance de quelques éléments de l'appareil Wolffien. Nous verrons que les kystes du ligament large ou kystes para-ovariens ont la même pathogénie. Les kystes du vagin se développent dans la partie basse, paravaginale, des organes Wolffiens et en particulier au niveau des canaux de Gartner qui, normaux chez certains animaux, persistent parfois chez la femme, représentant les vestiges du canal de Wolff.

Ces kystes ont habituellement une paroi très mince ; la muqueuse vaginale qui les recouvre est elle-même amincie, en sorte qu'ils prennent une coloration bleuâtre très remarquable. On les a confondus avec la cystocèle, avec l'urétrocèle et certaines tumeurs péri-urétrales, tumeurs solides de nature fibreuse, dont la consistance est cependant toute différente de celle des kystes.

Le vrai traitement est l'extirpation de la poche. Lorsque celle-ci est impossible on est obligé de se contenter d'une incision large de la tumeur, et mieux d'une incision cruciale qui l'étale et permet d'agir directement sur l'épithélium par cautérisation, de façon à le détruire. Avec de la patience, il est rare qu'on ne finisse pas par arriver à bout de l'exérèse par dissection attentive aux ciseaux fins et courbes ; au besoin, on emploiera l'ingénieuse technique de Pozzi qui consiste à injecter de la paraffine dans la poche après évacuation de son contenu, de façon à rendre la tumeur solide. Par cet artifice, l'ablation est grandement facilitée. La poche enlevée, il est indispensable de bien capitonner les parois à l'aide de sutures profondes au catgut, disposées au besoin en étages. On évite ainsi l'hémorragie et on assure la cicatrisation rapide de la plaie vaginale].

Les *tumeurs de l'urètre* sont très sensibles et saignent facilement. Les douleurs, accompagnées souvent de démangeaisons, d'excitations génésiques ou d'envies d'uriner irradient tout autour et peuvent provoquer de la contracture. La miction est douloureuse, interrompue. Si les tumeurs s'accroissent, elles viennent apparaître à l'orifice urétral ; autrement on les attire avec des pinces fines à griffes, ou bien on incise ou on dilate l'urètre.

Traitement. — Ces manœuvres sont encore nécessaires

pour l'ablation des tumeurs. On fait la ligature du pédicule et la section au thermo-cautère ou à l'écraseur.

Les papillomes et autres tumeurs *vésicales* se manifestent d'abord par une sensation de compression dans la région vésicale, par des troubles précoces de la miction (envies fréquentes d'uriner, ténesme, ischurie). Des douleurs violentes avec irradiations surviennent ensuite. La fragilité de la tumeur à sa surface est la cause d'hémorragies fréquentes, d'où la production d'un symptôme capital : l'hématurie, qui peut amener l'obstruction de l'urètre par dépôts de fibrine, pendant la miction. Plus tard se produit la décomposition de l'urine et tous les phénomènes d'une cystite catarrhale. Les parcelles qui se détachent de la tumeur peuvent aussi obstruer l'urètre ou donner naissance à des calculs.

Diagnostic. — En présence de ces symptômes, cystoscopie ou dilatation de l'urètre et palpation urétro-vésicale. Examen microscopique des parcelles qui peuvent être entraînées par le cystoscope. Si elles sont intactes, non ulcérées, c'est qu'il s'agit d'une tumeur bénigne. Il faut songer aux tumeurs perforantes, par exemple aux kystes dermoïdes, à une grossesse extra-utérine.

Traitement. — L'enlèvement des tumeurs se fait, après dilatation de l'urètre, en introduisant d'une part l'index gauche et d'autre part l'écraseur avec la main droite. Si la tumeur est largement implantée ou trop volumineuse on l'incisera, et on la réduira à la main. On se rendra maître de l'hémorragie par le tamponnement au perchlorure de fer, à la ferripyrine, par l'injection d'eau glacée, l'application d'une vessie de glace, et un solide tamponnement vaginal. Sans quoi, il faut faire la taille vaginale ou hypogastrique (voy. IV, corps étrangers). Au point de vue du pronostic, l'enlèvement des tumeurs par les procédés actuels est sûr, sans danger pour la vie, ni incontinence consécutive. Mais le néoplasme se reproduit facilement, sans formations malignes, parce que la base d'implantation n'a pas été enlevée.

§ 2. — Tumeurs bénignes de l'utérus.

Ce sont assurément des *tumeurs bénignes*, quant à leurs conséquences et à leur ablation, que les polypes muqueux (c'est-à-dire les petites excroissances polypeuses de la muqueuse) et les petits fibro-myomes sous-séreux, restant stationnaires, les petits fibromes interstitiels, enfin les petits fibromes sous-muqueux pédiculés, à mince pédicule.

Planche LXII. — Myomes pédiculés multiples du fond de l'utérus ayant causé, au moment de la ménopause, des hémorragies incessantes. Métrite chronique, gonflement congestif des ovaires.

Des tumeurs à *pronostic douteux, souvent dangereux*, au cours de leur extirpation, et qui représentent au moins 10 p. 100 des précédentes sont constituées par les polypes muqueux aplatis (molluscum) et les gros fibro-myomes à large implantation surtout quand ils sont interstitiels ou sous-muqueux.

Les tumeurs bénignes sont donc :

1° Des **polypes muqueux** (adénomes bénins) : a) *des lèvres du col*, b) de la *muqueuse cervicale et de celle du corps* (voy. planches 60, 1 ; 67 ; 71,1 (microscopique) ; 90, anatomie pathologique et histologie). Ils sont fréquents, habituellement multiples, souvent associés à des myomes qu'ils recouvrent. Ils restent ordinairement petits.

Symptômes et Diagnostic. — Avant tout ils sont très hémorragipares. Comme toute une série de ces adénomes doit son origine à une endométrite fongueuse ou déciduale (déciduome de Küstner) avec ou sans formation kystique (œufs de Naboth distendant la muqueuse, voy. planche 90), les polypes de cette série sont accompagnés des symptômes de l'affection causale, et principalement de troubles menstruels.

Les adénomes du museau de tanche sont constitués par une hypertrophie adénomateuse de ses lèvres, tandis que ceux qui sont haut situés sur la muqueuse sont pédiculés.

Le diagnostic se fait avec le spéculum ; ils sont rouge sombre, très mous, et saignent avec une extrême facilité. Comme ils sont appendus au col, ils causent à ce niveau une sensation de pression et provoquent des nausées par action réflexe. Mais assez souvent ces phénomènes ne se produisent pas.

Traitement. — Ablation des tumeurs pédiculées avec l'écraseur ou aux ciseaux après ligature.

Si le pédicule de la tumeur est difficilement abordable, on dilatera le col avec une laminaire (bien stérilisée), ou bien on incisera les commissures et on achèvera la distension avec les dilatateurs métalliques, puis on saisira les lèvres du col avec des pinces à griffes. On fera des ligatures en cas d'hémorragie abondante, ou on cautérisera ou bien on tamponnera au perchlorure de fer puis à la gaze au nosophène pendant 24 à 48 heures.

Les tumeurs planes seront curettées (voy. § 2, page 126) puis tamponnement à la gaze. Les kystes seront ponctionnés (planche 90, fig. 3).

Toutes ces tumeurs doivent être enlevées avec leur pédicule sous peine de récidive. S'il y a tendance à celle-ci, on cautérisera après l'ablation avec du chlorure de zinc ou du perchlorure de fer à plusieurs reprises.

2° **Fibro-myomes** à évolution complètement bénigne : **myomes interstitiels** (pariétaux) **restant stationnaires, petits fibro-myomes sous-muqueux** ou **polypes sous-muqueux** ne causant pas de fortes hémorragies ; **petits fibro-myomes sous-séreux** ou **polypes sous-séreux** (voy. planches 14 ; 15, 4 ; 18, 1 et 2 ; 67 ; 15, 4 ; 90, 4 ; et *Atlas manuel d'obstétrique* (fig. 107) (1).

Anatomie pathologique et histologie. — On dis-

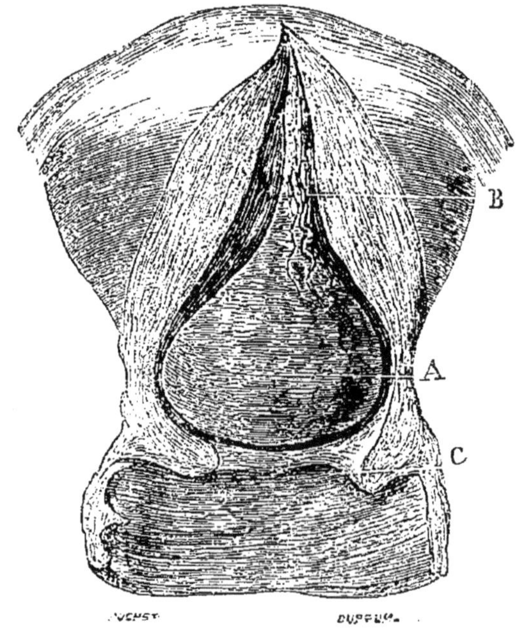

Fig. 60. — Exemple de polype à pédicule très mince inséré sur le fond de l'utérus.

tingue les myomes histioïdes et les organoïdes. Les premiers sont formés de fibres musculaires lisses et de tissu cellulaire

(1) Edition française, par le docteur J. Potocki, page 290.

Planche LXIII. — *Surface péritonéale d'un utérus myomateux extirpé, myome sous-muqueux* (voy. Planche 66). Par suite de la forte rétraction de la tumeur, les plans superficiels de l'utérus se sont écartés après l'incision. La surface de section de la tumeur faisant hernie se surélève tout autour au-dessus de la capsule et la déborde. Ovaires et trompes sont recouverts de petits kystes.

dur ou lâche (voy. planche 71, fig. 2). Ils se trouvent dans la musculeuse (de l'utérus, du vagin ou des trompes) et, d'abord interstitiels, dans la paroi du corps utérin, ils s'étendent ensuite de là suivant des directions différentes. Ils naissent du tissu qui environne les vaisseaux et sans doute sous l'influence de troubles vaso-moteurs.

Les myomes organoïdes sont les adéno-myomes (von Recklinghausen, 1896) c'est-à-dire qu'ils contiennent des glandes

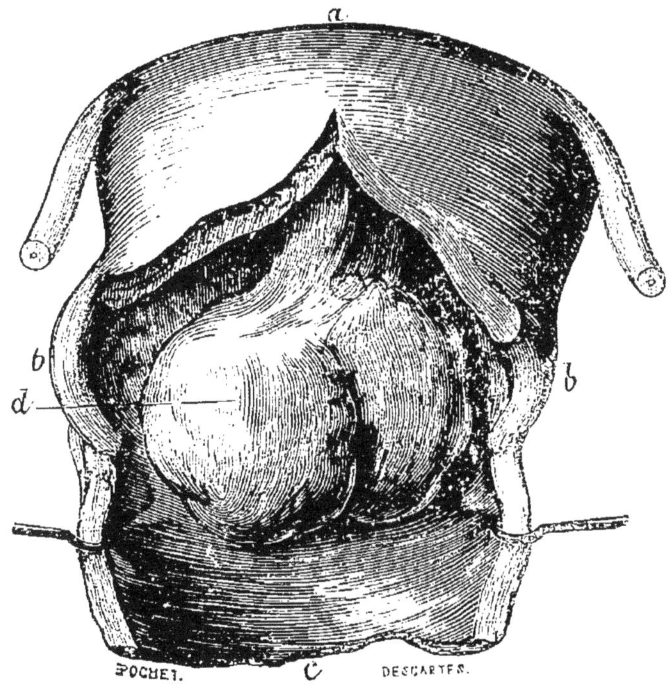

Fig. 61. — Polype fixé au fond de l'utérus par un pédicule volumineux. La tumeur a passé dans le vagin.

et des kystes, ces derniers provenant d'après Recklinghausen de la muqueuse utérine après la naissance, c'est-à-dire de l'épithélium des canaux de Müller (adéno-myomes muqueux) ou bien représentant des vestiges du corps de Wolff (adéno-myomes para-ovariens). Les adéno-myomes sont très intimement confondus avec la musculeuse, ils ne sont pas encapsulés en dehors d'elle comme les myomes histioïdes. Pour ce qui est des adéno-myomes muqueux, il peut s'agir d'une invagination de la muqueuse dans la paroi utérine (dans toute son étendue ou d'une façon circonscrite) ou d'une inclusion fœtale (Landau), cas dans lequel la présence d'une gaine celluleuse spéciale doit les faire rattacher au canal de Müller.

On distingue suivant leur siège :

1° Le fibro-myome interstitiel (voy. planche 61, 2) ;

2° Le fibro-myome sous-muqueux (voy. planches 63 et 66). La tumeur, à large implantation, est en partie dans la paroi ;

3° Le fibro-myome sous-muqueux pédiculé (voy. planches 61, 2 ; 62 ; 64). La tumeur pédiculée est dans la cavité utérine ;

4° Le fibro-myome cervical (voy. planche 65, ainsi que dans l'*Atlas manuel obstétrical* les fig. 106 et 107, pages 288 et 290). La tumeur est descendue dans l'épaisseur de la paroi cervicale ;

5° Le fibro-myome sous-séreux (voy. planches 43 et 65, ainsi que dans l'*Atlas manuel obstétrical,* la fig. 108) (1). La tumeur fait saillie dans le péritoine ;

6° Le fibro-myome sous-séreux pédiculé (voy. planches 61, 1 et 67). La tumeur venue de l'utérus se pédiculise et pénètre dans la cavité abdominale ; elle peut contracter des adhérences avec les organes voisins et la tumeur acquiert ainsi deux pédicules. Si le premier se détruit, la tumeur semble provenir de l'autre organe ;

7° Le fibro-myome intra-ligamentaire. La tumeur croît dans le paramétrium entre les feuillets du ligament large ;

8° Le fibro-myome dans l'utérus double : c'est la tumeur que forme la cloison.

Un groupe particulier des adéno-myomes para-ovariens est constitué par les volumineuses tumeurs juxta-utérines et sous-séreuses, qui bien qu'elles pénètrent dans la musculeuse utérine s'en laissent pourtant séparer (Landau). Elles peuvent s'en détacher spontanément et on les trouve alors comme tumeurs isolées dans les ligaments larges.

Avec les fibromes histioïdes, nous avons affaire à des formations glandulaires et kystiques, inclusions épithéliales congénitales du corps ou de structure analogue à la combinaison fréquente des myomes sous-muqueux et des « molluscums » de la muqueuse utérine (Virchow) ; c'est-

(1) Edition française, par le Dr Potocki, page 290.

Planche LXIV. — *Polypes fibreux multiples et hémorragiques du fond de l'utérus.*

à-dire que dans les myomes sous-muqueux et pédiculés, l'endomètre qui les recouvre est traversé de fibres musculaires striées.

Symptômes. — Comme ces tumeurs ne restent absolument bénignes, d'après la définition donnée plus haut, dans leurs conséquences et dans leur opérabilité, qu'autant qu'elles sont encore petites, il est essentiel de les diagnostiquer de bonne heure et de les enlever ou bien de les empêcher de se développer.

Symptômes du début : tous les phénomènes sont indépendants du volume de la tumeur. Les petites néoformations interstitielles sont caractérisées par des douleurs violentes, lancinantes, causées par la distension. Ces douleurs sont accrues par toutes les causes de congestion (règles, coït, constipation), et par les explorations déplaçant l'utérus qui n'est généralement ni augmenté de volume, ni dévié. Ces douleurs irradient dans le voisinage et provoquent des névralgies réflexes dans le bassin, la région lombaire, à la face, etc. Elles constituent en grande partie des symptômes hystériques coïncidant avec un bon état général de la malade.

Note additionnelle.

[Il faut savoir que la douleur n'est pas un symptôme habituel du fibrome, surtout au début de son développement. A une période où la tumeur est encore si petite qu'elle ne peut pas être reconnue à l'exploration, ainsi que le suppose O. Schaeffer, il est bien exceptionnel qu'elle se traduise par des douleurs caractérisées ; le malade peut présenter des troubles en rapport avec le syndrome métritique, d'autant plus que les fibromes se développent souvent sur des utérus plus ou moins enflammés, mais rien ne permet de supposer qu'il s'agit d'un fibrome. Aussi n'a-t-on guère l'occasion d'observer les fibromes à cette période du début à moins que, pour une raison quelconque, on soit amené à faire l'examen complet de l'appareil génital de la femme.]

Plus tard, apparaissent des hémorragies, d'abord pendant les règles, puis dans leur intervalle. [C'est-à-dire qu'au début, il s'agit de simples ménorragies ; les malades perdent pendant huit à dix jours et en abondance, en caillots, au lieu de perdre pendant quatre ou cinq jours, en quantité faible, comme c'est l'habitude chez les femmes normalement constituées. Puis les hémorragies durent encore plus longtemps, ou bien, après quelques jours d'arrêt, elles reparaissent en dehors de la période menstruelle, constituant une véritable métrorragie. L'écoulement de sang varie en abondance suivant les cas ; il y a même des fibromes qui ne sont nullement hémorragiques, pas même ménorragiques et, à côté, il en est d'autres qui provoquent de telles hémorragies que les malades en meurent, dans l'état d'anémie aiguë].

Causes : les hémorragies sont dues pour une part à l'endométrite glandulaire siégeant au niveau de la tumeur ; aussitôt que les dernières fibres musculaires ont disparu entre la tumeur et la muqueuse, il se développe en même temps que croît la masse de l'endométrite fongueuse et de multiples néoformations adénomateuses (Wyder). Dans d'autres cas, l'utérus ne se contracte pas suffisamment sur la tumeur de forme sphérique, de façon à comprimer les vaisseaux du myome (Landau). Or il est manifeste que la contractilité de ces vaisseaux est elle-même insuffisante.

Ces hémorragies se montrent presque exclusivement en cas de myomes interstitiels et sous-muqueux et cela d'une façon précoce.

Note additionnelle

[C'est en effet dans le cas de fibrome saillant sous la muqueuse, de tumeur à évolution intra-utérine, qu'on observe les hémorragies les plus abondantes, et lorsqu'on examine ces tumeurs, on constate qu'à la surface la muqueuse utérine soulevée est rouge, épaissie, congestionnée. Mais ce n'est pas constant, et parfois ce sont des fibromes sous-séreux à évolution abdominale qui entretiennent les pertes sanguines. Un de ces cas de métrorragies les plus abondantes qu'il m'a été permis d'observer était un fibrome de l'ovaire, sans fibrome utérin. Il faut donc admettre que les hémorragies des fibromes utérins ne sont pas uniquement dues à l'endométrite fongueuse concomitante ou à un défaut de contractilité des vaisseaux du myome ou de rétraction de la musculature utérine à la surface du fibrome; pour un certain nombre d'entre eux, tout au moins, l'action vaso-motrice réflexe paraît indubitable. L'irritation produite par la présence du noyau fibromateux pro-

Planche LXV. — *Ablation totale d'un utérus myomateux.* La lèvre postérieure du col, très anémiée par suite d'hémorragies profuses, est transformée en un myome du volume du poing. Adénomyome à l'insertion tubaire.

voque par acte réflexe une vaso-dilatation très marquée de la muqueuse utérine qui aboutit à l'hémorragie ; sans compter que les vaisseaux muqueux subissent une altération de leurs parois en rapport avec les troubles engendrés par la présence du néoplasme. Ainsi s'expliquent ces métrorragies parfois si abondantes dans des cas où on n'observe aucune tumeur fibromateuse sessile ni pédiculée, saillante sous la muqueuse intra-utérine, mais seulement un ou plusieurs fibromes interstitiels ou sous-séreux.] Ces hémorragies persistent souvent après la ménopause. [C'est là encore un point important de l'histoire des fibromes. Contrairement à ce qu'on a dit pendant longtemps, la ménopause n'est pas toujours, tant s'en faut, le signal de l'arrêt des hémorragies. L'atrophie des ovaires, la disparition de leur fonction n'entraîne pas toujours la cessation des métrorragies. C'est pour cette raison que l'opération de Battey, c'est-à-dire la castration tubo-ovarienne, a beaucoup perdu de son antique réputation. La ménopause artificielle ainsi obtenue entraînait souvent, comme la ménopause naturelle, la disparition des métrorragies, mais le résultat était très inconstant. Ainsi que l'a fait remarquer mon maître Bouilly l'opération de Battey était bonne dans les cas de ménorragies, c'est-à-dire lorsque les règles étaient trop abondantes, sans qu'il survienne d'hémorragie en dehors de la période menstruelle; mais quand on avait affaire à un fibrome métrorragique, l'échec de l'opération était à peu près certain.]

Les douleurs du début cessent souvent plus tard, la tumeur s'étant développée au dehors de la paroi utérine qui avait pendant longtemps résisté, ou bien lorsqu'il n'y avait pas de phénomènes de compression, la tumeur étant petite et sous-séreuse. De nouvelles douleurs à forme expulsive peuvent survenir lorsque la tumeur devenue sous-muqueuse distend la cavité utérine. Les pertes blanches et les hémorragies augmentent en même temps. Ces douleurs provoquent la dilatation du col (voy. planche 60). La tumeur cède bientôt; son pédicule s'amincit et s'allonge, et toute la masse est expulsée.

Diagnostic. — Il est impossible de reconnaître par la palpation les petits myomes interstitiels ainsi que les adénomyomes croissant d'une façon diffuse dans la paroi et se substituant à elle. On les soupçonne si en l'absence de température il se produit de violentes douleurs lancinantes, puis des ménorragies et des métrorragies qui amènent à explorer la cavité utérine (après dilatation avec ou sans incision des commissures du col) et font ainsi reconnaître les saillies sous-muqueuses ou déjà polypeuses, et la consistance variable de la paroi utérine. Plus tard, l'obstruction du col se reconnaît au spéculum (voy. planches 60, 61, pages 232 et 234).

Voir le diagnostic différentiel au chapitre suivant. Avant tout il faut éliminer la grossesse, en particulier avant de faire la dilatation du col (Les règles n'ont pas cessé, le col utérin est moins livide, moins mou que dans la grossesse).

Note additionnelle

[On ne saurait trop insister sur ce diagnostic différentiel entre la grossesse et un fibrome au début, ne se traduisant encore que par une légère augmentation de volume de l'utérus. D'autant plus qu'un des meilleurs signes du fibrome est alors l'agrandissement de la cavité utérine constatée à l'hystéromètre. L'abus de cet instrument a provoqué bien des avortements ; on ne l'emploiera que quand on aura acquis la certitude qu'il ne s'agit pas d'une grossesse. Dans le doute (et parfois il sera impossible de le dissiper), la règle de conduite consiste à s'abstenir de toute exploration intra-utérine. On maintient la malade pendant quelque temps en observation et bientôt le diagnostic deviendra facile ; s'il s'agit d'une grossesse, l'absence des règles persiste, l'utérus augmente régulièrement, rapidement de volume et les autres signes rationnels de grossesse surviennent peu à peu ; au contraire, en cas de fibrome, l'utérus reste stationnaire, son volume (supérieur à celui d'un organe normal et vide) ne se modifie que très lentement (du moins dans la grande majorité des cas). De plus, si, au début, les règles n'avaient pas subi de modifications, on observe bientôt qu'au lieu de disparaître comme dans la grossesse, elles augmentent d'abondance et de durée. En sorte que l'erreur ne pourrait plus être commise qu'entre une grossesse à évolution vicieuse et un fibrome, qu'entre une grossesse arrêtée avec

Planche LXVI. — Surface interne d'un utérus, avec section d'un *myome hémorragique interstitiel et sous-muqueux postérieur* (voy. planche 63). On voit la paroi antérieure de l'utérus (amputation supra-vaginale) ouverte, et toute la cavité remplie par une tumeur arrondie, de consistance élastique, coupée sur la figure en deux parties écartées l'une de l'autre. Son élasticité, qui pouvait être prise pour de la fluctuation à la palpation bimanuelle, est due à l'infiltration hémorragique du tissu fibro-musculaire.

fœtus mort et un fibrome de consistance molle, élastique, rénitente.]

Traitement. — Prophylactique : ergotine en injections sous-cutanées (0,05 centigr. chaque jour, pendant des mois ou des années), pour amener la rétraction ou même la disparition de la tumeur. En outre, l'ergotine, comme la stypticine, l'hydrastis canadensis, empêche les hémorragies, la première par contraction des fibres lisses des vaisseaux, les autres par action vasomotrice.

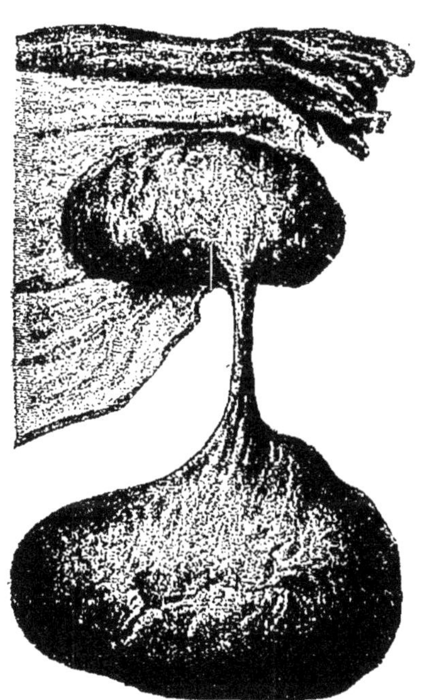

Fig. 62. — Myxo-fibrome de l'ovaire longuement pédiculé (fait rare).

On emploiera dans le même but des injections vaginales chaudes (38° à 42° Réaumur, plusieurs fois par jour :

toutes les deux heures si c'est possible, de un à plusieurs litres), et un traitement résolutif, surtout avant les règles : purgatifs légers, bains salés, frictions salées, enveloppements à l'alcool.

Si de fortes hémorragies ne peuvent être enrayées, le vagin sera fortement tamponné à la gaze iodoformée et avec des tampons d'ouate. Si cela ne suffit pas, la sonde d'aluminium de Playfair garnie d'ouate imprégnée de ferripyrine ou de perchlorure de fer sera introduite dans l'utérus et maintenue pendant deux heures environ. On fera en même temps une injection sous-cutanée d'ergotine et on fera absorber de l'ergotine par la bouche.

L'auteur emploie encore contre ces métrorragies des tampons d'ouate gros comme le doigt imbibés de ferripyrine ou d'une solution de gélatine.

Si la cavité utérine est dilatée et la paroi atone, il faut injecter de la ferripyrine, du perchlorure de fer ou de la gélatine avec la seringue de Braun, mais d'une façon prudente, c'est-à-dire que la seringue ne contiendra pas plus de deux centimètres cubes de liquide. Il vaut mieux faire cette injection sur de la gaze préalablement introduite dans la cavité utérine que directement sur la muqueuse.

Note additionnelle.

[Je ne saurais souscrire à cette thérapeutique purement symptomatique. J'ai dit plus haut comment les métrorragies devaient être combattues et je n'y reviendrai pas ; mais quand il s'agit de fibromes, et c'est le cas que nous étudions en ce moment, le traitement de la métrorragie doit s'effacer devant le traitement causal, c'est au fibrome et non à l'hémorragie qu'il faut s'attaquer. On n'aura rien fait tant qu'on n'aura pas supprimé le fibrome. Celui-ci sera enlevé avec ou sans l'utérus suivant les cas ; la myomectomie avec conservation de l'organe est l'opération idéale, qu'elle soit pratiquée par la voie abdominale ou par la voie vaginale].

Au point de vue symptomatologique, on combattra l'anémie consécutive aux hémorragies (voy. § 2, page 26 et suiv.). Les troubles dysménorréiques et névralgiques seront traités comme on l'a indiqué aux § 4 à 8, et encore par des bains de sel marin ou par les eaux salines (par exemple Kreuznach, Tœlz) et des enveloppements de boue, d'eau saline ou d'alcool chaud sur l'abdomen. Les polypes fibreux et muqueux seront enlevés opératoirement. Si la tumeur est volumineuse, on la réduira par des incisions longitudinales ou en spirale ou bien on la morcellera jusqu'à ce que son pédicule puisse être extirpé. Aussitôt après, désinfection de la cavité utérine et tamponnement à la gaze iodoformée.

Les petites tumeurs sous-muqueuses seront enlevées après dilatation du col, en incisant la muqueuse qui les recouvre, et en les énucléant avec la pince de Museux. Si la dilatation est insuffisante, on ouvrira la paroi cervicale antérieure, après l'avoir séparée de la vessie, jusqu'au niveau de l'orifice interne.

[On peut encore avec avantage ouvrir la cavité cervicale en incisant de chaque côté au niveau des commissures ; on écarte ensuite les deux lèvres du col, on explore toute sa cavité, puis, après extirpation de la tumeur, on réunit les commissures en appliquant deux points de suture aux crins ou au catgut de chaque côté].

Les myomes du col, développés dans le paramétrium, seront enlevés par incision de la muqueuse vaginale (Czerny). On fera ensuite le tamponnement du vagin.

§ 3. — Tumeurs bénignes des annexes de l'utérus.

La séreuse et le tissu sous-séreux des annexes, les fibres musculaires lisses des ligaments (ligaments larges et ronds), la muqueuse papillaire à épithélium cylindrique et la couche musculeuse de la trompe, l'épithélium cuboïde de l'ovaire, d'où naissent les ovules et le stroma ovarien, tels sont les éléments cellulaires donnant naissance aux néoformations dont il s'agit ici.

On peut distinguer :

1° Les *tumeurs papillaires de la trompe*, circonscrites ou diffuses, avec ou sans formations kystiques de la muqueuse tubaire : elles sont d'origine infectieuse.

2° Les *fibromes, fibro-myomes et adéno-myomes para-ovariens et muqueux de la trompe* (planche 60), isolés, dont le volume varie de la dimension d'un poids à celle d'une tête d'enfant, ou multiples à la suite d'une poussée opératoire (salpingite noueuse, avec hyperplasie de la muqueuse et formations kystiques) dans la portion isthmique riche en fibres musculaires.

3° Les *petits fibromes et fibro-myomes de l'ovaire*, pouvant se développer aux dépens des éléments fibreux (voy. planche 40, 3). Ils deviennent très volumineux et se classent alors parmi les tumeurs suspectes, à cause de leur tendance à la dégénérescence maligne, et à cause de l'obstacle qu'elles apportent à l'accouchement. Ils peuvent avoir une structure caverneuse ou kystique;

4° Les *fibro-myomes et adéno-fibromes du ligament rond* deviennent très rarement intra-péritonéaux (1); ils pénètrent plus souvent dans le canal inguinal;

5° Les *fibro-myxomes et fibro-myomes du ligament large* peuvent prendre la même direction et simuler des hernies. On ne doit pas les confondre avec les myomes et adéno-myomes utérins développés dans le ligament.

6° Les *lipomes des trompes et des ligaments larges* sont rares; les premiers gros comme un haricot, les seconds pouvant atteindre 15 kilogs;

7° Les *kystes des trompes et des ligaments larges* d'origine séreuse (à l'exception des muqueux décrits en 1 et 2) sont petits et ne présentent d'importance pratique que s'ils possèdent un pédicule (hydatides (2) comme celle de Morgagni) et s'ils arrivent à contracter des adhérences avec une anse intestinale. Tant qu'ils siègent sur le feuillet antérieur du ligament large ils peuvent être considérés comme des vestiges du canal du corps de Wolff, tandis que les autres sont des inclusions épithéliales pédiculées.

8° Les *kystes uniloculaires de l'ovaire* résultent de l'hydropisie des follicules (planche 68, 1 et *Atlas manuel d'obstétrique*, fig. 2 et 3) (3). Les kystes multiloculaires sont sans importance tant qu'ils restent petits.

9° Les *kystes para-ovariens* sont les vestiges du corps de Wolff (peut-être aussi en dehors du corps de Wolff, entre le parovaire et l'utérus). Ces formations restent ordinairement petites, mais peuvent atteindre la grosseur d'une

(1) J'ai rencontré, dans une autopsie, une de ces tumeurs, rares surtout à cause de leur siège, arrondie, grosse comme une petite pomme de terre et occupant le milieu du ligament rond.

(2) Cette formation d'hydatides est fréquente; je l'ai trouvée 45 fois sur 130 autopsies; 8 fois il y en avait plusieurs, 3 fois deux des vésicules étaient pédiculées, plusieurs étaient sessiles; 15 fois de petits kystes du ligament large dont 5 sessiles; je les ai retrouvés chez le fœtus.

(3) Edition française, par le Dr Potocki, page 20.

noix, d'une pomme (parfois de la tête d'un homme) et causent alors des troubles. Ils siègent entre l'ovaire et la trompe et peuvent être multiples étant donnée leur origine. La paroi de ces kystes toujours uniloculaires, est mince et constituée par un endothélium séreux, du tissu sous-séreux à fibres élastiques et musculaires lisses. Elle est revêtue d'un épithélium cylindrique vibratile ou non.

Le contenu est clair, pauvre en albumine, peu épais par conséquent (diagnostic par la ponction) ; sa densité est de 1005 ; il renferme des cellules cylindriques. Les kystes para-ovariens se rencontrent aussi le long de l'utérus jusqu'à la partie supérieure du vagin, car c'est jusque-là que descendent les canaux de Gartner chez le fœtus (Klein). Veit range surtout dans cette catégorie les gros kystes vaginaux qui s'étendent jusque dans les ligaments larges.

Symptômes et diagnostic. — Fibrome de l'ovaire : voyez les kystes de l'ovaire et le chapitre suivant, *kyste de l'ovaire* (uniloculaire), voyez les tumeurs kystiques de l'ovaire et la dégénérescence scléro-kystique, page 148. Un ovaire peut être devenu kystique sans avoir augmenté de volume. Il y a pourtant des douleurs surtout au moment des règles ; la défécation elle-même est douloureuse ; il en est de même de la palpation. Ces troubles sont ressentis au niveau du sacrum parfois, comme « douleur médiane » (voy. § 6, ovarite chronique, page 148.) A cela s'ajoute la dysménorrhée, ou, en cas de lésions bilatérales, l'aménorrhée et la stérilité.

Ces souffrances, d'origine inflammatoire, altèrent peu à peu les traits de la malade qui prend le *facies ovarien* (lèvres pincées, avec une expression résignée ou triste, le front plissé exprimant la crainte, les joues creuses avec fossettes saillantes et nez effilé). Si la tumeur atteint les dimensions d'une tête d'enfant, il en résulte des phénomènes de compression du rectum, de la vessie, des vaisseaux, des nerfs, de l'utérus (envies fréquentes d'uriner, constipation, hémorroïdes, varices, et névralgies dans les membres inférieurs, etc.). Mais à ce moment, les kystes de l'ovaire cessent d'être insignifiants.

Le *diagnostic* des kystes de l'ovaire sera fait par l'exploration bimanuelle, au besoin par le toucher rectal. On constatera ainsi la présence d'une tumeur pédiculée située au voisinage de l'utérus et on l'identifiera avec l'ovaire du côté correspondant (dont on ne trouve pas trace ailleurs).

Les kystes *para-ovariens* se manifestent seulement

quand atteignant le détroit supérieur, ils provoquent des troubles circulatoires dans le ligament large et par là des troubles de nutrition de l'ovaire, d'où des troubles de la menstruation. Si, près de l'utérus, on peut sentir une tumeur fluctuante, nettement limitée, d'où l'on peut retirer par ponction un liquide semblable à celui qui a été décrit plus haut, c'est qu'il s'agit d'un kyste para-ovarien, surtout si la tumeur ne récidive pas après la ponction.

Traitement. — Ponction, ou bien en cas de kyste *para-ovarien* à liquide riche en albumine, ablation par cœliotomie. L'opération est facile quand la tumeur est pédiculée. S'il existe de fortes adhérences, on enlèvera ce qu'on pourra et on suturera.

Quand ils sont intra-ligamenteux, on libérera les kystes du tissu cellullaire environnant ; et si cela n'est pas possible on fera l'excision de la partie correspondante du ligament large.

Un *kyste de l'ovaire* qui n'est pas plus gros qu'une pomme ne doit être enlevé que s'il provoque des douleurs insupportables. On emploiera l'iodure de potassium en solution ou en ovules (comme résolutif) dans le vagin jusqu'à ce que survienne de l'iodisme. Pour calmer les douleurs : enveloppements humides et chauds sur l'abdomen et teinture d'iode. Repos au lit pendant les règles. En cas de phénomènes de pelvi-péritonite, vessie de glace et repos au lit. Il faut toujours veiller à ce que la défécation se fasse aisément.

Note additionnelle.

[Les kystes de l'ovaire doivent toujours être enlevés à mon avis quel que soit leur volume et même s'ils ne provoquent pas de douleurs, par la raison qu'il s'agit d'une opération essentiellement bénigne et qu'on peut admettre que ce kyste augmentera de volume et pourra arriver à atteindre de grandes dimensions si on le laisse en place. L'ablation constitue donc toujours le traitement de choix à moins de contre-indications tirées de l'état général. Le kyste para-ovarien dont la paroi est généralement très mince peut être complètement énucléé sans l'application d'une seule ligature vasculaire après incision du péritoine du ligament large ; il faut néanmoins rechercher s'il n'existe

Planche LXVII. — *Fibro-myome sous-séreux pédiculé.* Polypes muqueux dans la cavité cervicale dilatée.

pas quelque petit vaisseau béant dans le tissu cellulaire du ligament pour éviter un hématome de la région, et, l'hémostase assurée, on referme la brèche péritonéale faite au ligament large par une suture au surjet exécutée à l'aide d'un fin fil de catgut. Certains kystes intra-ligamentaires sont très adhérents au péritoine et aux organes voisins, notamment à l'uretère. Il faut se livrer à une dissection très soignée de la paroi de la poche, et si, malgré tout, certaines portions ne peuvent pas être enlevées, comme par exemple le prolongement para-vaginal du kyste congénital développé aux dépens du canal de Gartner, on termine par la marsupialisation et le drainage large de la poche].

II. TUMEURS BÉNIGNES PAR LEUR STRUCTURE ET DONT L'ÉVOLUTION DEVIENT DANGEREUSE PAR SUITE DE CERTAINES CIRCONSTANCES

§ 1. — Les fibro-myomes.

On range parmi les fibro-myomes à suite grave (avec 10 0/0 de mortalité) les tumeurs musculaires volumineuses, à croissance continue, développées aux dépens du vagin, de l'utérus et de l'ovaire, et surtout les tumeurs interstitielles ou intra-ligamentaires ou largement implantées, en réalité toutes les grosses productions de cette sorte qui ne sont pas pédiculées.

Les *suites graves* de ces tumeurs sont :

1° Les *hémorragies* produisant par leur durée une anémie extrême (hémorragies survenant à la fin par rupture des vaisseaux dilatés et amincis), et secondairement des lésions cardiaques.

2° Les hémorragies peuvent aussi se produire dans la tumeur elle-même (planche 66), ce qui résulte généralement de troubles de la circulation accompagnés de thromboses (ces dernières peuvent même après l'opération causer la mort par embolie). Ces hématomes suppurent facilement, d'où la septicémie.

3° La *torsion* (1) *des gros polypes sous-séreux* est cause de nécrose et d'inflammation. Elle entraîne des ulcérations et de la gangrène putride si les polypes sont sous-muqueux.

4° Il se forme des adhérences inflammatoires avec l'intestin.

5° Les *polypes muqueux* peuvent amener l'inversion utérine, quand ils sont implantés sur le fond de l'organe et que de nombreuses fibres musculaires venues de l'utérus pénètrent dans la tumeur, si bien qu'il est difficile d'en séparer celle-ci. Les conséquences de l'inversion sont : la nécrose par compression, la gangrène.

6° Par *suite de leur volume* (ils peuvent atteindre la grosseur d'une tête d'adulte et davantage, celle d'une citrouille pesant 40 kilogs, surtout s'ils sont devenus kystiques), ils peuvent provoquer des étranglements et des tiraillements des organes pelviens (2) ou constituer un obstacle au cours de l'accouchement (voy. *Atlas manuel d'obstétrique*, planches 49 et 50 (3) et surtout s'ils sont calcifiés.

Les kystes résultent soit d'une dégénérescence myomateuse, soit d'hématomes résorbés, soit d'un ramollissement œdémateux avec destruction des fibres musculaires (dû à la compression des vaisseaux ou à leur thrombose septique);

7° Les *tumeurs interstitielles* peuvent, il est vrai, rester stationnaires dans les cas favorables par dégénérescence graisseuse ou calcification, ou même diminuer par résorption; mais elles peuvent aussi subir la dégénérescence myxomateuse et alors ont tendance à se transformer en myxosarcome (voy. planche 87, 2, et histologie : 73); surtout s'il y a des pseudo-kystes intra-musculaires (planche 73,3) résultant de la disparition de cellules rondes ou d'extravasats sanguins.

8° La *transformation primitive du centre de la tumeur en fibro-sarcome, et la dégénérescence carcinomateuse primitive du fibro-myome* lui-même ou de la muqueuse uté-

(1) Il y a même des cas où l'utérus se tord sur son axe et se déchire au niveau de l'orifice interne. De même les tumeurs peuvent se détacher dans la cavité abdominale, leur nutrition est habituellement assurée par des adhérences préalables à l'intestin et à l'épiploon.

(2) Surtout l'occlusion de l'intestin, de la vessie, de l'uretère, d'où iléus, rétention complète avec urémie, ou incontinence avec cystite secondaire, pyélonéphrite, etc.

(3) Edition française, par le docteur J. Potocki.

rine devenue fongueuse. Les transformations malignes surviennent dans 4 1/2 p. 100 des cas au moment de la ménopause (Fehling).

9° Les dangers de l'extirpation résident dans les hémorragies et les infections, c'est-à-dire la péritonite dans la laparotomie, quand les tumeurs insérées largement ou profondément sur la paroi utérine ne peuvent être enlevées sans ouvrir la cavité de l'organe ; ces infections peuvent survenir immédiatement ou secondairement par rupture d'un abcès développé dans le myome.

Enfin, plus souvent que dans les autres opérations de grosses tumeurs génitales, se produisent des embolies pulmonaires. Tous ces phénomènes sont d'autant plus menaçants que la malade a perdu plus de sang.

Symptômes. — En cas de **myome vaginal** il n'y a que des phénomènes de compression. En cas de volumineux **myome utérin** (voir les signes du début au § 1, page 242), à situation **interstitielle**, se produisent des hémorragies, outre les phénomènes de compression communs à toutes ces grosses tumeurs (planches 63, page 240 et 66, page 246).

Quand le myome est **sous-muqueux**, on observe des ménorragies et des métrorragies avec violentes douleurs à forme de coliques, car souvent les tumeurs oblitèrent l'orifice et tordent l'utérus. Des douleurs de périmétrite surviennent aussi. Fréquemment stérilité ou avortement. Les tumeurs s'infectent facilement au moment de l'accouchement. Quand elles sont sous-muqueuses et pédiculées, elles se comportent de la même façon ; il se produit des douleurs expulsives même en dehors des règles. L'utérus cherche à expulser le myome polypeux, à l' « accoucher ». Souvent le polype s'ulcère et s'infecte quand il séjourne dans le vagin et s'infiltre d'œdème. On constate alors une fièvre continue, sans rémittences, alors même qu'il n'y a aucun écoulement fétide. C'est que dans ce cas il n'y a au début que de l'infection interstitielle (planche 61, 2, page 234).

Il se produit ensuite un écoulement catarrhal abondant par suite de gonflement en masse de la muqueuse qui recouvre le polype fibreux, et il se forme autour de nombreux polypes muqueux.

Note additionnelle.

[Ces fibromes à évolution vaginale sont très importants à connaître, car ils sont souvent confondus avec des néoplasmes malins ou avec l'inversion utérine. La muqueuse du polype et le polype lui-même s'est infecté au contact du vagin et sécrète en abondance un liquide rosé ou jaunâtre, sanieux, d'une fétidité comparable à celle qu'on observe dans les pertes du cancer utérin. Au toucher on sent dans le vagin une masse volumineuse, de consistance molle, friable, saignant au moindre contact. Si l'on ajoute à cela la pâleur, la maigreur du sujet et souvent la teinte jaunâtre que présentent ses téguments par suite de son anémie due à des hémorragies répétées et à un état septicémique chronique, on comprend que ces malades soient si souvent prises pour des cancéreuses inopérables. Un examen plus attentif permet d'éviter cette confusion. On constate en effet, dans le cas de polype fibreux sphacélé, que la tumeur est arrondie dans son ensemble et si on explore le fond du vagin, on arrive sur le col dilaté, aminci, et on peut introduire l'index entre le col et le pédicule du polype ou du moins sentir tout autour du pédicule de la tumeur la rainure du col distendu. On comprend toute l'importance de ce diagnostic, puisqu'une intervention bénigne permet de guérir des malades atteintes de fibrome sphacélé pourvu qu'elles ne soient pas arrivées au terme de la cachexie et de la septicémie chronique].

Le myome *du col* provoque des ménorragies et des pertes blanches profuses (planche 65).

Quand la tumeur est **sous-séreuse**, il n'y a que peu de symptômes, seulement des signes de compression comme par un utérus gravide (dyspnée, souvent même développement réflexe des glandes mammaires), soit que la tumeur se développe dans la cavité péritonéale, ou qu'il survienne des névralgies par compresses ou par action réflexe.

A la **ménopause**, les tumeurs se rétractent, à de très rares exceptions près. Mais souvent à cette période il se produit des hémorragies très violentes et qui se prolongent. O. Schaeffer a vu chez une Américaine de 57 ans une menstruation régulière due à cette cause.

En cas de fibro-myome de l'*ovaire*, les symptômes sont très variables. Souvent il y a absence de règles ou de l'ascite. [Cependant la disparition des règles n'est pas un signe qui permette de penser qu'il s'agit d'un fibrome de l'ovaire plutôt que d'une tumeur utérine en cas de doute. Souvent en effet, les fibromes de l'ovaire et certains fibromes du ligament large développés à distance de l'utérus entre les deux feuillets du ligament péritonéal donnent naissance à des hémorragies extrêmement abondantes].

Diagnostic. — En cas de myome *vaginal*, il faut s'assurer qu'il se détache bien de la paroi vaginale et qu'il ne possède pas, en dehors de ses adhérences, un pédicule se prolongeant dans l'utérus ; on sait qu'un polype venu de cet organe peut secondairement contracter des adhérences vaginales.

Le myome interstitiel de l'**utérus** est accompagné d'épaississement de la paroi et d'allongement de la cavité utérine.

Il faut ici faire le *diagnostic différentiel* avec la métrite et la grossesse. Dans le premier cas, la paroi est moins résistante et la sonde n'est pas déviée de sa direction normale par la tumeur, dans le deuxième cas, le col est mou, violacé et tout l'organe est extrêmement mou. L'augmentation de volume se fait d'une façon régulière, les règles manquent.

Note additionnelle

[Je n'insiste pas sur le diagnostic différentiel avec la grossesse ; il est une règle en gynécologie dont on ne devra jamais se départir sous peine de s'exposer à de graves déceptions. En présence d'une femme qui consulte pour une affection génitale, la première question que l'on doive se poser, est de savoir si elle est enceinte sans tenir compte des renseignements qu'elle peut donner, et sans se trop préoccuper de l'absence ou de l'existence de règles : car il est fréquent de voir des femmes enceintes avoir leurs règles, du moins pendant les premiers mois. Dans le doute, le devoir du génécologue est d'attendre, de mettre la malade en observation ; au bout de quelques semaines la grossesse, si elle existe, devient évidente. Je suppose donc ce diagnostic écarté, il est avéré que la femme n'est pas enceinte, s'agit-il d'un fibrome au début, d'un petit fibrome encore pariétal ou d'une simple métrite. Le diagnostic n'est pas aussi aisé qu'on pourrait le supposer. La paroi utérine en cas de métrite peut être aussi dure que s'il s'agit d'un fibrome, par la raison que certaines métrites chroniques s'accompagnent d'induration ; du tissu fibreux résultant du travail inflammatoire se développe entre les faisceaux musculaires, autour des glandes, autour des vaisseaux, et donne à l'ensemble de l'utérus une consistance ferme. L'introduction d'un hystéromètre dans la cavité utérine montre que cette cavité est plus profonde qu'à l'état normal, en cas de fibrome, au lieu d'une cavité de 6 à 7 centimètres on trouve 9, 10 et plus. Mais cette constatation peut se faire également dans la métrite chronique, on observe souvent une hypertrophie de l'utérus, ce qu'on a décrit sous le nom de *gigantisme utérin* et l'hystéromètre pénètre de 10 à 12 centimètres dans la cavité utérine. Quant à l'obstacle fourni à l'extrémité de l'hystéromètre par la saillie du fibrome, c'est là un symptôme inconstant, car bien souvent le fibrome intra-pariétal ne saille pas dans la cavité utérine et n'en modifie nullement la direction. En sorte que parfois le diagnostic reste en suspens, et il m'est arrivé ainsi qu'à bien d'autres gynécologues, sans doute, d'enlever un gros utérus, atteint de métrite chronique, et donnant des hémorragies extrêmement abondantes, croyant avoir affaire à un fibrome de petit volume.

Le malheur n'est pas grand, car j'estime que dans les deux cas, la lésion est justiciable de la même opération, c'est-à-dire de l'ablation de l'utérus, d'autant plus qu'il s'agit habituellement de femmes arrivées vers l'époque de la ménopause, et que la bénignité de l'hystérectomie nous permet d'étendre actuellement ses indications à des lésions aussi invétérées, aussi incurables que la métrite chronique métrorragique, contre laquelle le curettage est le plus souvent inefficace].

Si l'on soupçonne un myome sous-muqueux ou un polype, on touchera la cavité utérine, après dilatation du col. Il vaut mieux faire préalablement l'hystérométrie. La cavité est augmentée de volume, mais la sonde est déviée par la tumeur ou ne peut pas pénétrer. Au moment des règles, la tumeur apparaît au niveau de l'orifice cervical, ce qui permet de la reconnaître (planches 60, 2 ; 61). Une traction exercée avec la pince à griffes (antiseptique) nous montre s'il y a un long pédicule ou une large implantation.

Si ces tumeurs sont très volumineuses et s'avancent beaucoup dans le vagin, il est souvent difficile sans le toucher rectal combiné à la palpation et sans l'introduction d'une sonde de reconnaître sa véritable origine.

En cas de myome cervical, surtout infecté, il faut faire le diagnostic avec le cancer du col ; dans le premier cas, on trouve un pédicule menant dans le col. En outre les fibromyomes dans ces conditions présentent des lambeaux fibreux, mous comme de l'amadou, violacés ou roses pâles, tandis que les noyaux cancéreux sont plus friables et saignent abondamment quand on les frotte un peu. Le microscope permet de distinguer les fibres conjonctives des cellules cancéreuses (voy. planches 71, 2 et 79). Les noyaux cancéreux et les papillomes siègent toujours à la surface du col. Le cancer du col s'ulcère sans former de végétations polypeuses. Le fibrome se distingue du sarcome à sa plus grande consistance, à son développement plus lent, à son indolence, à l'absence d'écoulement fétide et de parcelles de la tumeur. La *transformation d'un myome en sarcome* est caractérisée par l'apparition de ces phénomènes et par l'ascite.

On peut encore confondre le fibro-myome avec un polype placentaire ou une inversion utérine. Pour celle-ci, voy. §7. Les polypes placentaires comme les polypes muqueux sont plus mous. Ils renferment des cellules déciduales, un épithélium glandulaire et des villosités choriales (voy. *Atlas manuel d'obstétrique*, planche 6 (1).

Le myome utérin sous-séreux et l'intra-ligamentaire sont souvent difficiles à distinguer des autres tumeurs annexielles et du Douglas, à cause de la réplétion de celui-ci, et parce que les exsudats pelvi-péritonitiques rendent impossible la délimitation du myome et l'analyse des symptômes (voir plus bas le diagnostic différentiel au § suivant à « kystes de l'ovaire »). La sonde montre la direction de la cavité utérine, si bien qu'on voit de cette façon où se trouve l'utérus et où il faut chercher la tumeur (voy. planche 58, 4).

Par l'exploration bimanuelle on reconnaîtra le degré de mobilité de l'utérus quand il a été repoussé par la tumeur. Cette recherche est importante surtout en cas de polype sous-séreux à long pédicule (voy. planches 61 et 67). On verra également si la tumeur est dure. S'il s'agit d'un fibrome kystique ou d'une tumeur très œdémateuse, ils peuvent présenter de la fluctuation tout comme un kyste de l'ovaire. Ici on aura recours à la ponction, le liquide contenu dans le myome ne contient que des lymphocytes, c'est de la lymphe. Si c'est un myome pur, il ne s'écoule que du sang. Le diagnostic avec un fibrome de l'ovaire reste seul en suspens.

[Je ne saurais souscrire au conseil donné par l'auteur allemand de ponctionner la tumeur en cas d'hésitation ; il

(1) Edition française, par le docteur J. Potocki, p. 38.

n'est pas douteux que certains fibromes sont mous, pseudo fluctuants. Depuis longtemps, Lawson Tait nous l'avait signalé, et Bouilly y insiste dans son manuel de pathologie externe et y revient sans cesse dans son enseignement, admettant que ces fibromes mous sont des « fibromes malades » dont la nutrition est entravée, soit qu'ils aient poussé rapidement, les pédicules vasculaires se trouvant bientôt au-dessous de leur tâche, et l'irrigation sanguine devenant insuffisante, soit encore qu'à un moment donné un fibrome normal ait subi une modification régressive à la suite d'une faible torsion du pédicule ou même sans cause appréciable. A la coupe, ces fibromes sont comme infiltrés d'un liquide gélatineux qui dissocie les fibres par places et donne à certains foyers une coloration jaunâtre

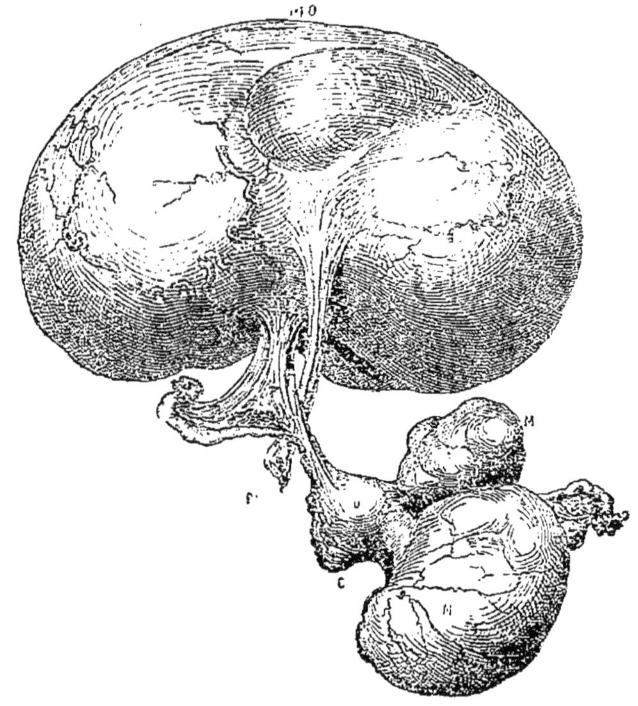

Fig. 63. — Fibrome de l'ovaire gauche associé à un fibrome de l'utérus. — *m o*, fibrome de l'ovaire; *u*, utérus ; *M M*, myome de l'utérus (d'après Howard A. Kelly).

rappelant l'aspect du lipome. Quoi qu'il en soit, en cas de doute entre un fibrome et un kyste, on ne devra pas pratiquer la ponction exploratrice mais bien plutôt conseiller et exécuter la laparotomie qui constitue dans les deux cas le traitement de choix].

Dans la proportion de 66 p. 100, dans le fibrome, on pourra entendre à l'auscultation un souffle vasculaire, bien plus rarement lorsqu'il s'agit d'un kyste.

Si un myome est infecté, il devient très douloureux et fluctuant, en même temps qu'apparaît de la fièvre et un ictère dû à la septicémie.

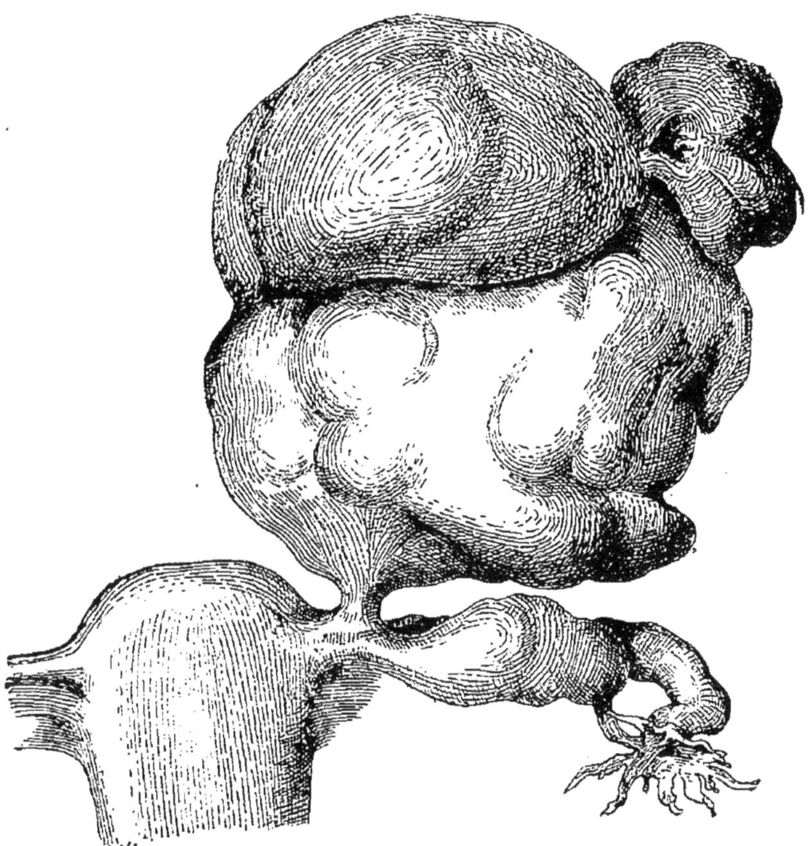

Fig. 64. — Fibro-myome du ligament de l'ovaire (Doleris).

Dans le **fibrome de l'ovaire**, la séparation de la tumeur et de l'organe est le point essentiel. Voy. le § suivant, p. 272. Le diagnostic se fera d'après la consistance de la tumeur.

Traitement. — Si le traitement à l'ergotine (Hildebrandt) indiqué plus haut reste sans succès, et que la tumeur continue à s'accroître et les symptômes à menacer, une opération peut devenir nécessaire. Le traitement médical est inutile quand avec une injection quotidienne de 0 gr. 2 d'ergotine pendant deux périodes menstruelles, au moins 60 à 80 injections par conséquent, il ne se produit aucun changement dans les métrorragies.

Les grosses tumeurs sous-muqueuses seront enlevées par morcellement par la voie vaginale (52 fragments, dans un cas de von Winckel). Les tumeurs infectées seront enlevées prudemment avec la pince à polype sous une irrigation continue : *colpo-myotomie*.

Si l' « énucléation » au sens vrai du mot échoue (et c'est dans le moins grand nombre de cas que les myomes interstitiels et sous-muqueux sont ainsi encapsulés, tandis que les adéno-myomes ne le sont absolument pas), il est souvent difficile avec le doigt qui travaille à l'aveugle dans l'utérus d'amener la tumeur. Les injections chaudes et le tamponnement arrêteront l'hémorragie. L'infection ne se produit ici que trop facilement.

Si l'on soupçonne un cas de ce genre, il vaut mieux inciser la muqueuse revêtant la tumeur et faire expulser celle-ci en administrant de l'ergot de seigle, ou bien réduire la masse par morcellement (Péan) et alors enlever l'utérus. Un bon traitement palliatif consiste dans la ligature bilatérale des artères utérines.

Il y a quatre méthodes d'ablation de la tumeur par cœliotomie :

I) La myomotomie : ablation de la tumeur en laissant l'utérus ;

II) L'amputation utérine supra-vaginale, c'est-à-dire l'extirpation du corps utérin et de ses myomes en laissant le col ;

III) L'extirpation totale de l'utérus par cœliotomie (Fritsch, Küstner, Martin, Mackenrodt) ;

IV) La castration, c'est-à-dire l'ablation des deux ovaires ; puisque les myomes se réduisent souvent après la ménopause, on cherche à produire celle-ci artificiellement ; mais le résultat n'est pas absolument certain.

Il faut mettre soigneusement en balance les douleurs causées par les tumeurs et les dangers provoqués par son ablation (embolie, hémorragie, infection surtout due à l'ouverture de la cavité utérine).

Indications opératoires :

1° Hémorragies épuisantes ;

2° Incapacité de travail ;

3° Développement si rapide que la vie est évidemment en danger, surtout dans les cas de dégénérescence kystique ;

4° Suppuration de la tumeur ;

5° Torsion du pédicule avec symptômes menaçants.

I. La myomotomie est indiquée dans les polypes sous-séreux et dans les myomes sous-séreux et interstitiels faciles à détacher de la paroi (planche 61, 1 ; 67).

Planche LXVIII. Fig. 1. — *Kyste uniloculaire de l'ovaire.* Il y avait deux kystes dont l'un pénétrait dans l'autre (?).

Planche LXVIII. Fig. 2. — *Kyste mucoïde glandulaire multiloculaire* à paroi mince. Le pédicule ainsi que la trompe et l'hydatide sont à côté de la tumeur. La dépression répond à la ligne innominée du bassin, car la petite portion de la tumeur se trouvait encore dans le petit bassin et remplissait le cul-de-sac de Douglas.

Si on ouvre du même coup la cavité utérine ou s'il ne subsiste plus qu'une mince lamelle muqueuse, il faut exécuter :

II. L'*amputation supra-vaginale.*

Ce n'est souvent qu'après l'ouverture de l'abdomen qu'on peut décider s'il faut faire et comment il faut faire l'amputation. Elle est indiquée si les tumeurs sont sous-séreuses avec large implantation, interstitielles, multiples ou volumineuses, intraligamentaires, infectées, ou ayant subi une dégénérescence (kystique, caverneuse, carcinomateuse) et ne faisant pas saillie dans la cavité utérine.

Autour de l'utérus et des annexes (donc en dehors des ovaires) on applique profondément un tube élastique (analogue au tube d'Esmarch) ; puis on lie en trois portions les ligaments larges depuis le ligament suspenseur de l'ovaire (infundibulo-pelvien) en se rapprochant profondément de l'utérus (Zweifel), puis on enlève utérus et annexes.

S'il existe des tumeurs intraligamentaires, on sectionne les ligaments larges après avoir fait la ligature en trois portions de chaque ligament; la ligature élastique peut être abandonnée définitivement.

Le traitement du moignon peut se faire d'après des méthodes variées :

1° *Procédé intra-péritonéal de Schröder* : excision cunéiforme, cautérisation du pédicule à l'acide phénique concentré, au chlorure de zinc ou au thermocautère, sutures à trois étages, pour la muqueuse, la musculeuse, la séreuse (au catgut).

Il y a danger d'infection secondaire dans ces cas, c'est-à-dire de suppuration du moignon et de rupture de la suture séro-séreuse. Aussi faut-il éviter de faire un trop gros moignon qui risque de se désunir par nécrose ;

2° *Procédé extra-péritonéal de Péan-Hégar.* Le moignon est fixé dans l'angle inférieur de la plaie au moyen de deux broches placées en croix, en dehors de la cavité abdominale (la séreuse du moignon étant réunie à celle de la paroi), recouvert seulement par les muscles de la paroi. Le moignon nécrosé se détache par suite de la ligature élastique au bout de 2 à 3 semaines.

Le désavantage de ce procédé consiste dans le tiraillement persistant de la vessie, ce qui n'est pas négligeable.

Fritsch ferme le pédicule comme Schröder, seulement par des sutures sagittales et non transversales, et le fixe à la partie inférieure de la plaie, de façon à enlever les sutures au neuvième jour.

3° Chrobak fait un *moignon retro-péritonéal* et par conséquent extra-péritonéal en le recouvrant d'un large lambeau péritonéal pris sur la tumeur ou sur l'utérus.

III. L'*ablation totale par cœliotomie* donne la plus grande sécurité contre l'infection secondaire de la cavité péritonéale par le moignon qui sécrète abondamment ou se nécrose partiellement, moignon constitué par le col, dans l'amputation supra-vaginale (1), mais c'est une opération plus sérieuse. Dans certains cas, elle est absolument indiquée comme dans le pyosalpinx (planche 42) et dans le myome du col (planche 65). Ligature des vaisseaux utéro-ovariens, incision transversale dans le cul-de-sac vésico-utérin et dans le fond du cul-de-sac de Douglas ; ligature successive et section des ligaments. Amputation du col, de façon qu'il n'en reste que la portion vaginale (cautérisation de l'orifice). Réunion de cette plaie aux crins de Florence ; suture au catgut du tissu péri-utérin et de la séreuse.

IV. La *castration de Hégar* n'est qu'un procédé de nécessité et ne doit être exécutée que pour les myomes dont l'ablation est regardée à priori comme dangereuse pour la vie (tumeurs très volumineuses) ne pouvant être déplacées suivant les différents axes du bassin à cause de nombreux noyaux sous-séreux. Par ce procédé on a encore 16 p. 100 de mortalité, car souvent les ovaires sont si rapprochés de la tumeur que les ligatures deviennent très difficiles. Il vaut donc mieux faire la ligature des utérines par le vagin (Gottschalk).

L'ablation des *fibromes de l'ovaire* est indiquée à cause de la possibilité de leur dégérescence maligne, même quand ils sont moyens et qu'ils restent stationnaires. Les dangers de l'intervention consistent dans les hémorragies causées surtout par les adhérences. On fera donc préalablement des ligatures élastiques et on fera en sorte que les pédicules soient solidement liés.

Le traitement pré et post-opératoire dans toutes ces cœliotomies est le même que dans l'ablation des kystes de l'ovaire.

(1) A la Clinique gynécologique de Heidelberg, 30 myotomies ont été pratiquées par cœliotomie d'après la méthode rétropéritonéale avec 2 morts : une par embolie pulmonaire, l'autre par anémie très prononcée.

Note additionnelle.

[La chirurgie des fibromes est une de celles qui ont le plus bénéficié des perfectionnements apportés à la technique de la chirurgie abdominale dans ces dernières années. Alors qu'il y a seulement 10 à 12 ans, la mortalité était encore de 16 à 20 p. 100, pour les opérateurs les plus expérimentés, elle a successivement baissé depuis trois ou quatre ans, pour atteindre aujourd'hui 5 à 6 p. 100.

Je ne dirai rien de l'opération de Hégar ou Battey, c'est-à-dire de la castration ovarienne. Cette opération a eu son heure de réputation ; alors que l'ablation des fibromes était encore très grave, elle était assurément beaucoup plus bénigne, et il est certain que dans les cas de fibromes simplement ménorragiques, ainsi que l'a bien fait remarquer Bouilly, elle donnait de bons résultats, c'est-à-dire qu'elle faisait disparaître les hémorragies et provoquait la rétrocession du fibrome. Dans les autres cas, son action était le plus souvent nulle. De plus, elle n'était pas toujours praticable. Pour peu que le fibrome soit volumineux et que l'utérus ait subi une torsion sur son axe ainsi que cela est fréquent, un des ovaires se présentait directement à la face antérieure de la tumeur, sitôt le ventre ouvert, mais l'autre ovaire était profondément caché dans le Douglas, derrière la tumeur qu'il était impossible de mobiliser; en sorte qu'il est souvent arrivé qu'on a dû se contenter de l'ablation d'un seul ovaire. Cette ovariectomie unilatérale donnait parfois le résultat cherché ; mais bien souvent aussi elle n'avait qu'une action éphémère sur les ménorragies. Pour ces différentes raisons l'opération de Hégar est aujourd'hui abandonnée.

L'ablation de la tumeur et de l'utérus est faite méthodiquement en liant directement les différentes artères qui constituent les pédicules vasculaires de l'organe et du néoplasme. Pour ma part, c'est au *procédé américain*, décrit par H. Kelly et introduit en France par Segond que je donne la préférence. Six ligatures sont placées, trois de chaque côté sur le pédicule utéro-ovarien, le ligament rond et le pédicule utérin ; l'utérus enlevé, le lambeau péritonéal taillé sur la face antérieure de l'utérus est rabattu et suturé au péritoine de Douglas. La nappe péritonéale est ainsi complètement refaite et les suites de l'opération sont extrêmement bénignes. Reste la question de savoir si l'on doit faire l'*hystérectomie totale* ou la *sub-totale* ou *supra-vaginale*.

Dans les cas de fibrome se prolongeant dans le col, l'hystérectomie abdominale totale est seule de mise ; mais, ainsi que cela est le plus fréquent, lorsque le ou les fibromes sont implantés sur le corps utérin, l'hystérectomie supra-vaginale est suffisante ; on laisse un moignon du col dont on a soin de cautériser la cavité au thermo-cautère et le péritoine est rabattu à sa surface de façon à le placer en dehors de la cavité péritonéale. A mon avis, le grand avantage de l'opération supra-vaginale est de ne pas ouvrir la cavité vaginale, il n'est pas douteux que le danger de l'hystérectomie totale est dans l'infection d'origine vaginale, car en elle-même l'opération n'est ni plus difficile, ni plus grave que l'hystérectomie sub-totale. Bien que des gynécologues de la valeur de Richelot aient déclaré que le « péril vaginal n'existe pas », c'est là à mon avis, l'unique différence dans la gravité opératoire des deux méthodes. Quelle que soit l'attention avec laquelle on désinfecte le vagin dans les jours qui précèdent l'intervention et le jour même immédiatement avant, il est certain qu'on ne peut jamais garantir l'asepsie vaginale d'une façon absolue. Quant aux détails de technique de ces deux opérations (hystérectomie abdominale totale, et hystérectomie abdominale supra-vaginale) telles que je les pratique, je renvoie le lecteur à l'*Atlas-Manuel de gynécologie opératoire*, dans lequel ils sont complètement exposés.

L'auteur allemand ne dit rien de l'*hystérectomie vaginale*. Bien que cette opération ait beaucoup perdu de sa valeur depuis les progrès de la voie haute, il est certain qu'elle constitue une bonne et bénigne opération dans quelques cas déterminés. Je suppose qu'il s'agit d'un petit fibrome, chez une femme grasse, à parois abdominales épaisses et peu musclées, dont le vagin est large et souple à la suite de grossesses répétées ; dans ces conditions l'hystérectomie vaginale est aisée. Surtout lorsqu'elle est pratiquée avec des ligatures suivant la technique que j'ai indiquée ailleurs (voir l'*Atlas manuel de gynécologie opératoire*) (1) elle donne d'excellents résultats et on ne s'expose pas à une éventration ou à une suppuration de la paroi ainsi que cela est malheureusement encore très fréquent quand on incise

(1) Edition française, par le docteur J. Bouglé, 1903.

Planche LXIX. — *Kyste mucoïde glandulaire multiloculaire*. Par suite d'une torsion du pédicule il s'est produit des hémorragies dans différentes loges (couleur bleu foncé); les régions correspondantes de la paroi se sont nécrosées et sont devenues adhérentes à l'épiploon. Des troubles circulatoires sous-péritonéaux ont provoqué la formation de loges kystiques (à gauche de la figure).

ces parois abdominales très épaisses et dont le plan fibromusculaire est extrêmement réduit. S'il existe à la fois un fibrome interstitiel ou sous-séreux peu volumineux et un polype intra-vaginal, l'hystérectomie vaginale se trouve encore parfaitement indiquée.

Quant à la *myomectomie* pure ou énucléation des fibromes avec conservation de l'utérus, c'est une opération, qui en France n'a pas encore été pratiquée un nombre suffisant de fois et par un assez grand nombre de chirurgiens, pour qu'on puisse nettement se prononcer sur sa valeur. Tuffier s'en déclare très partisan et la croit applicable à la grande majorité des cas. Il est difficile d'admettre cette opinion quand on songe à la multiplicité si fréquente des fibromes. Que de fois ne découvre-t-on pas, lorsque la pièce a été enlevée, un ou plusieurs fibromes du volume d'une noisette ou d'une noix qui auraient certainement passé inaperçus au cours d'une simple énucléation ; on risque donc de laisser un ou plusieurs noyaux fibromateux qui pourront ultérieurement se développer, et nécessiter une seconde opération ; c'est le principal inconvénient. D'autre part, l'opération est plus longue, plus laborieuse et plus grave, lorsque, ce qui est la règle, les fibromes sont multiples. Souvent une ou plusieurs des tumeurs saillent dans la cavité utérine, dont elles ne sont séparées que par la muqueuse ou par une mince couche de tissu musculaire doublant la muqueuse, en sorte que la cavité utérine risque d'être ouverte au cours des manipulations d'énucléation. Cet incident aggrave tellement le pronostic que pour certains chirurgiens c'est une indication formelle pour modifier le plan opératoire et pour terminer l'opération par une hystérectomie. D'autre part, chez une femme jeune, ayant conservé l'espoir de la maternité, il y a grand intérêt à conserver l'utérus si cette conservation est possible sans trop aggraver l'opération et sans trop exposer la malade à une intervention incomplète. En sorte que sans aller aussi loin que certains chirurgiens étrangers et que Tuffier en

France qui semblent admettre que presque tous les fibromes sont justiciables de l'énucléation, il est certain qu'il y a là une méthode élégante et rationnelle, comme toutes les opérations conservatrices en matière de chirurgie des tumeurs bénignes, et qu'on devra songer à l'employer si le cas paraît favorable, c'est-à-dire répondant aux conditions énoncées plus haut].

§ 2. — Kystes de l'ovaire.

DÉFINITION. ANATOMIE PATHOLOGIQUE ET HISTOLOGIE

La figure 65 représente un kyste paraovarien.

Le kyste glandulaire multiloculaire mucoïde résulte d'une prolifération de l'épithélium germinatif du follicule

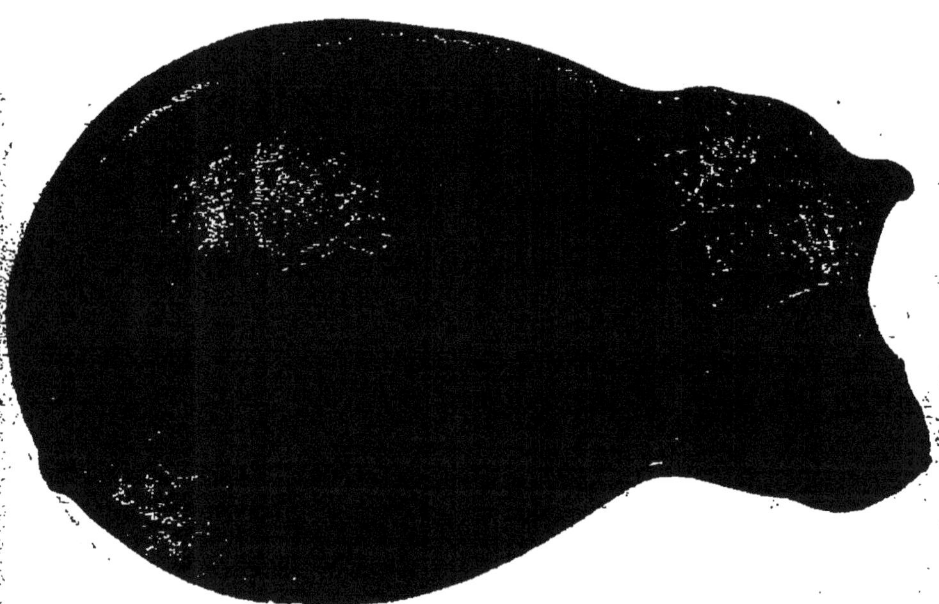

Fig. 65. — Kyste parovarien (d'après Howard A. Kelly).

de Graaf (1) ou de l'épithélium cuboïde qui tapisse la surface de l'ovaire (voy. *Atlas-Manuel d'obstétrique*) (2) accom-

(1) Steffeck a rencontré l'existence d'ovules dans les jeunes kystes des adénomes kystiques.

(2) Edition française par Potocki, page 22.

pagné de l'accroissement du tissu cellulaire qui lui apporte ses vaisseaux (voy. planche 72) : *adénome kystique.*

Il faut distinguer cinq formes de kystes de l'ovaire :

1° Le kyste uniloculaire (voy. planche 68, 1, page 262) : par hypertrophie d'un follicule de Graaf (hydropisie folliculaire) ;

La figure 66 montre un kyste, où l'on se trouve en pré-

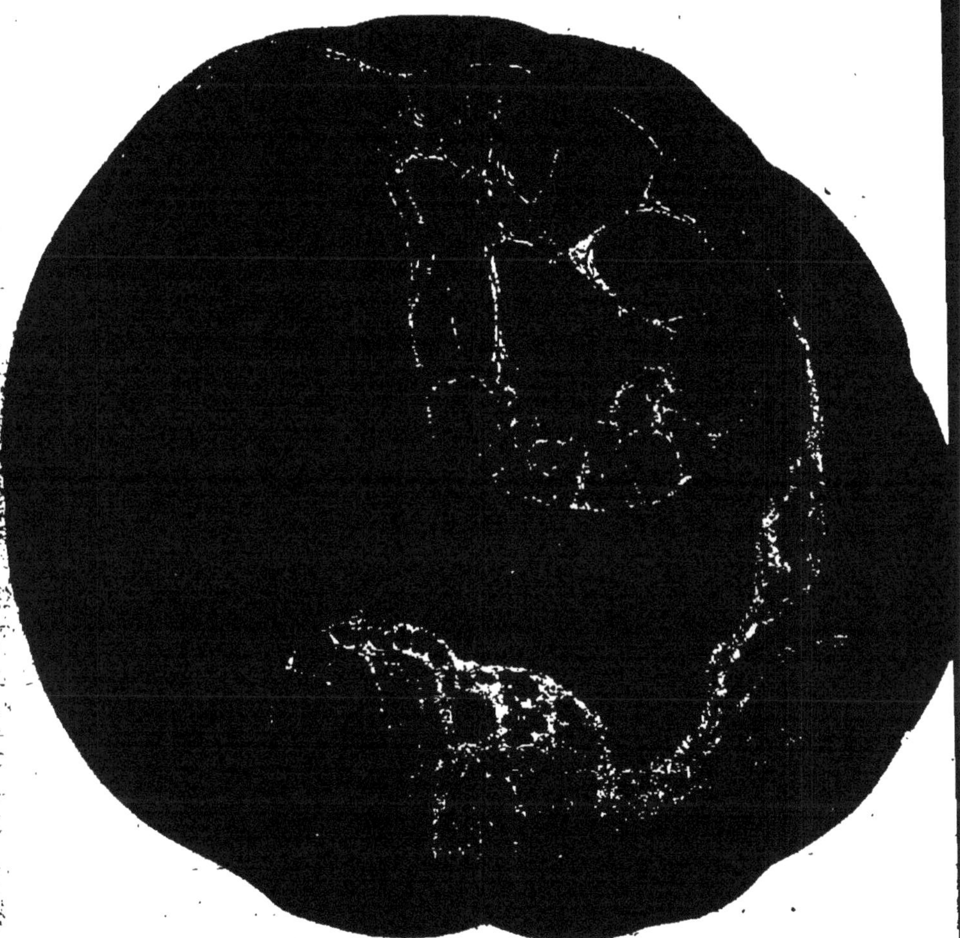

Fig. 66. — Kyste pauciloculaire présentant l'apparence extérieure d'un kyste uniloculaire (d'après Howard A. Kelly).

sence d'une cavité de dimensions prédominantes, accompagnée de loges plus petites (pauciloculaires).

2° Le kyste multiloculaire glandulaire mucoïde : tumeur kystique bosselée à nombreuses cavités, avec paroi extérieure commune, remplie d'un mucus visqueux, analogue à de la bile, variant comme couleur, du jaune verdâtre au gris foncé suivant la quantité de sang qu'il renferme (planche 72).

Les tumeurs se développent plus ou moins vite, d'une façon continue et presque illimitée (pouvant dépasser le poids du corps). Elles deviennent dangereuses quand elles dépassent le volume de la tête (voy. plus bas). Fixées à l'utérus par un pédicule qui les nourrit une fois que le tissu ovarien a passé dans la tumeur elles sont donc rattachées par le ligament large renfermant la trompe et le ligament de l'ovaire. Le pédicule ne fait défaut que dans les tumeurs intraligamentaires (voy. planche 59, 2) parce que celles-ci se développent entièrement en dehors du péritoine dans le tissu sous-séreux du ligament large. On sait que seule la face antérieure de l'ovaire pénètre dans le ligament large (mesovarium), tandis que la face postérieure tournée vers le cul-de-sac de Douglas est dépourvue de revêtement séreux. Donc, si un kyste naît de la partie antérieure il se développe entre les deux feuillets du ligament large (intraligamentaire) ; si la tumeur s'accroît, elle repousse en haut le feuillet postérieur, soulève le cul-de-sac de Douglas, et, devenant rétro-péritonéale, atteint la colonne vertébrale (planche 59, 2, page 228).

Le « pédicule » mentionné est caractéristique des tumeurs de l'ovaire et sera reconnu comme l'indique la planche 74. Dans les grosses tumeurs, il est généralement tordu en spirale. La figure 67 représente une tumeur polykystique de l'ovaire avec long pédicule tordu. Cette torsion du pédicule résulte des mouvements péristattiques de l'intestin, de la réplétion variable des organes abdominaux et des mouvements du corps ; elle se produit plus souvent pour les tumeurs siégeant à gauche que pour celles du côté droit. La torsion atteint un quart à un demi-tour. S'il se produit plus d'un tour complet, il en résulte des troubles de la circulation, des épanchements dans la tumeur, des hématomes dans le pédicule. Les troubles de nutrition secondaires amènent une « métamorphose » régressive. Les conséquences sont d'autant plus graves que la compression se produit plus rapidement (nécrose, éclatement de la paroi ayant subi la dégénérescence mucoïde : planche 72, rup-

Planche LXX. — *Kyste mucoïde glandulaire multiloculaire* (une large incision a été faite à sa partie moyenne).

ture, péritonite). Si des masses colloïdes s'épanchent dans la cavité abdominale, elles peuvent se fixer sur les séreuses formant le pseudo-myxome du péritoine de Werth.

En cas de tumeurs volumineuses, il se développe toujours

Fig. 67. — Tumeur polykystique de l'ovaire, avec long pédicule tordu (d'après Howard A. Kelly).

des dépôts fibrineux et des adhérences parce que l'épithélium de la surface est altéré et se détache. Parfois le pavillon de la trompe se fixe à un kyste au début ; si la cloison intermédiaire disparaît, il en résulte un kyste tubo-ovarien.

3° Le kyste papillaire proliférant (voy. la légende de fig. 68, in texte, page 271).

4° Les kystes en grappe (Olshausen) se distinguent des cysto-adénomes en ce que plusieurs cavités sont pédiculées et renferment au lieu de matière colloïde un liquide albumineux, même quand elles sont largement implantées, et en ce qu'ils n'ont pas une surface lisse et bosselée mais présentent une quantité de petites vésicules (comme un môle hydatiforme);

5° Les kystes dermoïdes (voy. planches 45 et 79).

Les tumeurs kystiques peuvent avoir des conséquences graves :

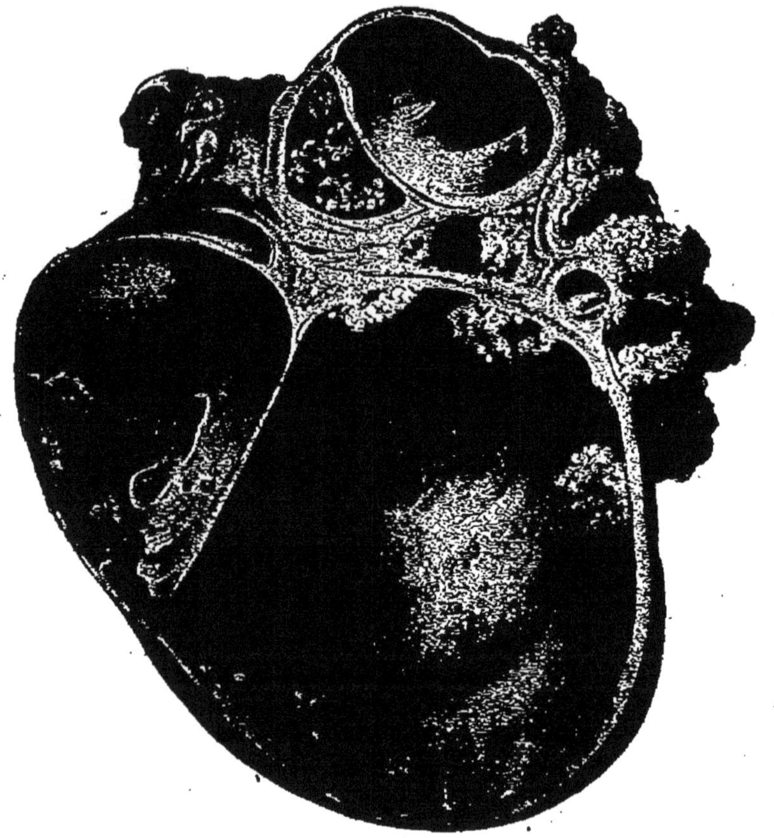

Fig. 68. — Kyste multiloculaire papillomateux de l'ovaire avec végétations intracavitaires et superficielles (d'après Howard A. Kelly).

1° Par leur accroissement dépassant le volume de la tête;
2° Par étranglement à la suite de la torsion du pédicule,

Planche LXXI. Fig. 1. — *Structure histologique d'un polype muqueux de l'utérus* (voy. planches 60 et 67). Végétation limitée de la muqueuse utérine (provenant aussi bien du corps que du col), formée de tissu glandulaire et conjonctif, de structure normale, et semblable comme proportions à celle de la muqueuse (contrairement aux néoformations atypiques de l'adénome malin). Voy. planche 30, fig. 2). Les cavités (1) tapissées d'un épithélium cylindrique vibratile représentent des glandes. Dans le tissu conjonctif (3), se trouvent de nombreux vaisseaux dilatés, à parois amincies (2 et 4), d'où la production facile d'hémorragies.

Planche LXXI. Fig. 2. — Coupe microscopique de la zone périphérique d'un myome commençant à s'encapsuler, gros comme un grain de blé, dans une musculeuse normale tout autour. Le tissu de la tumeur se trouvant à gauche de la figure (1) n'est formé que de fibres musculaires lisses, serrées, enchevêtrées, sans interposition de fibres conjonctives, comme on en trouve toujours dans les tumeurs plus grosses. (Ce sont alors les fibro-myomes qui proviennent toujours d'un myome interstitiel pur). La couche musculaire (2) périphérique normale est formée de lamelles concentriques et parallèles qui sont comprimées par le développement du myome. On trouve en outre des vaisseaux (4) très dilatés dans la musculeuse (3) moins régulièrement disposée.

Planche LXXI. Fig. 3. — Vaginite. Infiltration du tissu cellulaire sous-muqueux par les cellules rondes surtout autour des follicules lymphatiques dont la quantité est normale (3) (ils sont entourés de cellules embryonnaires et de canaux lymphatiques). 1, Épithélium du vagin normal ; 2, tissu conjonctif normal.

accompagné d'hémorragies, d'inflammation, de suppuration, de gangrène (ou suivi quelquefois de résorption et de guérison spontanée), de septicémie ;

3° Par adhérences à l'intestin et formation d'un volvulus ;

4° Par rupture de la tumeur et développement consécutif d'un pseudo-myxome du péritoine (Werth) ;

5° Par dégénérescence carcinomateuse ;

6° Mort par insuffisance cardiaque, par urémie.

Symptômes. — (Voy. au § 2, les symptômes du début). Les phénomènes de compression n'apparaissent que lorsque la tumeur atteint le volume d'une tête d'enfant et reste enclavée dans le petit bassin (constipation, envies fréquentes d'uriner, névralgies). Il peut se produire des perforations intestinales (voy. par exemple la planche 55, où est représenté un kyste dermoïde ouvert dans le rectum, observé chez une malade de la clinique de Munich), de la dyspnée, de la dilatation des veines thoraco-abdominales, de l'œdème, de la compression des uretères; enfin, le séjour au lit peut devenir nécessaire.

Le *diagnostic* sera établi d'après l'existence d'un pédicule et d'une séparation entre la tumeur et l'utérus, ou d'après la méthode de Schultze (voy. planche 74, fig. 3) enfin par la fluctuation. La percussion montre que, contrairement à

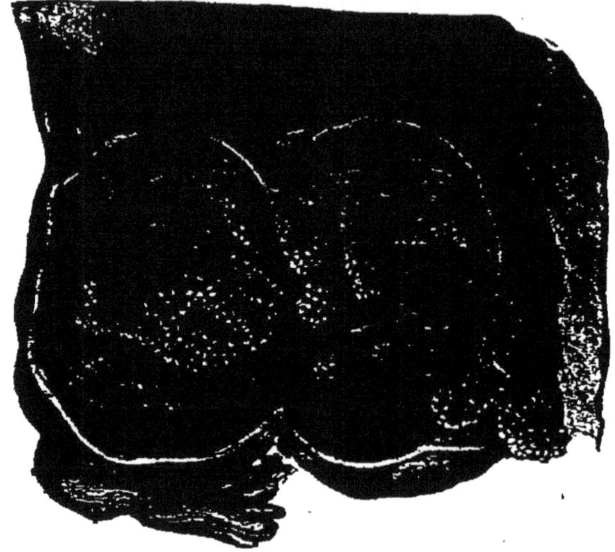

Fig. 69.

Kyste prolifèrant papillaire (préparation de la clinique gynécologique de Munich), caractérisé par ce fait que l'épithélium forme non seulement des *kystes* et des follicules mais aussi en ce qu'il se produit des *amas de masses végétantes* sur les parois du kyste (voy. l'explication dans le texte et la planche 72, fig. 1 et 2). Ces formations dendritiques se trouvent soit seulement à la *face interne*, soit aussi à la *surface externe* du kyste et épaississent souvent la paroi de cette façon. Elles forment des *métastases* sur toute la surface du péritoine et causent ainsi de l'*ascite*. On ne peut les distinguer macroscopiquement des végétations *carcinomateuses* qui sont seulement un peu plus dures.

ce qu'on trouve dans l'ascite il y a une surface de matité convexe en haut et qu'on peut trouver une sonorité tympanique d'origine intestinale en haut et dans les flancs. Il peut y avoir de l'ascite concomitante. A l'auscultation, le bruit vasculaire se perçoit bien plus rarement qu'en cas de myome.

Planche LXXII. Fig. 1. — Formation kystique primitive dans un kyste mucoïde multiloculaire glandulaire de l'ovaire (voy. planches 68, 70). Des cavités kystiques (1) uniques se forment par ruptures des cloisons résultant de la dégénérescence mucoïde (2, 3) et des papilles libres flottent dans le contenu colloïde (2) ; 4 : petit kyste ; 5 : tissu conjonctif.

Planche LXXII. Fig. 2. — *Kyste ovarien proliférant papillaire.* 1 large papille renfermant un kyste (2) tapissé comme tout l'intérieur du kyste d'un épithélium cylindrique (4) avec des dépressions (en forme de glandes ou de replis) (5) ; coupe transversale d'une papille (3). Papilles végétantes (8) à disposition dendritique. Tissu conjonctif résistant de la paroi du kyste (6). Couche conjonctive externe élastique (7) (Voy. fig. 68 du texte).

Planche LXXII. Fig. 3. — *Paroi nécrosée d'un kyste.* Dégénérescence myxomateuse et dissociation des fibres conjonctives (2) ; espaces vasculaires (1).

Planche LXXII. Fig. 4. — Sédiments provenant du liquide d'un kyste de l'ovaire : 1, Cristaux de cholestérine ; 2, globules rouges ; 3, cellules épithéliales cylindriques altérées et kératinisées ; 4, cellules adipeuses ; 5, leucocytes ; 6, endothélium.

Kyste hydatique (localisé aux organes génitaux dans la proportion de 4 p. 100 de tous les cas, et apparaissant sous la muqueuse utérine et dans le cul-de-sac de Douglas). Poids spécifique 1007 à 1015. Crochets. Scolex. Pas d'albumine, beaucoup de chlorure de sodium et surtout de l'acide succinique que l'on décèle par l'ébullition, l'addition d'eau et l'extraction par l'éther. Après évaporation, il reste des prismes, des tablettes à 6 faces formées de l'acide succinique, et la solution aqueuse donne par le chlorure ferrique un précipité rouge floconneux.

L'utérus est trouvé le plus souvent en avant et au-dessous de la tumeur (voy. planche 59), rarement en rétroversion (planche 16, 4). Au début d'une grossesse, il peut se produire un prolapsus total de l'organe (*Atlas manuel d'obstétrique*, fig. 109, page 296). Si on déplace la tumeur, l'utérus ne la suit pas. Le pédicule pourra être senti surtout par le rectum. Il se détache d'un angle de l'utérus (voy. planche 74, 3). Les kystes dermoïdes siègent le plus souvent en avant de l'utérus, dans le cul-de-sac vésico-utérin. Le liquide retiré par la ponction fournit les renseignements suivants :

a) Au point de vue histologique voy. planche 72, fig. 5.

b) Au point de vue chimique sa couleur va du jaune d'or au brun sombre (sang). Poids spécifique : 1010-1024

(1005 à 1055); il a l'aspect colloïde par suite de la présence de la pseudo-mucine (métalbumine). Il est donc important de le reconnaître. Les différences chimiques entre le mucus et l'albumine contenus dans un kyste, la dernière pouvant subir des transformations analogues à celles de la digestion et se dissoudre dans l'eau (d'autant plus que la tumeur est plus ancienne, Eichwald) sont les suivantes :

Substances mucoïdes :	*Albumines :*	*Solubilité ou précipitation :*
1. Substance contenue dans les globes colloïdes : parenchyme cellulaire encapsulé.	1 *a*). Albumine *b*). Albuminate de soude.	1. Soluble par cuisson, précipitation par acide acétique.
2. Mucine.	2. Paralbumine (propeptone).	2. » » »
3. Substance colloïde (soluble dans l'eau).	3. *Métalbumine.* (pseudo-mucine). (insoluble dans l'eau).	3. Précipitation par l'alcool non par les sels minéraux.
4. Muco-peptone.	4. Albumine (Fibrine) peptone.	4. Précipitation par les sels métalliques neutres, le ferro-cyanure de potassium, le tannin, soluble dans l'eau.

Les albumines se séparent des substances mucoïdes en ce qu'elles sont précipitées par le tannin et les sels métalliques neutres.

On reconnaîtra donc la métalbumine par l'ébullition et l'addition d'acide nitrique qui précipite toutes les albumines jusqu'à la paralbumine inclusivement, en débarrassant aussi de la mucine; puis la métalbumine est précipitée en flocons blancs par l'alcool. Par l'addition d'acide acétique il ne se produit qu'un trouble, mais pas de précipitation. Elle se sépare de la substance colloïde en ce qu'elle n'est pas soluble dans l'eau et précipitée par le ferro-cyanure de potassium.

Pour faire une recherche exacte, on peut réduire avec 10 p. 100 de sulfate de cuivre (réaction de Trommer).

Diagnostic chimique différentiel : transsudation ascitique et exsudat, voy. planche 58, 1.

Kyste para-ovarien : Contenu clair comme de l'eau, poids spécifique 1002 à 1006, rarement albumineux, contenant des cellules à cils vibratiles mais pas d'autres éléments figurés.

Hydrosalpinx : liquide séreux, muqueux ou visqueux; riche en albumine. Cholestéarine ; épithélium cylindrique.

Hydronéphrose : beaucoup d'éléments de l'urine, que l'on peut déceler par l'ébullition ; extraction par l'alcool, évaporation. Le

Planche LXXIII. Fig. 1. — *Myxosarcome de l'utérus*, primitif ou par transformation d'un fibrome à développement très rapide (dégénéré par suite d'infection ou de nutrition insuffisante). 1, Cellules géantes malignes; 2, infiltration embryonnaire; 3 et 4. Tissu myxomateux, fibres conjonctives dissociées (voy. fig 2).

Planche LXXIII. Fig. 2. — *Sarcome fuso-cellulaire de l'utérus* avec formation kystique (2). 1, cellules géantes nombreuses au milieu du tissu à cellules fusiformes (voy. planche 87, 2).

Sous le nom de sarcomes, on désigne des tumeurs à type conjonctif avec développement excessif des éléments cellulaires (cellules rondes, en fuseau, géantes, étoilées). Ce sont des tumeurs à développement rapide, à métastases et à récidive rapide, molles, lobulées, se formant dès la jeunesse contrairement aux épithéliomes. Elles apparaissent sur l'appareil urinaire, à la vulve, au vagin, à l'utérus, à l'ovaire, aux trompes.

A la vulve, ce sont des sarcomes globo ou fuso-cellulaires, myxoïdes, pigmentaires (mélano-sarcomes). Dans le vagin, planche 73. Dans l'utérus, planche 87, fig. 2. A l'ovaire, type fuso-cellulaire avec ou sans formations kystiques.

Planche LXXIII. Fig. 3. — Développement d'un adénome malin sur la paroi d'un kyste; l'épithélium cylindrique de revêtement (1) prolifère en une masse œdémateuse atypique (6) formée d'espaces glandulaires kystiques (7), avec épithélium cylindrique (6), stratifié en plusieurs points (8). Peu de tissu conjonctif intermédiaire (9). La paroi est formée de tissu fibreux (2) sous l'épithélium cylindrique (1), de tissu élastique (3) avec espaces vasculaires à parois minces (4) et d'un endothélium séreux (5).

Planche LXXIII. Fig. 4. — *Angiome de l'urètre*, formé de capillaires sanguins (1) tassés dans le tissu conjonctif (2) et tapissés seulement d'une couche endothéliale, voy. planche 51, fig. 2.

résidu traité par l'eau et l'acide nitrique cristallise sous forme de tablettes rhomboïdes. Poids spécifique faible. Peu d'albumine.

1. Tumeurs intra-utérines.

Diagnostic différentiel. — 1) *Grossesse.* Absence de règles. Développement normal et classique, et à partir du 5e mois, sensation des diverses parties du fœtus et de ses mouvements, perception des bruits du cœur. Le col est dès le début violacé et mou et tout l'utérus a une souplesse caractéristique au niveau de l'orifice interne (toucher rectal). Au contraire, les signes de simple probabilité, comme la sécrétion mammaire, sont sans valeur, car on les trouve aussi dans les kystes. La sonde et le trocart ne seront pas employés avant qu'on ne soit sûr qu'il n'y a pas grossesse. (Voy. *Atlas manuel d'obstétrique*) (1).

Il faut surtout mentionner ici l'utérus gravide rétrofléchi (voy. *Atlas manuel d'obstétrique*, planche 47 et page 170); les troubles urinaires constituent les symptômes les plus importants.

Il faut aussi penser que le fœtus peut être mort (frisson).

2) *Hématométrie* avec ou sans hématosalpinx. Parfois congénitale. Il n'y a jamais eu de règles. Parfois acquise; dans ce dernier cas, les règles n'ont cessé que depuis quelque temps. On reconnaîtra avec la sonde la perméabilité du vagin et du col.

3) *Myome interstitiel et sous-muqueux* : ménorragies, douleurs expulsives; accroissement plus lent que pour un kyste. Consistance ferme, souffle vasculaire. Allongement de la cavité utérine; coïncidant souvent avec un kyste.

II. Tumeurs pédiculées de l'utérus ou tumeurs des annexes.

4) *Myome utérin sous-séreux:* comme les précédents; en outre mouvements du col accompagnant ceux qu'on imprime à la tumeur et se faisant en sens opposé, comme transmis par un levier. Consistance ferme, s'il ne s'agit pas d'un fibrome kystique ou d'une tumeur œdémateuse (inversement des kystes peuvent devenir durs à la suite d'une torsion du pédicule avec extravasation sanguine).

5) *Myome utérin intraligamentaire*, comme 3 et 4; développé tout près de l'utérus; ne pouvant être différencié d'un kyste intraligamentaire que par sa consistance.

6) *Hydro et pyosalpinx, hématosalpinx* : anamnestiques, fièvre, douleurs, siège non médian, forme de boudin ou de cornet avec nouures (voy. planches 41, 44, 59, 74). Ponction.

7) *Kystes para-ovariens* : arrondis, très fluctuants, uniloculaires, non bosselés, accolés à l'utérus, donc pédicule insignifiant ou même manquant tout à fait. Ponction.

8) *Fibrome de l'ovaire* : consistance ferme, uniforme, avec surface légèrement bosselée; développement lent.

(1) Edition française, par le docteur Potocki, page 82.

Planche LXXIV. Fig. 1 et 2. — *Exploration bimanuelle d'un pyosalpinx,* le rectum étant plein ou vide. Avant toute exploration bimanuelle, il faut vider la vessie et le rectum, car, comme on peut le voir sur les figures ci-contre, on pourrait se tromper sur le volume et la forme des tumeurs, à cause des déplacements provoqués par la réplétion des organes (vessie et rectum). Py, pyosalpinx. R, rectum. U, utérus.

Planche LXXIV. Fig. 3. — *Exploration bimanuelle du pédicule d'un kyste de l'ovaire,* avec un aide (d'après B. S. Schultze). L'utérus est attiré avec une pince à griffes, et le kyste repoussé en haut à travers la paroi abdominale. La palpation peut se faire par le rectum et sous la tumeur. De cette façon le pédicule est tendu autant que possible. Celui de notre figure est tordu.

III. Tumeurs du cul-de-sac de Douglas.

9) *Grossesse abdominale.* Aménorrhée momentanée; douleurs ; parfois élimination de caduque. Poche non pédiculée fluctuante au niveau de laquelle on sent des parties fœtales.

10) *Hématocèle rétro-utérine intrapéritonéale.* Apparue brusquement avec des phénomènes de collapsus. Tumeur fluctuante remplissant le cul-de-sac de Douglas jusqu'au-dessus de l'utérus ; douleur dans le cul-de-sac vaginal. Pas d'incision exploratrice (planche 58).

L'hématocèle extrapéritonéale péri-utérine (hématome) laisse libre le cul-de-sac de Douglas, et se trouve aussi sur les parties latérales par rapport à l'utérus ;

11) *Péritonite exsudative liquide* : évolution fébrile avec douleurs violentes, ballonnement du ventre, vomissements; souvent diarrhée, impossibilité de marcher. Au début, tumeur fluctuante ou pâteuse, plus tard bosselée tandis que l'utérus s'immobilise (planche 17, 1).

12° *Tumeurs para-utérines*, analogues au cas précédent, latérales ou postérieures par rapport aux culs-de-sac du vagin. Les abcès intra-ligamentaires anciens adhèrent à l'utérus (planche 59, 1).

13) *Tumeurs du rectum*, rares, parfois kystiques. Elles doivent être explorées par le toucher rectal quand elles siègent dans la paroi même. Rétrécissement de l'intestin. Il est souvent impossible d'établir la nature du contenu et de reconnaître si ce n'est pas un kyste adhérent à l'intestin.

14) *Tumeurs des os du bassin* : elles sont immobiles, et croissent lentement. Il faut tout d'abord chercher à recon-

naître les ovaires, car un kyste adhérent au bassin peut donner la même sensation.

15) L'*hydroméningocèle sacrée antérieure* est d'une extrême rareté. Elle est formée d'une poche de la dure-mère à contenu liquide située entre le corps et l'apophyse transverse d'une vertèbre sacrée.

IV. Autres tumeurs abdominales.

16) *Rein mobile* : tumeur en forme de haricot, résistante, légèrement sensible, pouvant être réduite à la place normale du rein qui est sonore à la percussion ; ne possédant aucun pédicule vers le petit bassin.

17) *Hydronéphrose*. De date ancienne : se développant de la région lombaire vers le bas, sans pédicule pelvien ; l'intestin passe en avant, tandis que, en cas de tumeur ovarienne, il est repoussé en haut ou en arrière. Ponction (voy. plus haut).

18) *Tumeurs des reins, hématomes* (planche 77) kystes hydatiques des reins, du foie, du bassin, frémissement hydatique. Ponction (voy. plus haut) ;

19) *Tumeurs de la rate* : allant du côté gauche de l'abdomen vers le bassin mais n'envoyant pas de pédicule de ce côté. Leucémie.

20) *Tumeurs de l'épiploon*, hématome sous-péritonéal ; (planche 78) adhérences par lésions tuberculeuses ou carcinomateuses, sans pédicule pelvien, sonorité tympanique ou ascite. Ovaires normaux.

21) *Kystes du pancréas*, pas de pédicule pelvien.

22) *Tumeurs de la vessie*. Adhérences avec un kyste. Troubles urinaires caractéristiques ; chercher dans l'urine s'il y a des fragments de tumeur ; au besoin, dilatation de l'urètre ;

23) *Tumeurs de la paroi abdominale et du péritoine pariétal*. Adhérence ferme à la peau, contours extrêmement nets à la palpation. Pendant la respiration, la tumeur accompagne les mouvements de la paroi d'avant en arrière (tandis que la tumeur intra-péritonéale se déplace de haut en bas avec le diaphragme et ne disparaît pas par la contraction des muscles de la paroi). Dans toutes les positions du corps, la tumeur garde la même situation dans la paroi, quand les muscles abdominaux se contractent, les contours

Planche LXXV. Fig. 1 et 2. Planche LXXVI. Fig. 1. — *Sarcomes de l'ovaire.* Configuration extérieure et aspect de deux coupes différentes.

Planche LXXVI. Fig. 2. — Un autre cas de tumeur sarcomateuse de l'ovaire au début. Epaississement de l'albuginée avec petits kystes folliculaires visibles dans la couche germinatrice atrophiée d'ailleurs.

de la tumeur s'effacent, mais on sent directement sur elle les fibres musculaires contractées. La tumeur dans ces cas appartient à la séreuse ou au fascia transversalis. Si au contraire elle est repoussée en avant, elle dépend des muscles, si elle est fixée par cette contraction, du tissu cellulaire sous-cutané ou prémusculaire si elle reste mobile.

Les tumeurs fluctuantes de l'hypogastre doivent faire penser à un abcès perforant péri ou para-métritique, ou s'il y a une cyphose lombaire tuberculeuse à un abcès par congestion, à un abcès du psoas; si c'est à droite, à une pérityphlite, en se rappelant que les pyosalpinx adhérents à l'excavation vésico-utérine fournissent les mêmes symptômes.

V. *Fausses Tumeurs.*

24) *Vessie distendue ;*
25) *Ascite*, voy. planche 58, 1, page 218 ;
26) *Graisse de la paroi ;*
27) Météorisme, tympanisme généralisé, organes génitaux normaux, Pas de point résistant (« *tumeur fantôme* »).

Pronostic. — 90 p. 100 des kystes ayant dépassé le volume de la tête ont une terminaison fatale par rupture et péritonite, suppuration ou cachexie. La dégénérescence maligne est toujours possible. Les kystes dermoïdes suppurent facilement et subissent souvent la dégénérescence carcinomateuse. Il faut redouter :

La *torsion du pédicule* : entraînant des troubles de la circulation avec thrombose ou extravasats sanguins dans la tumeur et rupture de celle-ci ; ou troubles de sa nutrition avec régression consécutive, s'il se font lentement, avec nécrose (planches 69, page 228, et 72, page 274) s'ils se font rapidement.

Diagnostic. — De la torsion brusque du pédicule : douleurs avec exacerbations ; sensation de compression au niveau de la tumeur, souvent même dans tout l'abdomen, si bien que la malade marche courbée en deux : malaise réflexe, élévations de température vespérales, rémissions le matin.

Traitement (voy. § 2, page 238). Si le kyste a le volume d'une tête d'enfant, il faut l'enlever. La grossesse même n'est pas une contre-indication, mais même les kystes plus petits doivent être enlevés par *ovariotomie*, surtout s'ils causent des phénomènes graves de compression ou des troubles nerveux, ou s'ils apportent une gêne à l'activité de la malade. Comme l'autre ovaire subit aussi facilement la dégénérescence kystique il faut juger d'après les circonstances (âge, état de mariage, circonstances de famille) si l'on doit l'enlever immédiatement.

La *ponction* ne doit être faite que pour des motifs sérieux : par exemple, quand l'ovariotomie est refusée ; au moment de l'accouchement, s'il y a *contre-indication à l'ovariotomie* et dyspnée intense et autres troubles de compression ; malignité, faiblesse du cœur avec œdème, anémie extrême, tuberculose pulmonaire, néphrite, ou autre lésion constitutionnelle grave incurable.

La ponction se fera avec le trocart de Bresgen ou l'appareil de Potain d'une façon bien aseptique, sans laisser entrer d'air, car on a vu se produire des infections de cette façon. La ponction sera faite par la paroi abdominale ou par le vagin. Le trocart et le tube de caoutchouc étant remplis d'eau stérilisée et aboutissant à un récipient contenant aussi de l'eau stérilisée. De la sorte, il ne peut pas entrer d'air dans la tumeur. Pour en être plus sûr encore, on la fixera à la paroi abdominale (pour empêcher aussi le liquide de couler dans la cavité péritonéale) et on la videra non en la comprimant avec les mains, mais grâce à une position favorable. On ferme l'orifice avec du diachylon (en croix de Malte) ou avec un pansement. Le liquide doit s'écouler lentement, sinon on risque de provoquer du collapsus.

Les kystes se rétractent rarement après la ponction ; le plus souvent ils se remplissent de nouveau et la malade s'affaiblit considérablement, tandis que l'extirpation aseptique comme on la fait maintenant ne donne que 4,5 0/0 de mortalité (Fritsch). A la clinique des maladies des femmes de Heidelberg pendant l'année 1896, la mortalité a été de 1 pour 60 cas (et encore s'agissait-il d'un cas d'anémie extrême par myomes), l'ovariotomie n'a donc causé par elle-même aucune mort.

Quant à l'opération de l'*ovariotomie*, il sortirait du cadre

Planches LXXVII et LXXVIII. — *Extravasats sanguins sous-péritonéaux multiples*, surtout dans la grande cavité rétro-péritonéale. Le plus volumineux, *pararénal*, simulait une tumeur du rein, limitée par de nombreuses adhérences péritonéales (Planche77, avec le rein atrophié). Différents stades du développement sont reproduits à la planche 78 en grandeur naturelle. Fig. 1 et 2, hémorragies primitives sous et extra péritonéales ; avec l'accroissement, un pédicule péritonéal se forme et s'allonge (fig. 3). La plus grande partie de la paroi est insuffisamment nourrie et se nécrose. On voit des ramifications capillaires sur le pédicule de la tumeur. La nécrose se complète par suite de la torsion du pédicule (fig. 4). Sur les coupes on voit le contenu sanguin : la paroi est épaissie (fig. 5).

de ce livre d'en donner la technique détaillée, mais il faut parler du traitement pré et post opératoire et des complications. La malade est baignée quelques jours avant. La paroi est rasée et, comme pour les mains du chirurgien, nettoyée et désinfectée mécaniquement et chimiquement. Brossage au savon, brossage à l'alcool, brossage au sublimé. Pendant la nuit, une compresse humide au sublimé est appliquée sur la paroi (Fritsch). Mais comme les germes septiques peuvent se cacher profondément dans les glandes de la peau et dans les couches sous-jacentes de l'épiderme, il faut recommencer la même manœuvre immédiatement avant l'opération, en s'occupant spécialement de l'ombilic, des vieilles cicatrices ou des diverses inégalités de la peau.

Diète liquide mais substantielle un ou deux jours avant l'opération (bouillon, œuf, lait, tisane d'avoine). En outre, on veillera à ce que l'évacuation intestinale se fasse convenablement, sans être trop énergique. La vulve et le vagin doivent être parfaitement désinfectés par le brossage et fortement tamponnés à la gaze iodoformée, pour le cas où le vagin serait ouvert ou bien s'il doit servir à diverses manœuvres.

Pansement et traitement consécutif : Dermatol sur la suture, gaze ou collodion iodoformé, ouate, bandage. Quand il ne se produit pas d'incident, on ne change ce pansement qu'au bout de quelques jours. On enlève les sutures au 10ᵉ jour. Les sutures vaginales qui suppurent un peu sont enlevées plus tôt et on met des compresses à l'acétate d'alun.

Immédiatement après l'opération, veiller à la sécrétion sudorale (lit chaud) car le collapsus cesse ainsi rapidement et, de cette façon, il reste dans l'abdomen le moins possible d'une transsudation qui peut servir de milieu de culture aux agents septiques qui ont pu y pénétrer (Fritsch). Pour cette même raison, le premier jour, ne boire que peu, et des boissons toniques, du thé froid. Très rarement et en très petite quantité du vin, du cognac, ou du rhum étendu d'eau, du bouillon, parfois du café, et, pour combattre la soif, de la glace pilée et des lavements salés. Tenir la malade au chaud. Si le collapsus se prolonge, outre ces divers moyens, les lavements d'alcool, ou de vin et l'éther. Si tardivement il y a un collapsus intense c'est qu'il y a une hémorragie interne ; il faut rouvrir la plaie.

La première semaine : diète liquide fortifiante. Au 2e jour, une infusion de séné (1), en lavement pour empêcher la formation d'adhérences intestinales (Kehrer).

A partir de ce moment, deux lavements par jour (surtout s'il y a des douleurs abdominales) auxquels on ajoute s'il le faut des laxatifs légers. Si la miction ne se fait pas spontanément, on fera deux fois par jour un cathétérisme prudent. Repos au lit. On ne couchera la malade sur le côté que si on craint la stase pulmonaire. On peut voir des vomissements dus à du chloroforme avalé (glace pilée, vin glacé), du météorisme, de la constipation, de la péritonite. On ne déplacera pas la malade avant la 2e semaine. A ce moment, aliments solides, de digestion facile. Si l'état est absolument parfait dès le 4e ou 5e jour : veau, poulet, biscuit, pain blanc, etc. A la 3e semaine la malade se lèvera.

Note additionnelle.

[J'ai adopté comme principe, à l'exemple de mon maître Bouilly, de ne laisser les malades se lever que trois semaines après leur opération ; cette prolongation du séjour au lit a pour but de permettre à la cicatrice profonde, fibro-musculaire de la paroi, de se consolider. De cette façon, on évite plus sûrement les éventrations. Cette prudence nous est dictée par notre mode de sutures de la paroi :

(1) O. Schæffer, a pu pendant des années comparer les observations de deux cliniques, dans l'une desquelles l'opium était employé pour le repos de l'intestin tandis que dans l'autre on usait des purgatifs et a adopté définitivement cette dernière méthode, car l'état général de la malade est ainsi infiniment meilleur.

Planche LXXIX. Fig. 1. — *Cancroïde de la vulve* (Fig. originale d'après une préparation recueillie à la clinique gynécologique de Munich) (voy. planche 80, fig. 2). Le cancroïde naît de l'épithélium pavimenteux (4). On voit des bourgeons cellulaires (5) s'avancer de la surface (4) à l'intérieur du stroma (3) et former là des « nids cellulaires » entourés de tissu conjonctif fortement infiltré de cellules embryonnaires ; les capillaires sont dilatés. Les noyaux cancéreux « perlés » seront constitués par des cellules génératrices (1) cuboïdes sur la limite extérieure du stroma, l'épithélium polygonal proliférant vers le centre. Au centre, on trouve une « cellule géante » (2).

Planche LXXIX. Fig. 2. — *Tumeur cancroïde papillaire du col* (dessin original d'après une préparation recueillie à la clinique gynécologique de Munich). 1, papille cancéreuse, au centre tissu conjonctif infiltré de cellules embryonnaires avec vaisseaux à parois épaisses. A la périphérie, cellules épithéliales pavimenteuses; 2, tissu conjonctif infiltré de nids de cellules cancéreuses ; 3, sang épanché.

Planche LXXIX Fig. 3. — *Cancroïde à cellules perlées* provenant d'un *ulcère du col*. Structure comme à la fig. 1. 1, Cellules génératrices cuboïdes; 2, épithélium cancéreux polygonal; 3, tissu conjonctif infiltré de cellules embryonnaires et traversé de vaisseaux dilatés; 4, capillaires lymphatiques (dessin original d'après une préparation recueillie à la clinique gynécologique de Munich).

Planche LXXIX. Fig. 4. — *Kyste dermoïde* (Voy. planche 45, fig. 2) (Dessin original d'après une préparation recueillie à la clinique gynécologique de Munich). 1, Epithélium pavimenteux de revêtement avec papilles conjonctives ; 2, épithélium pavimenteux recouvrant un stroma uni ; 3, cheveux et glandes sébacées à épithélium cuboïde ; 4, coupe transversale d'un des cheveux; 5, fibre musculaire ; 6, tissu conjonctif.

Les kystes dermoïdes naissent surtout de l'ovaire (très rarement de la vulve) et se développent aux dépens des mêmes tissus que les kystes, avec la seule différence qu'ils prennent l'apparence et la structure de la peau, y compris le pannicule adipeux. Il peut encore s'y trouver des tissus plus complexes et même des organes inégalement développés (maxillaires avec dents, substance cérébrale, yeux, etc.). Ils sont remplis de sébum et de cheveux blonds.

Les adénomes kystiques peuvent aussi être dermoïdes et d'autre part les kystes dermoïdes peuvent devenir cancéreux. Autrement, ces kystes sont toujours uniloculaires avec parois épaisses et atteignent le volume du poing ou tout au plus de la tête.

Leur étiologie est obscure, peut-être est-ce une « intra fœtation » par division et déplacement des germes.

nous avons l'habitude d'employer le catgut, et de réunir le plan musculaire doublé de la gaine aponévrotique par un surjet. Les résultats très satisfaisants que nous obtenons au point de vue de la solidité de la paroi examinée à une période éloignée de l'opération nous ont décidés à adopter cette manière de faire].

S'il y a du météorisme, enveloppements de Priessnitz, essence de menthe, de fenouil, sonde rectale introduite très haut; s'il y a aussi de forts vomissements, de la fièvre, des douleurs, la formation d'un exsudat dans l'abdomen, de la péritonite en un mot, on frictionnera le ventre à l'onguent gris et on administrera du calomel (voy. p. 143 § 4).

Note additionnelle.

[Cette thérapeutique vise sans doute la péritonite adhésive, dans laquelle il n'existe pas d'épanchement mais surtout des troubles de la circulation intestinale. S'il y a plus, si on redoute la formation d'une véritable péritonite avec épanchement le traitement énoncé plus haut serait tout à fait insuffisant, c'est à la réouverture partielle de la plaie, au drainage large avec un tube de caoutchouc et à l'aspiration qu'il faut avoir recours.

Au reste, il est une question fort importante qu'il y a lieu de discuter ici, c'est le « **drainage post-opératoire** ». Lorsque l'opération a été longue, laborieuse, lorsque pour une raison quelconque on redoute l'infection péritonéale, il est nécessaire de drainer la cavité péritonéale. Certains chirurgiens conseillent d'inciser le cul-de-sac de Douglas et de placer un drain ou une mèche dans le vagin, au niveau du cul-de-sac postérieur. D'une façon générale, à la fin d'une laparotomie, le drainage abdominal me paraît très préférable à la voie vaginale; un drain en caoutchouc, ou mieux un drain et une mèche de gaze aseptique non tassée sont placés vers la partie inférieure de l'incision abdominale de façon que l'extrémité du drain et de la mèche plonge dans le cul-de-sac de Douglas. Le drainage est maintenu 48 heures; si au bout de ce temps, l'état général est bon, sans aucune réaction péritonéale, on supprime drain et mèche qu'on remplace par une lanière étroite de gaze placée à l'entrée du trajet ménagé par le drainage. En quelques jours, ce trajet est complètement oblitéré et la cicatrisation se fait régulièrement sans qu'il y ait à redouter la moindre éven-

Planche LXXX. Fig. 1. — *Cancroïde ulcéré de la grande lèvre gauche* au début ; excroissances et nodules aplatis légèrement rouges. Au bord, la tumeur est bleuâtre, et très dure ; au centre, elle se nécrose rapidement. Accroissement lent ; métastases précoces dans les ganglions inguinaux. Le vagin reste généralement intact.

Structure histologique : épithéliome pavimenteux (voy. planche 79, fig. 1). Très rarement, il s'agit de carcinome fibreux.

Planche LXXX. Fig. 2. — *Cancroïde aplati, exulcéré du col* (lèvre postérieure *et du cul-de-sac vaginal postérieur* (vue au spéculum). Formé de nodules cancéreux (voy., planche 88, 1).

tration. Si au contraire, il se fait une exsudation abondante du péritoine dans la gaze placée sur l'abdomen au niveau de l'orifice du drain et qu'en même temps il y ait quelques symptômes d'infection péritonéale d'ailleurs très atténués par le drainage, celui-ci peut-être maintenu deux ou trois jours de plus ; grâce à ces précautions, les suites opératoires sont plus simples et, même dans les cas graves, complexes, infectés, les malades guérissent avec une grande facilité, sans présenter la moindre réaction fébrile, avec une langue humide et un bon pouls, d'une fréquence et d'une résistance normales].

En cas de collapsus subit avec anémie, il faut admettre l'existence d'une hémorragie interne et en chercher la cause. On rouvrira de suite la plaie. S'il y a en outre de la dyspnée et de la cyanose (surtout en cas de fibro-myome), il faut songer à la possibilité d'une embolie pulmonaire.

En cas de péritonite à laquelle la malade a résisté, il faut faire l'ablation et la décortication de l'exsudat [?] (Voy. le traitement § 4).

III. TUMEURS MALIGNES

Les tumeurs malignes se divisent en *épithéliomes*, tumeurs à épithélium pavimenteux ou cancroïdes, néoformations glandulaires malignes ou adénome malin (cancer glandulaire) ; néoformations papillo-glandulaires malignes de l'ovaire ou kystes papillaires malins, *sarcomes*, c'est-à-dire tumeurs à cellules rondes ou fusiformes, avec ou sans dégénérescence muqueuse ou pigmentation du tissu fibreux, et en *endothéliomes*, c'est-à-dire tumeurs de l'endothélium vasculaire ou angio-sarcomes.

Schéma du diagnostic différentiel des tumeurs anté et rétro-utérines.

A. Tumeur rétro-utérine fluctuante.

Développement lent sans fièvre. Fond de l'utérus							Développement rapide et fébrile. Fond de l'utérus		
Confondu avec la tumeur			Séparé de la tumeur				Confondu avec la tumeur.		
1. Rétroflexion de l'utérus gravide.	2. Myome kystique intra-utérin.	3. Hématométrie	1. Kyste de l'ovaire ou para-ovarien.	2. Hydrosalpinx	3. Grossesse abdominale (variable)	4. Kyste hydatique des annexes de l'utérus et du bassin.	1. Exsud. périton. liquide.	2. Hématoc. rétro-utérine intrapéritonéale	3. Exsud. paramétrique et hématoc. péri-utérine extra péritonéale (cul-de-sac de Douglas libre).

B. Tumeur rétro-utérine solide.

Fond de l'utérus.

Confondu avec la tumeur pelvienne			Séparé de la tumeur pelvienne			
1. Fibromyome de l'utérus intra-utérin, intra-ligamentaire et sous-séreux à large implantation	2. Péritonite exsudative avec induration	3. Paramétrite indurée (Douglas libre)	1. Fibrome de l'utérus pédiculé sous-séreux	2. Fibrome de l'ovaire et carcinome.	3. Tumeur du bassin	4. Carcinome du rectum.
	(Toutes deux développées sans fièvre)					

§ 1. — Tumeurs malignes de la vulve, de la vessie et du vagin.

On décrit .

A la *vulve* : 1) Cancroïde (planche 80, 1, histologie, 79, 1); 2) Carcinome fibreux (rare); 3) Carcinome glandulaire des glandes de Bartholin; 4) sarcome (voy. la légende de la planche 73, fig. 3);

Dans l'*urètre* : 5) Cancroïde (très rarement primitif);

Dans la *vessie* : 6) cancer papillaire (planche 88, 5); 7) Squirrhe diffus de toute la paroi; 8) Carcinome à noyaux multiples; 9) Sarcome (très rarement primitif);

Dans le *vagin* : 10) Cancroïde papillaire (planche 79, 2, histologie, 80, 2; 88); 11) Infiltration cancéreuse diffuse en nappe (80, 2; 88); 12) Sarcome (planche 73, 2 et 3) (rare).

Symptômes et diagnostic. — **Cancroïde de la vulve.** Prurit précédant souvent de beaucoup l'apparition des noyaux qui soulèvent la surface de la peau sous forme de petites saillies aplaties et rougeâtres. Plus tard, les bords sont violacés et durs; petits noyaux tout autour dans la peau. Ulcération précoce et métastase dans les ganglions inguinaux. L'ulcération a des bords irréguliers avec induration périphérique. Il s'agit de malades âgées de plus de 40 ans.

Sarcome de la vulve, s'observe chez des malades plus jeunes, parfois congénital. Tumeur fasciculée.

Pour l'*anatomie pathologique du sarcome* voyez la légende de la planche 73, fig. 3.

Cancer de la vessie. Pour les symptômes, voy. § 31. Il est nécessaire de faire la dilatation de l'urètre. La tumeur est formée de masses molles, friables, pédiculées. Elles se déchirent facilement, n'étant pas formées comme les tumeurs fibreuses de faisceaux résistants mais au contraire de lambeaux déchiquetés. Métastases précoces, embolies fréquentes. Phénomènes péritonitiques généralement secondaires.

Cancroïde du vagin. Ici encore prurit; hémorragies variables. Douleurs spontanées et pendant le coït. Ecoulement purulent et fétide s'il y a ulcération; puis issue de parcelles fétides très friables. Progressivement troubles urinaires, finalement formation d'une fistule. Voir à la planche 79 la structure histologique. Mais quand le cancroïde est diagnostiqué, il faut encore s'assurer qu'il ne provient pas secondairement du col (voy. planche 88). Le cancroïde papillaire commence généralement en avant sous forme d'une masse largement implantée (vaginite chronique). La forme no-

C. Tumeur anté-utérine fluctuante.

Fond de l'utérus

Développement lent et sans fièvre						Développement rapide avec fièvre		
Confondu avec la tumeur			Séparé de la tumeur					
1. Antéflexion physiologique de l'utérus gravide	2. Myome kystique intra-utérin	3. Hématométrie	1. Kyste dermoïde de l'ovaire (plus rarement kyste multiloculaire)	2. Hydrosalpinx (fréquent à ce niveau)	3 Grossesse abdom. (rare à ce niveau)	1. Exsud. périton. liquide (rare)	2. Hématocèle anté-utérine intra-péritonéale (rare à ce niveau)	3. Paramétrite exsudative anté-utérine hématocèle péri-utérine extra péritonéale (cavité péritonéale libre)

D. Tumeur anté-utérine solide.

Fond de l'utérus.

Confondu avec la tumeur			Indépendant de la tumeur				
1. Fibromyome utérin, intra utérin et sous-séreux à large implantation (rare à ce niveau)	2. Péritonite exsudative indurée (rare à ce niveau)	3. Paramétrite indurée	1. Fibromyome de l'utérus pédiculé sous-séreux	2. Fibrome ou cancer de l'ovaire (rares à ce niveau)	3. Tumeurs de la vessie	4. Calculs vésicaux	5. Tumeurs de la région antérieure du bassin.
	Développées sans fièvre						

Planche LXXXI. — 1. *Tumeur de structure tuberculeuse du col,* d'apparence cancroïde. 2. *Papillome d'apparence cancroïde de la lèvre antérieure du col.*

Planche LXXXII. — *Vue d'un cancer ulcéré de la muqueuse du canal cervical.* Orifice externe du col intact. Cas inopérable, malgré le peu d'extension apparente, car la néoformation atypique a envahi profondément le paramètre et la paroi vésicale, et a ainsi fixé l'utérus.

dulaire est surtout péri-urétrale. Les noyaux ne tardent pas à se confondre et s'ulcèrent rapidement.

Le **sarcome** présente souvent des phénomènes en tous points comparables; voy. la structure histologique à la planche 73. La mort survient par métastases veineuses, par septicémie ou par hémorragies. Les fibromes ou les polypes récidivants doivent être considérés comme suspects.

Traitement. — Toutes ces tumeurs doivent être enlevées sitôt que le diagnostic est fait, au bistouri ou au thermocautère et l'extirpation doit dépasser partout la zone d'infiltration. Il ne faut pas négliger les ganglions envahis. Au point de vue prophylactique, on devrait à l'époque de la ménopause enlever toute saillie suspecte par son volume et d'apparence papillaire située à la vulve. On ne doit pas se contenter de les cautériser.

Dans le carcinome de l'urètre, il n'y a pas d'incontinence tant que le sphincter reste intact. Si la tumeur est inopérable, on veillera à l'évacuation aussi rapide que possible de l'urine altérée et à la désinfection de la vessie.

En cas de cancer de la vessie (planche 88, 3) s'il s'agit d'une tumeur villeuse circonscrite on enlèvera la portion de la paroi qui en forme la base; s'il y a diffusion des nodules, on les enlèvera à la curette. Lavages à l'acide salicylique ou au nitrate d'argent; s'il y a hémorragies, lavages glacés, vessie de glace et tamponnement vaginal. Enlever les caillots le lendemain avec un gros cathéter.

§ 2. — Tumeurs malignes de l'utérus.

I. CARCINOME DE L'UTERUS

Il y a différentes formes de cancer de l'utérus :

1) Cancroïde papillaire du museau de tanche : planche 79, 2 (histologie) 81; 84, 1 et 2 (au début); 85, 1; 88, 1, 4; 90, 2;

2) Cancroïde plat du col et du fond du vagin : planche 80, 2;
3) Cancroïde ulcéré du col : planches 79, 3 ; 82 ; 83 ; 82, 2 ; 86 ; 89;
4) Cancroïde nodulaire du col : 80, 2 ; 83 ;
5) Epithéliome superficiel du corps de l'utérus : planche 89, 3 et 4 ;
6) Cancer glandulaire, adénome malin du corps : planche 30, 3 ; 87, 1.

Symptômes. — Il est extrêmement important de reconnaître ces tumeurs malignes aussitôt que possible car c'est seulement lorsqu'il n'y a pas d'envahissement lymphatique qu'on peut être assuré de faire l'extirpation sans récidive.

Les symptômes du début sont presque toujours les hémorragies, les pertes (d'abord visqueuses et muqueuses, puis

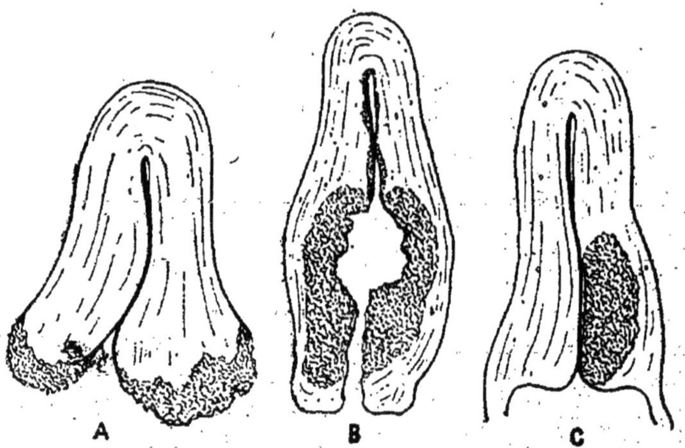

Fig. 69. — Formes principales de l'épithélioma cervical. — A. forme *cancroïdale* ; B. forme *cavitaire* ; C. forme nodulaire.

purulentes, puis mêlées de sang, avec ou sans débris de tissu friable). Les douleurs (parfois du prurit), enfin les éliminations liquides et solides prennent un caractère sanieux.

Des hémorragies et des douleurs de peu d'importance sont en faveur d'un cancer du corps.

L'irrégularité des hémorragies au moment de la ménopause trompe souvent la malade et le médecin. Il faudra les surveiller avec d'autant plus de soin.

La douleur déchirante avec élancements (lancinante) irradie vers le sacrum et la cuisse. Elle est d'ailleurs inconstante. En cas de carcinome du corps, elle présente des

Planche LXXXIII. Fig. 1 et 2. *Ulcération cancéreuse du col* ainsi qu'elle est vue au spéculum et sur une coupe de la préparation (voy. planche 89, fig. 2). La tumeur est aussi formée de nodules primitifs isolés et des ulcérations de ceux-ci. Le développement des noyaux dans l'épaisseur de la paroi se voit fig. 2.

Planche LXXXIV. Fig. 1. — *Cancer papillaire de la lèvre antérieure du col et du cul-de-sac vaginal antérieur* (voy. planches 79 histologie, 85 et 88), masses violacées rugueuses, ne laissant souvent pas reconnaître le col au toucher. Forme plane.

Planche LXXXIV. Fig. 2. — *Cancroïde du col au début* (aquarelle originale d'après un cas de von Winckel). De petits nodules arrondis se développent à l'orifice externe, sous la muqueuse vaginale du col et s'ulcèrent.

exacerbations accompagnées de l'évacuation de débris solides venant de la cavité utérine. Les autres causes de douleurs sont les compressions nerveuses, les névrites, l'irritation des téguments encore sains par le liquide sanieux, les fistules, le catarrhe vésical qui surviennent secondairement.

Des troubles vésicaux de toutes sortes apparaissent. La compression des uretères (d'après Winckel) très précoce entraîne des vomissements et des maux de tête (de nature urémique) ; la sécrétion urinaire est diminuée.

Plus tard, lors de l'envahissement des parois vésicales, généralement du triangle de Lieutaud, avec oblitération des uretères par infiltration, se produisent des symptômes à caractère évidemment urémique. En même temps qu'une anurie presque absolue, la malade présente de l'œdème et est prise de convulsions. L'œdème est augmenté par la thrombose des veines du bassin, due à l'infiltration du tissu para-utérin. Peu à peu, le rectum est aussi rétréci ; stase fécale, hémorroïdes, ténesme. L'état général s'affaiblit, la malade se cachectise. Dyspepsie réflexe et par dégoût des aliments. Mort de cachexie, d'urémie ou de péritonite.

Diagnostic. — Examen du col au spéculum (voir les planches indiquées ci-dessus). Les tumeurs saignent très facilement et se déchirent quand on les saisit avec une pince à griffes.

En cas d'ulcération cervicale, il faut noter que le museau de tanche est intact et fermé, tandis que le canal cervical est transformé en une cavité distendue par des matières sanieuses. On s'en convaincra au moyen de la sonde. On voit de même que la cavité utérine est élargie par la destruction de ses parois. Les ulcérations ont des bords nets, épaissis, violacés et saignent facilement. On les trouve sur-

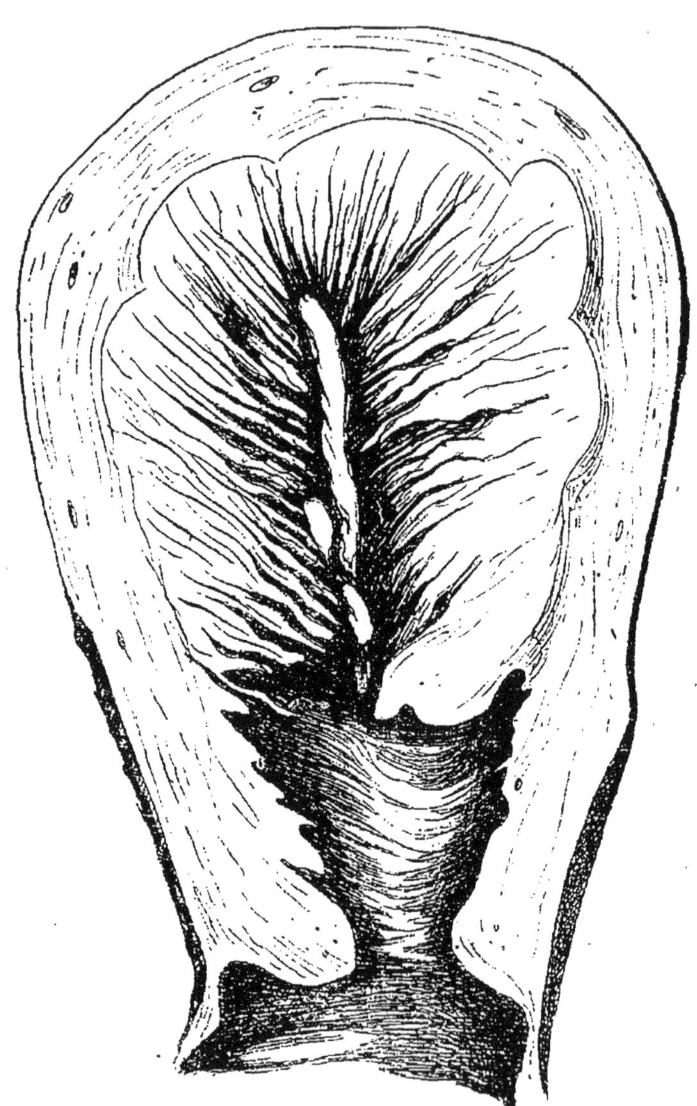

Fig. 70. — Epithéliome du corps de l'utérus (d'après Schröder).

tout dans le fond du vagin qu'elles envahissent secondairement et dans la cavité cervicale (Planche 82, page 290).

L'examen microscopique des débris qui s'éliminent ou

des parcelles de la paroi qu'on enlève confirme le diagnostic (voy. le cancer glandulaire, planche 30, fig. 2 et 3).

Pour éviter une erreur de diagnostic, il faut toujours recueillir avec soin les antécédents. De cette façon, on écarte déjà l'idée d'une infection après avortement ou d'une rétention placentaire. D'ailleurs l'examen microscopique montrerait l'existence de villosités choriales et de cellules déciduales. Un fibromyome infecté (voy. § 1, fibromyomes, au diagnostic différentiel) se reconnaît à sa résistance lorsqu'on en enlève des parcelles, et à la structure fasciculée de celles-ci. Il faut encore penser aux condylomes multiples du col (chose rare) qui ne sont pas jaunes comme le cancroïde, mais violacés et dont l'origine est la même que pour ceux de la vulve.

Il faut noter aussi qu'une endométrite fongueuse rebelle, reconnue comme telle au microscope, peut souvent au moment de la ménopause n'être que le début d'un cancer glandulaire ou tout au moins y prédispose au bout d'un certain temps. De même les lésions papilloïdes et les cicatrices des déchirures prédisposent au cancroïde papillaire.

Note additionnelle.

[Il y a lieu d'établir une séparation nette au point de vue clinique aussi bien qu'au point de vue anatomo-pathologique entre le cancer du col et le cancer du corps utérin. Ce dernier a une évolution beaucoup moins rapide et une généralisation moins précoce. Ce qui assombrit le pronostic du cancer du col c'est la rapidité avec laquelle se fait la propagation de l'infection cancéreuse au système lymphatique. La lésion initiale est encore très limitée sur le col que déjà les vaisseaux lymphatiques et les ganglions tributaires sont atteints. Telle est la raison anatomique qui explique les résultats si décevants de la chirurgie du cancer du col, même lorsqu'elle agit d'une façon précoce. Au contraire l'épithéliome du corps utérin reste longtemps limité à la muqueuse sans propagation aux lymphatiques, et l'exérèse de l'utérus donne des résultats beaucoup plus satisfaisants que dans le cas de cancer du col.

Cliniquement le cancer du corps est d'un diagnostic moins aisé que l'épithéliome du col. Ce dernier se traduit en effet le plus souvent par une altération de la portion vaginale du col très appréciable au toucher et à la vue. La muqueuse est ulcérée, saignante, les bords de l'ulcération sont très indurés. S'il s'agit d'un cancer nodulaire, à évolution intracervicale, la consistance ferme du col, l'exploration par la dilatation de la cavité cervicale permettront encore d'arriver facilement au diagnostic. Le cancer du corps reste plus longtemps latent. Les malades ont des métrorragies ou même de simples ménorragies; entre les pertes le suintement est minime, moins fétide que lorsqu'il s'agit de cancer du col ulcéré; à l'examen direct, on constate seulement un utérus un peu volumineux dont la cavité mesure 8 à 10 centimètres. Aussi le cancer du corps est-il souvent confondu avec une simple endométrite fongueuse hémorragique. D'autres fois, il est difficile de dire s'il s'agit d'un néoplasme ou de ces métrorragies d'origine vasomotrice qu'on observe si souvent au moment de la ménopause. Le curettage utérin et l'examen histologique des fragments muqueux retirés de la cavité de l'utérus s'imposent dans ce cas, car ils permettent d'établir le diagnostic d'une façon précise.

On observe encore parfois dans le corps utérin des néoplasies d'une origine tout à fait spéciale qu'on désigne d'une façon générale sous le nom de *déciduomes*. Ces proliférations ont pour point de départ des débris placentaires : elles datent d'un accouchement. A cette époque le placenta, au lieu d'être complètement éliminé, est resté partiellement sous forme de petites greffes qui se développent pour leur propre compte, formant ainsi suivant les cas des tumeurs bénignes ou malignes selon que l'élément conjonctif ou mésodermique (de la villosité placentaire) ou l'élément épithélial ou ectodermique prédomine. Dans le premier cas, il s'agit de polypes simples rappelant l'aspect des polypes fibreux ou encore de ces tumeurs bizarres qu'on a comparées à des grappes de raisin, et qu'on nomme môles hydatiformes et qui ne sont que des tumeurs déciduales bénignes en dégénérescence myxomateuse; dans le second cas on se trouve en présence du cancer le plus malin qu'on puisse observer sur la muqueuse du corps utérin. Contrairement à ce que je disais plus haut de la bénignité relative du cancer du corps de l'utérus, le déciduome malin évolue en quelques semaines ou en quelques mois, entraînant rapidement une cachexie profonde qu'accélèrent encore souvent des phénomènes septiques qui s'ajoutent à l'affaiblissement causé par les hémorragies abondantes.

Un accouchement récent, la grave atteinte portée d'emblée à

Planche LXXXV. Fig. 1. — *Tumeur papillaire cancéreuse* des deux lèvres du col, envahissant par ulcération le cul-de sac vaginal antérieur, sans compter les néoformations profondes.

Planche LXXXV. Fig. 2 — *Ulcère cancéreux du col.* Museau de tanche et col intacts, mais les lèvres du museau de tanche, du col et les parois du col sont fortement épaissies par les néoformations qui les infiltrent complètement. Ces néoformations sont ulcérées à la surface intra-cervicale et forment une excavation (reconnaissable à la sonde) entre les orifices externe et interne du col. Dans la paroi même, kystes de désintégration, avec masses gangrénées. Dans le corps de l'utérus quelques noyaux cancéreux isolés. Le col, contrairement au corps, est très augmenté de volume.

Planche LXXXVI. Fig. 1. — *Ulcération cancéreuse du col ayant perforé la vessie.* Le col à l'inspection, malgré sa destruction profonde, semble presque intact. Masses gangrénées verdâtres et lambeaux nécrosés recouvrant le fond de l'ulcération cancéreuse. Les nids cancéreux infiltrent aussi la paroi du corps utérin (voy. planche 89, 5).

Planche LXXXVI. Fig. 2. — *Ulcère cancéreux du col ayant perforé la vessie et le rectum* (Aquarelle originale d'après une préparation de von Winckel). Le col est aussi ulcéré et le processus a envahi le vagin (voy. planche 89, 6).

l'état général et surtout l'examen direct des fragments retirés de la cavité utérine permettront de reconnaître cette forme essentiellement maligne contre laquelle l'intervention large et hâtive est malheureusement impuissante dans la majorité des cas.

Le déciduome bénin, sous forme de polype ou de môle hydatiforme ne nécessite pas une intervention aussi importante; l'ablation isolée de la néoformation suffit sans qu'on soit forcé d'enlever l'utérus; cependant il ne faut pas oublier qu'on a observé des faits de transformation maligne secondaire de tumeurs d'origne placentaire primitivement bénignes].

Traitement.—Ablation immédiate des masses suspectes, faite profondément, à 1 ou 2 centimètres au moins des limites de la tumeur.

Au point de vue *prophylactique*, traitement de l'endométrite, des érosions, des cicatrices, des ectropions.

Si une tumeur papillaire de nature cancéreuse est d'une façon certaine limitée au museau de tanche (voy. planches 84, 88, 2 à 4; 90, 2) on enlèvera une ou les deux lèvres, et même la portion du cul-de-sac vaginal qui peut être envahie voy. planche 80, 2; 81; 84, 1; 85, 1; 88, 1).

Si au contraire il s'agit d'une ulcération intra-cervicale, le seul procédé sûr me paraît être l'extirpation totale de l'utérus. L'amputation précoce supra-vaginale du col par le vagin, telle que la pratiquait Schrœder, laisse la crainte d'une récidive, même si l'ulcération n'atteint pas encore l'orifice interne, et cette récidive pourra se faire soit in situ, dans le corps de l'utérus laissé en place, soit par métastase. Il ne s'agit pas ici de métastases dans le voisinage immédiat de la tumeur; nous avons des préparations montrant que d'une façon précoce il peut y avoir en même temps infiltration carcinomateuse du corps, du fond de l'utérus et du col (voy. planches 82; 83; 85, 2; 89, 1 et 2).

L'*extirpation totale* peut être faite 1) par le vagin (Langenbeck, Czerny) : hystérectomie vaginale;

2) Par laparotomie : hystérectomie abdominale (Freund);

3) Par la voie sacrée (Hochenegg, Herzfeld, Hegar) ou par la voie para-sacrée (Wœlfler).

Outre le bain, l'évacuation de l'intestin par un lavement, et des purgatifs, et l'évacuation de la vessie aussitôt avant l'opération, on fera des lavages et des nettoyages répétés du vagin et de la cavité utérine.

1. *Extirpation vaginale.*

Après application d'un spéculum à valves de Simon (une valve antérieure, une valve postérieure et deux écarteurs latéraux), le col est saisi et attiré. Si le tissu para-utérin est envahi, l'utérus n'est que peu ou même nullement mobile. Il ne faut alors pas songer à enlever tout ce qui est malade. En saisissant le col, on a fermé son orifice externe, empêchant ainsi l'issue de débris septiques en cas de carcinome intra-utérin. S'il s'agit d'un papillome du museau de tanche, avant d'ouvrir le cul-de-sac vaginal, on enlèvera une bonne partie du tissu cancéreux aux ciseaux, au bistouri, et à la curette, et on cautérisera le reste avec le thermocautère et l'acide phénique. De nouveau on fera la désinfection du vagin.

Après l'enlèvement de l'utérus la plaie vaginale est drainée à la gaze iodoformée et rétrécie par quelques sutures. Les ligatures abandonnées sur les annexes et sur les vaisseaux para-utérins se détachent généralement d'elles-mêmes. Deux à trois semaines de repos au lit.

2. *Hystérectomie totale abdominale.*

L'opération de Freund est encore aujourd'hui indiquée en cas de très grosses tumeurs, parfois compliquées de fibro-myomes, qu'il est impossible d'enlever par le vagin. Le procédé modifié de Bardenheuer est le meilleur : faire d'abord l'incision circulaire par le vagin ; puis faire par le ventre la triple ligature des ligaments larges, enlever l'utérus et suturer la plaie.

3. *Méthode sacrée et para-sacrée.*

Elle peut être employée en cas d'adhérences et de noyaux para-utérins, ou d'utérus trop volumineux (grossesse), dans les cas où l'incision médiane ne pourrait être employée.

Le *traitement symptomatique* servira pour les cas inopérables.

1) Contre l'infection : enlèvement des masses cancéreuses au bistouri, aux ciseaux, à la curette, au thermocautère. S'il subsiste une surface couverte de croûtes et ne devant donner que des granulations de mauvaise nature, il est indiqué de suturer la plaie autant que cela est possible de façon à comprimer les granulations et à mettre obstacle à leur développement trop rapide. Il faut éviter, quand on les enlève, de créer une fistule du côté de la vessie ou du rectum. Dans ces cas, la cautérisation par la vapeur sera employée.

Comme moyen de cautérisation, pour les cas où le curettage ne peut être employé, je ne parlerai que de l'acide phénique et de la formaline. Schrœder appliquait de l'alcool bromé à 20 0/0 pendant 5 minutes au moyen de tampons d'ouate sous lesquels étaient placés des tampons imbibés de chlorure de sodium. L'azotate de plomb en poudre à 30 p. 100 (associée au lycopode) agit plus lentement en 12 à 60 heures.

Contre l'*odeur fétide*, on fera plusieurs lavages par jour au permanganate de potasse en solution forte (rouge brun foncé) ou à la créoline à 1 ou 2 p. 100, au crésol, au lysol. On saupoudrera tous les jours avec de la quinoiodine, de l'aristol.

2) Contre les *hémorragies*, on emploiera le traitement palliatif suivant : les solutions astringentes ou les ovules, le vinaigre, l'alun, la poudre de ferripyrine, le chlorure ferrique, ou le tamponnement à la gaze iodoformée (Fritsch), ou un tamponnement avec de la gaze imbibée d'acétate d'alun ou d'une solution de formaline.

On règlera l'alimentation avec soin. On prescrira les aliments végétaux faciles à digérer, et un régime excitant avec stomachiques, ainsi que l'extrait de quinquina, l'hématogène, l'hémalbumine, la ferratine, le vin de peptonate de fer, etc. Laxatifs et lavements abondants, au besoin avec une infusion de séné.

3) Contre les *douleurs lancinantes* il vaut mieux employer, pas trop tôt cependant, les divers calmants d'une façon progressive : sulfonal, trional, uréthane, chloralose, par la bouche ; antipyrine, extrait d'hyoscyamine et de belladone, hydrate de chloral, extrait thébaïque, en lavements et plus tard par la bouche. Enfin les injections sous-cutanées de morphine à doses progressives.

4) Contre les *vomissements* : stomachiques, et tout d'abord la décoction de Condurango, la glace pilée, lait froid (babeurre) champagne frappé, thé froid.

5) Contre la *céphalée* : enveloppements froids, lactophénine, phénacétine, antipyrine.

Contre les deux derniers symptômes, on peut employer aussi des bains chauds ou les enveloppements et les sudations de Jaquet, car ils sont de nature urémique.

Note additionnelle.

[L'opération de choix dans le cancer utérin est à mon avis l'*hystérectomie vaginale* comme étant la plus bénigne. L'hystérectomie abdominale totale, actuellement recommandée par la plupart des chirurgiens, est assurément plus grave. Quant à la prétention de faire par cette voie une opération plus large et par conséquent moins souvent suivie de récidive que par la voie vaginale, je pense qu'elle a été singulièrement exagérée. On ne croit plus guère au curage pelvien des ganglions et des lymphatiques cancéreux. A cette phase du cancer utérin, la maladie n'est pas plus curable par la laparotomie que par le vagin. Pour ma part, j'estime que l'exérèse, dont les résultats sont si décevants, ne doit être conseillée logiquement que dans les cas de lésions limitées à l'utérus sans propagation aux ligaments larges. Lorsqu'on sent de l'induration à la base des ligaments larges et que les malades souffrent, l'opération ne peut plus avoir la prétention d'être radicale.

L'*hystérectomie abdominale* doit être réservée aux cancers compliqués de fibromes ou encore, comme le pense Segond, aux cancers du corps à utérus volumineux et pour lesquels l'extirpation vaginale nécessiterait un morcelle-

Planche LXXXVII. Fig. 1: — *Carcinome du corps de l'utérus* (Aquarelle originale d'après une préparation de von Winckel), masses nodulaires, molles, légèrement friables, violacées, siégeant sur la muqueuse et s'enfonçant dans la profondeur, soit en boyaux cellulaires solides venus de l'épithélium superficiel, ou de l'épithélium glandulaire, des glandes, comme adénome malin.

Planche LXXXVII. Fig. 2 — *Sarcome de l'utérus* (Aquarelle originale d'après une préparation de la clinique gynécologique de Munich). Masse fasciculée, molle comme de l'amadou, pouvant résulter de la transformation d'un fibrome sous-muqueux, intramusculaire ou sous-péritonéal, ou d'une dégénérescence myxomateuse (voy. planche 73).

Planche LXXXVIII. Fig. 1. — *Cancroïde plan des deux lèvres du col, envahissant les deux culs-de-sacs vaginaux.* Il y a deux sortes de cancroïdes du col :

1) Celui qui évolue à la surface ;

2) La tumeur papillaire cancéreuse. Tous deux sont formés de boyaux cellulaires naissant de l'épithélium pavimenteux (voy. planche 79).

Planche LXXXVIII. Fig. 2. — *Cancer papillaire des deux lèvres du col* (Voy. planche 85, fig. 2).

Planche LXXXVIII. Fig. 3. — *Cancroïde papillaire pédiculé* de la lèvre antérieure du col.

Planche LXXXVIII. Fig. 4. — *Tumeur cancéreuse papillaire* de la lèvre postérieure du col ; remplissant tout le cul-de-sac vaginal postérieur.

Planche LXXXVIII. Fig. 5. — Cancer villeux de la vessie, siégeant, comme d'ordinaire, dans la région des orifices urétéraux, envahissant la cloison vésico-vaginale. Cystite; cellules cancéreuses et débris de tissus dans l'urine.

Planche LXXXVIII. Fig. 6. *Carcinome du rectum* (Cancer glandulaire) envahissant le septum recto-vaginal, s'ulcérant en entonnoir, si bien qu'à l'exploration on trouve deux rétrécissements séparés par une dilatation.

ment laborieux au cours duquel les tissus sont exposés à l'inoculation cancéreuse.

Comme traitement palliatif, dans les cas de col très bourgeonnant et suintant on se trouvera bien de l'application d'un petit fragment de chlorure de calcium maintenu sur l'ulcération à l'aide d'un tampon d'ouate. La cautérisation ainsi obtenue modifiera la plaie d'une façon favorable en diminuant l'infection et l'écoulement. On évitera de répéter les séances trop fréquemment et de placer des fragments de chlorure de calcium trop volumineux, car on s'exposerait à produire des eschares profondes et à provoquer des hémorragies abondantes].

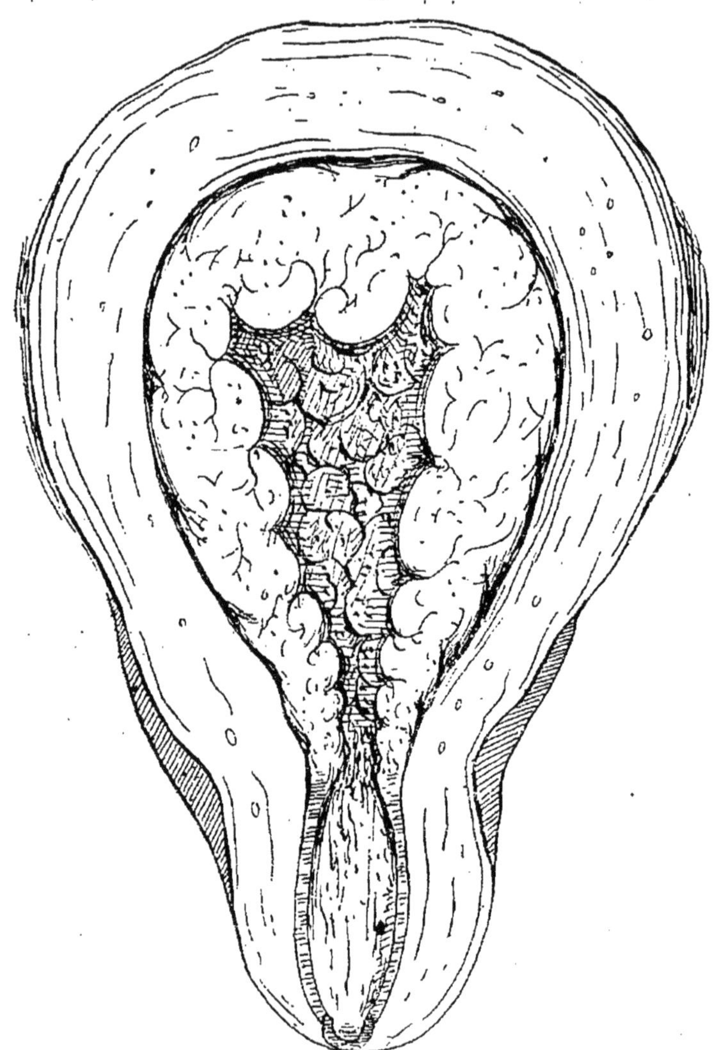

Fig. 71. — Sarcome de la muqueuse utérine (Doleris).

II. SARCOME DE L'UTÉRUS

Anatomie pathologique. — Voy. planche 73, page 276.

Ces tumeurs sont peut-être encore plus malignes que les

Planche LXXXIX. Fig 1. *Noyaux cancéreux du col.* Non ulcérés. Col fermé. Lèvre antérieure épaissie ou remplie de noyaux (voy. planches 80, 82, 83).

Planche LXXXIX. Fig. 2. — *Ulcère cancéreux du col.* Col fermé (voy. planche 85).

Planche LXXXIX. Fig. 3. — *Ulcère cancéreux du col* ayant envahi le corps utérin. Col détruit.

Planche LXXXIX. Fig. 4. — *Perforation cancéreuse de la vessie*, avec col intact, par un carcinome du corps utérin.

Planche LXXXIX. Fig. 5. — *Ulcération cancéreuse du col ayant perforé la vessie*, le fond de l'utérus étant intact, mais le col détruit.

Planche LXXXIX Fig. 6. — *Ulcère cancéreux du col ayant perforé la vessie et le rectum* (voy. planche 86, fig. 2).

Planche XC. — *4 genres de tumeurs de l'orifice externe du col.*

Fig. 1. — *Endométrite fongueuse et ectropion* (Voy. planches 30, 31, 56), glandes devenues kystiques dans la muqueuse cervicale.

Fig. 2. — *Cancer papillaire des lèvres du col* (voy. planches 81, 84, 85).

Fig. 3. — *Œufs de Naboth visibles dans un polype muqueux du col* (voy. planches 29, 56).

Fig. 4. — *Polype fibreux* distendant le col (voy. planche 60, 2).

carcinomes. Elles se développent dans le corps utérin, primitivement, ou secondairement à un sarcome de l'ovaire (voy. planche 87, 2), et souvent dès la jeunesse. Elles sont constituées principalement par des cellules rondes, souvent mêlées, dans la même tumeur, de cellules fusiformes (voy. planche 73). Elles se développent sous forme de villosités et de polypes et dilatent le col. Des métastases se font par voie veineuse, sous forme parfois d'embolie pulmonaire. Les *endothéliomes* sont des tumeurs très rares; elles naissent habituellement du col.

Symptômes. — Ecoulement muqueux abondant, mêlé d'un peu de sang, ne présentant d'odeur désagréable que tardivement, contrairement à ce qu'on a vu pour le carcinome. Les douleurs n'apparaissent qu'avec la dilatation du col. Troubles de la respiration quand surviennent les embolies pulmonaires; faciès cyanosé. S'il y a de fortes hémorragies, l'anémie se produit rapidement.

Diagnostic. — Utérus volumineux (voy. planche 87) avec ou sans dilatation du col. Si cette dilatation ne s'est pas faite spontanément, on la produira artificiellement pour toucher la cavité utérine : nombreuses excroissances polypeuses Curettage et examen au microscope (surtout en cas de fibrome à allures suspectes, chercher les cellules géantes, voy. planche 73, fig. 2). Il faut se rappeler qu'un fibromyome peut subir la dégénérescence sarcomateuse (voy. diag. différentiel, § 1, page 253).

Traitement. — S'il est sous-muqueux, l'énucléer. Si l'utérus est augmenté de volume, il faut l'enlever en totalité. S'il est trop tard, traitement symptomatique, comme pour le carcinome.

§ 3. — Tumeurs malignes des annexes, en particulier des ovaires.

I. CARCINOME

Le carcinome de l'ovaire se présente sous différentes formes :

1) Papillaire solide, 2) comparable aux cysto-adénomes papillaires, mais plus solide, 3) comparable aux cysto-adénomes multiloculaires mais avec des foyers de ramollissement ; 4) comme métastase du carcinome de l'utérus; noyaux diffus développés dans l'ovaire hypertrophié (très rare).

Anatomie pathologique. — Les ovaires peuvent devenir cancéreux dès la puberté (Olshausen).

Symptômes. — Cessation des règles. Ascite et phénomènes de péritonite. Rapidement marasme et métastases dans les membres inférieurs avec troubles de la circulation. Rétrécissement du rectum (voy. planche 59, 4).

Diagnostic. — Ovaire augmenté de volume, et s'accroissant rapidement, ou ascite avec un kyste jusque-là purement glandulaire. Incision exploratrice et découverte de noyaux et d'excroissances papillaires multiples et diffuses dans et sur le péritoine.

Traitement. — Extirpation s'il est limité à l'ovaire, sinon ponction simple en cas de troubles de compression excessifs ou création d'un anus artificiel.

Le carcinome glandulaire de la *trompe* est très rarement primitif, et dans ce cas impossible à diagnostiquer.

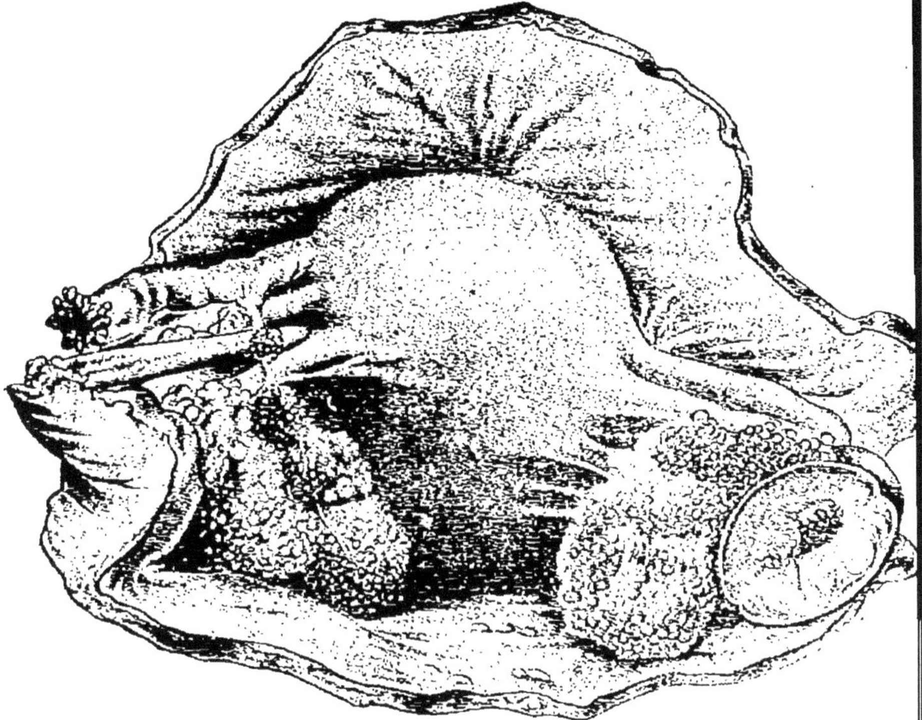

Fig. 72. — Papillome des deux ovaires (d'après Howard A. Kelly).

II. SARCOME

Tumeurs le plus souvent fuso-cellulaires, chez des femmes jeunes, présentant aussi des cellules rondes et des foyers de dégénérescence myxomateuse ou carcinomateuse. Elles s'accroissent lentement et leur diagnostic comme leur traitement sont ceux des fibromes de l'ovaire (voy. § tumeurs bénignes et § kystes de l'ovaire, page 279).

On peut voir également des sarcomes se développer dans les ligaments. Les endothéliomes (angiosarcomes) peuvent aussi devenir très volumineux avec un caractère plus ou moins malin. Ils présentent une structure caverneuse avec du tissu principalement myxomateux.

Le *traitement* est généralement décevant, car leur ablation, lorsqu'ils commencent à se manifester, est généralement inutile.

MÉDICAMENTS EMPLOYÉS EN GYNÉCOLOGIE

1) **Aloès** (Extrait d') : extrait de rhubarbe composé *āā* 3 gr. en poudre f. pilule n° 30, 2 pilules par jour : *laxatif, emménagogue.*

2) **Alun** (Acétate d') : en solution à 10-20 0/0 pour injections vaginales astringentes, 2-5 0/0 pour applications intra-utérines.

3) **Alun** (Crayons à) : 0,3 gr., 4 cm. de longueur, 2 à 4 mm. d'épaisseur, avec gomme arabique et glycérine, dans l'*endométrite.*

4) **Alun** (Solution d') : 1-3-6 0/0 en injections ou tamponnements pour *vaginites, inversion vaginale.* En cas de *blennorragie vaginale aiguë,* gaze iodoformée imbibée de la solution, renouvelée toutes les 3 heures.

5) **Alun** (Vaseline à) (lanoline, molline) : 2-4 : 50 : pour *cellulite, vaginite, inversion vaginale.*

6) **Amaigrissement** (Cures d') : de Banting, Oertel, Epstein, Mendelsohn ; pour *développement exagéré du pannicule adipeux.* Cause de *ménorragies.*

7) **Ammoniaque caustique,** *sulfoichtyol,* dans l'*aménorrhée* avec *exanthèmes.*

8) **Antihystériques** et antinévralgiques : v. assa fœtida, extrait de chanvre indien, lactophénine (0,5-1) salophène (1 gr.), salipyrine (1 gr.), phénacétine (0,5-1), antipyrine (0,5 1, prise aussi par le rectum), bromure de camphre, castoréum (hydrate de chloral, chloroforme, belladone, cocaïne, hyosciamine, bromure de potassium, morphine, opium), fleurs de camomille, feuilles de menthe poivrée, racines de valériane.

9) **Antipyrine** : 0 gr. 50 à 1 gr. par cachet (6 gr. par jour), pour les *règles,* la *dysménorrhée* et autres *douleurs, fièvre.*

10) **Antipyrine** : par le rectum 2 gr. en solution comme lavement (ou en injections sous-cutanées, 1 à 2 gr., avec nettoyage soigné de la seringue pour empêcher ensuite le dépôt de cristaux d'antipyrine). Comme plus haut.

11) **Antispasmodiques** : v. antipyrine, hydrate de chloral, chloroforme, morphine, opium, extrait de viburnum prunifolium fluide.

12) **Argent** (Nitrate d') : en solution à 2 0/0 pour les *endométrites, ulcérations du col, urétrite* : badigeonner ou injecter (tous les 8 jours) ; ou 0,gr.2-0,gr.5 : 1000 en injections, 4-6 fois par jour.

13) **Argent** (Nitrate d') : 1-2-6 00/00 dans la *cystite*.

14) **Argent** (Nitrate d') : 5-10-20 0/0 en crayon, en cas de *prurit, vaginite, fistule*, tous les 8 jours.

15) **Argentamine** : spécifique contre la *gonorrhée* ancienne ; 1 à 2 0/0 dans l'utérus, 5 0/0 dans le vagin.

16) **Argonine** : spécifique contre la *gonorrhée*, 3-5 0/0 en injection intra-utérine, à 2 0/0 en lavage vésical, à 5-10 0/0 en injections vaginales.

17) **Astringents** (voir résolutifs) : alun, eau blanche, acétate d'alun liquide, sulfate de cuivre, écorce de chêne, glycérine, tannin, formaline.

18) **Avoine** (Farine d') : v. injections vésicales et vaginales, pour *cystite, vaginite, endo* et *myométrite aiguës*.

19) **Bains, chaud** et **général** 28-30° R. 1/4-1/2 heure, en cas de *paralysie du sphincter vésical, urémie (carcinome), ovarite, endométrite aiguë, métrite chronique* et *involution incomplète de l'utérus*.

Bains de pieds, avec 1-3 cuillerées de sel ou de farine de moutarde, à 30° R, 1-2 fois par jour, pour *oligo* ou *aménorrhée, dysménorrhée* par *anémie*.

Bains de siège, avec amidon (1/2-1 livre), décoction d'écorce de chêne (7-10 0/0), 26-30° R., 1 1/2-2 heures, pour *prurit, urétrite*.

Bains de siège au tannin ou à l'alun (2 0/0), au sel marin ou alcalins (1/2 kilog pour 2 seaux), comme plus haut, pour *dysménorrhée* et *aménorrhée, urétrite, prurit, para* et *périmétrite* (10-20 min.).

20) **Balnéaires** (Stations) : **bains de boue** (résolutifs), à Teplitz, Franzensbad, Kissingen, Elster et le mélange Mattoni (5 litres pour un bain), pour *métrites, para* et *périmétrite, ovarite chronique, hématocèle.*

Bains de sable chaud : à Blasewitz près Dresde, Köstritz près Gera. Comme plus haut, agissant par la *chaleur.*

Bains de sels : Kreuznach, Tölz, Nauheim, Kösen, Oeynhausen, Hall (Haute-Autriche), Heilbronn ; ou artificiels en ajoutant 10-20 livres de sels alcalins ou de sel marin dans un bain chaud : pour *myomes, scrofulose, vulvite, métrite, para* et *périmétrite chronique* (1/2-1 1/2 heure, suivis d'un repos d'une heure).

Bains de mer : pour *incontinence nocturne, scrofulose, vulvite, ménorragies.*

Bains iodés : à Kreuznach, Tölz, Hall pour *scrofulose.*

Bains salins purgatifs : ou *laxatifs* et *cure d'amaigrissement.*

Bains pour l'anémie : Brückenau, Triburg, Elster, Franzensbad, Pyrmont, Schlangenbad, Schwalbach, Saint-Moritz, Wildbad.

Bains pour maladies de la vessie et des reins : Karlsbad, Wildungen (pour 1/3 de litre 1-2 gr. de salicylate de soude + 0,015 de morphine pour la cystite), Neuenahr, Assmannshausen, Obersalzbrunn, Vichy, pour *ménorragies* par *néphrite.*

21) **Belladone** (Extrait de) : en suppositoires ou ovules 0,gr.02-3 gr. de beurre de cacao pour *ténesme vésical et rectal, dysménorrhée, endo* et *myométrite, névralgies utérine* et *vaginale.*

22) **Belladone** (Teinture de) : 3 fois 20 gouttes (+ bromure de potassium 1 gr. par jour) pour *incontinence nocturne d'urine.*

23) **Belladonée** (Vaseline) (lanoline, molline) 1-2/50 pour *prurit.*

24) **Bismuth** (Poudre de) : poudre très absorbante.

25) **Bismuth** (Sous-nitrate de) : crayons de 0gr.2 pour *endométrite.*

26) **Bismuth** (Sous-nitrate de) **en onguent** à 10 0/0 : pour *eczéma, herpès.*

27) **Bismuth** (Solution de sous-nitrate de) : 2-3 0/0 comme astringent intra-utérin.

28) **Bois** (Vinaigre de) : acide pyroligneux : au 1/3 ou concentré : par le spéculum (+ 3-4 0/0 d'acide phénique), tous les 2-3 jours, pendant des semaines et des mois : *érosions, catarrhe cervical.*

29) **Boriquée** (Eau) : 2-3 0/0 pour *cystite, urétrite*, en injection 2-4 fois par jour.

30) **Boriquée** (Vaseline) (5/20) : pour *prurit.*

31) **Bromé** (Alcool) : 20 0/0, injections hémostatiques pour *carcinomes.*

32) **Byroline : lanoline, glycérine boriquée**, bonne pommade.

33) **Caféine** (Citrate de) : 0gr.1 (+ lactophénine, sucre blanc *ãã* 0gr.5) contre l'*hémicrânie.*

34) **Caféine et benzoate de soude** : 3 fois 0 gr. 2 pour *migraines.*

35) **Calomel** (Poudre de) : 0gr.25 (+ sucre blanc 0gr.5) plusieurs fois par jour, ou 0gr 5 en une fois pour *péritonite aiguë, paramétrite, métrite aiguë*, comme *laxatif.*

36) **Camphre** : 1 gr., huile d'amandes douces 9 gr. en *injections sous-cutanées* contre le *collapsus.*

37) **Camphre** (Bromure de) : 0gr.1-0gr.3 + sucre blanc 0gr.5; 3 fois par jour contre l'*excitation hystérique.*

38) **Carlsbad** (Sels de) : 1-3 cuillerées à thé dans un verre d'eau tiède : *laxatif.*

39) **Cascara sagrada** : extrait fluide + eau et sirop simple *ãã* 10 gr. ; 2 fois par jour une cuillerée à thé, *laxatif.*

40) **Cathéter à demeure** : 15-30 centim. de long, 0 centim. 6-0,7 d'épaisseur, pendant 3 jours ; bien désinfecter.

41) **Cathétérisme** : avant *toute opération*, après la périnéorraphie, en cas de *paralysie sphinctérienne de la vessie*, d'*ischurie paradoxale.*

42) **Caustiques** : voy. acide nitrique fumant, nitrate d'argent 2-20 0/0, acide phénique concentré à 3 0/0, acide chromique 33 0/0, chlorure de zinc 5-10 jusqu'à 50 0/0, pâte de Vienne, nitrate de mercure oxydé (Dellostii), potasse caustique, su-

blimé à 1 00/00, formaline concentrée. Après les cautérisations utérines laver plusieurs fois le vagin.

Crayons caustiques v. crayons, pour *utérus infantiles.*

43) **Chaux** (Eau de) : *cystite;* pure en lavages, ou 25 gr. dans 500 gr. de lait pour prendre à l'intérieur.

44) **Chêne** (Décoction d'écorce de) : 10-20/250 pour *inversion vaginale, vaginite.*

45) **Chloral** (Hydrate de) : par le rectum 1-2/15 (hyd. de chl. + bromure de potassium *ãa*) pour *ténesme vésical* et *rectal, dysménorrhée, carcinome.*

46) **Chloral** (Hydrate de) : solution 5/100 (+ sirop d'écorce d'orange 25) à prendre en deux fois. Comme plus haut.

Chloral (Hydrate de) : solution 15 (+ sirop d'écorce d'orange *ãa*) + 175 d'eau : 3-4 fois par jour 1 cuillerée à soupe pour *incontinence nocturne d'urine* (hydr. de chl. + bromure de potassium).

47) **Chloral** (Hydrate de) en **suppositoire** ou **ovule** : 0gr.5+3 gr. beurre de cacao pour *ténesme vésical ou rectal, dysménorrhée, névralgie utérine ou vaginale, carcinose* (cause souvent des brûlures).

48) **Chlorée** (Eau) : + eau distillée *ãa* 50 + 1 acide chlorhydrique : 1 cuillerée à soupe, pour *météorisme, péritonite, diarrhée.*

49) **Chloroforme + huile d'hyoscyamine** *ãa* 10 : pour frictions dans le *prurit;* pour *douleurs de carcinome, péri* et *paramétrite, ovarite,* en tampons.

50) **Chloroformique** (Narcose) = chloroforme 3, éther sulfurique 1, alcool absolu 1 (Billroth). Chloroforme + éther (1/2) = mélange de Vienne.

51) **Chromique** (Acide) 25-33 0/0 : cautérisation des condylomes.

52) **Chromique** (Acide) 33 0/0 : pour *fistules, endométrite* (tous les 8 jours).

53) **Cocaïne** (Chlorhydrate de) : solution à 5 ou 10 0/0, pour *prurit* (en alternant avec le nitrate d'argent à 10-20 0/0), *vaginisme, névralgies utérine* et *vaginale, dysménorrhée, anesthésie locale.*

De même **Cocaïne** (Chlorhydrate de) à 1/2 ou 1 0/0 pour injection en cas de *cystite.*

Cocaïne (Chlorhydrate de) 0gr.01-0gr.2 0/0 dans une solution de NaCl à 2 0/0.

En solution pour l'anesthésie par la méthode de Schleich.

En **suppositoires ou ovules** : 0gr.1/3 gr. de beurre de cacao pour *ténesme rectal ou vésical, carcinome.*

54) **Coloquinte** (Extrait de) : 0gr.005-02 comme purgatif drastique.

55) **Condurango en décoction** : 12/175 dans la *dyspepsie* et le *carcinome.*

56) **Cornutin Citr.**, 0,003-5 2 fois par jour en pilules pour *métrorragies.*

57) **Crayons** : gomme arabique + glycérine (4 cm. de longueur, 0 cm. 2-0 cm. 4 de diamètre) : v. alun, sous-nitrate de bismuth, iodoforme (90 0/0), itrol, protargol, sesquichlorure de fer, tannin, oxyde de zinc, chlorure de zinc, tous pouvant se mélanger à l'iodoforme.

58) **Cuivre** (Aluminate de) : 1-5 gr. pour 1 litre d'eau. Comme plus haut.

59) **Cuivre** (Sulfate de) à 1/2-2 0/0 en injection ou sur tampons, à 1 0/0 en cas d'*endométrite.*

60) **Cuivre** (Vaseline au sulfate de) ou de **zinc** : 2-3-5 gr. pour 50 à 75 gr. sur tampons.

61) **Dermatol** : pour saupoudrer après opérations plastiques.

62) **Désinfection** des mains : v. au § 34, traitement.

Pendant une **consultation** les mains surtout si elles ont été en contact avec un écoulement doivent être nettoyées à la brosse avec de l'alcool et du sublimé à 1/2 00/00. Les instruments surtout doivent être soigneusement bouillis (spéculums et sondes) chaque fois qu'on s'en est servi.

63) **Diaphorétiques** : solution de chlorate d'ammonium (5 : 200), acétate d'ammonium (plusieurs fois 1-2 cuillerées dans du thé ou de la camomille).

64) **Diète en cas d'anémie** : v. § 3, 7, traitement.

65) **Digitale** (Infusion de) : 2/180, sirop 20, 1 cuillerée à bouche (+ azotate de potassium 10) pour *ménorragies.*

66) **Diurétiques** : Azotate de potassium, urotropine ; voy. digitale, pour *pelvipéritonite*..

67) **Douches chaudes**, voy. injections vaginales.

68) **Eau blanche** (voy. plomb) : pour *prurit, vulvite, érysipèle vaginite* (en injections 2-5 cuillerées à bouche pour un litre d'eau tiède).

69) **Emollients** : décoction de farine de lin, farine d'avoine, décoction de guimauve, d'amidon.

70) **Enveloppements** : de **Priessnitz**, pour *paralysies sphinctériennes de la vessie, inflammation péritonéale, endométrite aiguë du corps, ovarite,*

De sel : pour *myomes, para* et *périmétrite chronique, métrite, ovarite chronique.*

A l'**eau blanche** ;

Chauds, pour *ménorragies, dysménorrhée*, à l'alcool chaud parfois.

71) **Ergot de seigle** (Extrait d') : + poudre d'ergot de seigle *āā* 2 gr. f. pil. nº 30, tous les 2-3 heures 1 pilule.

72) **Ergot de seigle** (Extrait aqueux d') : 15/175 + acide sulfur. dilué 2,5 + teinture de cinnamone 15/1, 1 cuill. à bouche tous les 1/4 d'heure en cas d'hémorragie aiguë.

73) **Ergot de seigle** (Extrait aqueux d') : 2-4/180 eau + sirop de cinnam. 30, toutes les 2 heures une cuillerée à bouche pour *paralysie du sphincter de la vessie.*

74) **Ergot de seigle** (Poudre d') : 0,2-0,6-1 + sucre blanc 0,3 ; 1 gr. de la poudre en cas d'*hémorragies vésicales, utérines*, de *métrite chronique* (*hyperhémie*), d'*inversion utérine.*

75) **Ergotine** (voy. ergot de seigle) : 2 + eau distillée 8 + acide phénique fluide 1, 1 seringue de Pravaz par jour (3-6 fois par semaine) = 0gr.2 pour *ménorragies, métrorragies, myomatose.*

76) **Ergotine** 2,5 + eau distillée 15, + acide salicylique 0,05 1-2 seringues de Pravaz : 0gr.15-0,3 comme ci-dessus.

77) **Fer liquide** (Sesquichlorure de) : 20-50 0/0 ou concentré, sur la sonde d'aluminium intra-utérine munie d'ouate,

ou sur un tampon, ou injecté, pour les *polypes récidivants multiples*, les *ménorragies*, le *carcinome*, la *maladie de Werlhof* ou les *myomes*. La sonde peut être laissée 2 heures.

78) **Ferripyrine** en poudre ou solution au 1/5, *hémostatique*.

79) **Ferrique** (Solution) à 1/800, pour *hématurie* en injections vésicales, ou mieux employer la ferripyrine.

80) **Formaline** (solution de formaldéhyde à 35 0/0) 1/2-3 d'eau : une cuillerée à bouche dans un litre d'eau, pour injections intra-utérines et vaginales ; non diluée comme *caustique*.

81) **Frêne** (Ecorce de) : 1 cuillerée à bouche dans 3 tasses d'eau, faire bouillir jusqu'à réduction à 2 tasses.

82) **Frêne** (Décoction d'écorce de) : 25/180 + salicylate de soude 5 + sulfate de soude 20, matin et soir 1 verre, comme *laxatif*. Comme *extrait fluide* 20-40 gouttes.

83) **Gélatine** (Injections de), intra-utérines, comme *hémostatique*.

84) **Glace pilée** : en cas de *vomissements*.

85) **Glace** (Vessie de) pour *ovarite aiguë, péritonite, paramétrite, métrite, hématocèle, érysipèle, urémie* (*carcinose*).

86) **Glycérine et iodure de potassium** : 10-15/200 sur tampons (parfois avec 15-20 g. d'extrait thébaïque) comme ci-dessus.

87) **Guimauve** (Décoction de) : pour injection dans les *vaginite, endométrite* et *myométrite aiguë*.

88) **Hémostatiques** (Moyens) : ferripyrine, sesquichlorure de fer, acétate d'alun, émulsion de gélatine.

Tampons de gaze iodoformée ; galvanocautère, thermocautère, fer chaud, cautérisations à la vapeur (pour *myomes, carcinomes*) : alcool bromé (carcinomes).

89) **Hydrastis** (Chlorhydrate d') 0gr.05 (1 gr. de poudre et masse pilulaire q. s. f. pil. 30 ; 3 fois par jour 1-2 pilules), ou sol. à 10 0/0 (1/2 à 2 seringues de Pravaz par jour).

90) **Hydrastis canadensis (extrait fluide)** : 4 fois 15-25 gouttes pour *ménorragies*, pendant des mois si elles sont d'origine ovarienne.

91) **Hyoscyamine** (extrait d') : 1,5 + eau d'amandes douces 150 gr. 4 fois par jour, 15 gouttes pour *névralgies utérines et vaginales, ténesme vésical* ou *rectal, dysménorrhée.*

92) **Hyoscyamine** (Huile d') : voy. Chloroforme.

93) **Hyoscyamine** (Injections d') : 15/1000 pour *vaginite, dysménorrhée.*

94) **Ichtyol, sulfo-ichtyolate d'ammoniaque** : vaseline (lanoline, molline, glycérine) · 10 0/0 pour *péri* et *paramétrite, ovarite chronique, vulvite, hématocèle;* 10 0/0 avec saponaire sur la paroi abdominale en cas d'*exsudat péritonitique.*

Ichtyol : 10 0/0 solution aqueuse ou glycérinée pour *vulvite, prurit, paramétrite, hématocèle.*

95) **Ichtyol** (Crayons d') : 0gr.2 pour *endométrite.*

96) **Injections** : dans la **vessie** à 22-25° R., une tasse de farine d'avoine + 15-20 gouttes de teinture d'opium, pour *contracture vésicale.*

Dans la **vessie** pour *cystite* : v. eau de chaux, cocaïne, eau boriquée, solution salée, nitrate d'argent, tannin ; 1/4-1 litre, 1-3 fois par jour, 26-28° R.;

Dans le **vagin** : chaudes = 37-44° R., plusieurs litres 2-3 fois par jour ou toutes les 2 heures pour *ménorragies, métrorragies, myomes* (contre les hémorragies et comme résolutif); pour amollir le col (en cas de dilatation), pour *para* et *périmétrite chroniques avec induration, ovarite chronique, métrite chronique, involution utérine, utérus infantile.*

Dans le **vagin** : 22-25° R., plusieurs fois par jour, astringents ou antiseptiques (acide phénique, salicylique, sublimé, lysol, permanganate de potasse) ou émollients : *métrite au début.*

Dans le **vagin** avec du sel : pour *métrite chronique* (surtout le bain général ou le bain de siège, 5-8 litres à 35-38° R.)

Dans l'**utérus** : au moyen de la seringue de Braun (goutte à goutte) ou de la sonde à double courant, ou bien irrigation permanente avec le cathéter élastique maintenu dans la cavité utérine par une branche transversale en caoutchouc.

Par le **rectum** : v. hydrate de chloral et autres narcotiques, eau salée, alcool, vin, glycérine, huile, séné, savon en lavements.

97) **Iode** (Teinture d') : sur l'abdomen, le col, le fond du vagin

pour *carcinome du corps, métrite chronique, para* et *périmétrite, ovarite chronique.*

98) **Iodée** (Glycérine) : 10/200 en tampons. Comme plus haut.

99) **Iodoforme** (Crayons d') (voy. Crayons) : 90 0/0, 4 cm. de long, 0,2-0,4 de diamètre (pour parturientes 6/0,4-0,6) pour *endométrite aiguë* (*puerpérale*) et *chronique;* pour vagin infantile atteint de *vaginite* et *vulvite,* long de 5-8 cm.

100) **Iodoforme** (Poudre d') ou **glycérine iodoformée** : à 10 0/0, pour *carcinome du corps, endométrite.*

Iodoformée (Vaseline) (lanoline, molline) : 10-20 0/0 pour *vulvite, prurit, ovarite, para* ou *périmétrite* (sur tampons).

101) **Iodoformée** (Gaze) 10-20 0/0 : tamponnement intra-utérin pendant 24 heures, le vagin d'abord 6-8 h. ; puis 12-24 h. en cas de *ménorragies, métrorragies, hémorragies de myomes* ou *carcinomes;* pour dilatation du col, au cours de l'*endométrite* (pendant 1 à 3 semaines).

102) **Ipécacuanha** : 1 gr. toutes les 10 minutes jusqu'à *vomissement* (poudre d'ipéca opiacée) **(Poudre de Dower)**, 0gr.3 plusieurs fois par jour, pour *dysménorrhée, dyspepsie.*

103) **Itrol** : excellente poudre antiseptique pour les plaies et les ulcérations ; 1/4-5000 pour lavages intra-utérins et vésicaux. Aussi en *bougies* 3-10 0/0 ou en *pommade* (peut remplacer l'onguent gris en cas de *septicémie.*

104) **Lactophénine** : 0gr.5-1 plusieurs fois par jour (parfois 0,1 de caféine) : *antinévralgique.*

105) **Laminaires** : comme tamponnement dans les *métrorragies* et *ménorragies,* pour *dilater le col* (commencer la désinfection 15 jours avant), surtout à l'acide phénique, à l'éther iodoformé à 10 0/0 ou au sublimé à 1 0/0. Laisser jusqu'à 24 heures.

106) **Largine,** *spécifique dans la gonorrhée,* à employer comme le protargol (voy. p. 316).

107) **Lassar** (Pâte de) = soufre précipité 50 + naphtol β 10 + lanoline, sapon. vir. *āā* 25, leniter terendo fiat pasta, contre l'*acné;* de même que la lotion de Kummerfeld.

108) **Lavages** : froids pour *incontinence nocturne.*

109) **Lavement** d'huile, pour le *ténesme rectal* ou *vésical*; voy. « Thébaïque (teinture) » et « émollients » à 69.

110) **Lavements** : voy. Injections et clystères.

111) **Lavements** en cas d'**hémorragie** : solution salée à 0 gr.6 0/0, 2 litres et plus, chaude ; alcool, vin.

112) **Lavements purgatifs** : 1/2 à 1 litre 1/2 tiède d'huile ou d'eau, avec ou sans sel, savon, glycérine ou séné (5 gr. par tasse).

113) **Laxatifs (d'action progressive)** : lavements de séné ; magnésie calcinée avec ou sans soufre, limonade à la magnésie, magnésie et rhubarbe, poudre de racine de rhubarbe, infusion de rhubarbe et sulfate de soude, huile de ricin, décoction d'écorce de frêne, vin de cascara sagrada, calomel, tamar indien, bicarbonate de soude, teinture de cascara sagrada. Kissingen, Elster, Püllna, Friedrichshall. Plus souvent Bitterwasser, Tarasp, Eger, Franzensbad, Marienbad, Carlsbad ; poudre de rhubarbe et aloès, infusion de follicules de séné par la bouche, extrait de coloquinte (composée). En outre comme régime : viandes bouillies, kéfir, beurre, babeurre, en particulier dans la péritonite chronique, la dysménorrhée, la métrite, la paramétrite, l'ovarite chronique.

114) **Lin** (Décoction de graine de) : dans la *vaginite*, *cystite*, *endométrite* et *métrite aiguë*.

115) **Liqueur composée** : voy. Sulfures.

116) **Magnésie calcinée** : 1-2 gr., 1-3 fois par jour, comme *laxatif*.

117) **Massage** : *oligoménorrhée*, *utérus infantile*, *para* et *périmétrite*, *ovarite adhérente*.

118) **Menthe** (Alcool de) : à 5 0/0 pour prurit vulvaire, urticaire, exanthèmes prurigineux à la suite de l'aménorrhée.

119) **Mercure** (Azotate de) : *oxydulé* caustique (liqueur de Bellost), *catarrhe cervical*.

120) **Mercure** (Précipité blanc de) : onguent hydrargyrique et précipité blanc pour *prurit*.

121) **Morphine** (Chlorhydrate de) : injections sous-cutanées :

0gr.2/10 d'eau distillée, 1/4-1/2-1 seringue de Pravaz = 0gr.005-0,01-0,02 gr. de morphine pour *contracture vésicale*, *carcinome*.

122) **Morphine** (Chlorhydrate de) **en poudre** : 0 gr. 01 + sucre blanc 0,5, 1 paquet, pour favoriser les *règles*, *dysménorrhée*, *névralgies utérines*, *contracture vésicale*, comme **narcotique** pour les *carcinomes*.

123) **Morphine** (Suppositoires ou ovules à la) : 0gr.02/2gr.5 de beurre de cacao. Comme plus haut.

124) **Morphine** (Vaseline à la) (lanoline, molline) : 1-2gr./50, pour le *prurit*.

125) **Narcotiques (d'action progressive)** : hyoscyamine (+ chloroforme) en lavages, extrait belladoné, en suppositoires ou ovules, cocaïne (id.), teinture thébaïque par le rectum, hydrate de chloral (+ bromure de potassium *āā*) par le rectum, antipyrine par la bouche ou le rectum, morphine par la bouche, le rectum, la voie sous-cutanée. Somnifères : sulfonal, trional, bromure de potassium, codéine, chloral, morphine.

126) **Nitrique** (Acide fumant) : pour cautérisation des *lupus*, *fistules*, *endométrite* (tous les 4-5 jours, 1 goutte sur de l'ouate), agissant d'autant plus vite qu'il est appliqué immédiatement après l'acide phénique liquide.

127) **Nosophène** : poudre antiseptique et absorbante, pour les plaies.

128) **Onguent gris** : 1-8 gr. par jour *āā* vaseline blanche ; pendant une semaine en cas de *péritonite*.

129) **Opium** : teinture thébaïque 15-25 gouttes dans un lavement ou sur un tampon vaginal, pour *molim. menstr.*, *dysménorrhée*, *ovarite*, *métrite*, *para et périmétrite*, *carcinome*, *hématocèle*, *péritonite*.

Extrait d'opium : 0gr.2 + émulsion d'amandes douces 150, 1 cuillerée à bouche (ne se garde qu'un jour) pour *carcinome*, *catarrhe intestinal*, *métrite aiguë*, *pelvipéritonite*.

130) **Ovarine** : pour les règles, après la *castration* surtout.

131 **Ovules** par le vagin 2,5-3 gr. de beurre de cacao : voy. Morphine 0gr.2, extrait belladoné 0gr.02 - 0gr,03, hydrate de chloral 0gr.5 chlorhydrate de cocaïne 0gr.1, iodure de potassium 0 gr. 2, acide tannique 0 gr. 4.

132) **Phénacétine** : 0gr.5-1 jusqu'à 3 gr. antinévralgique.

133) **Phénique** (Acide) : 3-5 0/0 concentré : pour nettoyage de la cavité utérine en cas de *polypes récidivants multiples*, de *fistules*.

Acide phénique 1/2-2 0/0 : pour *vaginite, endométrite*.
Acide phénique 2-5 0/0 : pour *vulvite*.

134) **Phénique** (Acide) 2 0/0 : sous-cutané, 1/2-2 seringues de Pravaz, pour *lupus, érysipèle*.

135) **Phéniquée** (Glycérine) : 2-4 0/0 pour *endométrite, métrite*.

136) **Phéniquée** (Intoxication) : petites doses d'opium, morphine, glace, lait, sels sulfureux.

137) **Plomb liquide** (Acétate de) : 1 cuillerée à thé pour une tasse d'eau = eau blanche.

138) **Potasse caustique** : *fistules, lupus*.

139) **Potasse caustique** : 1/300 d'eau, *intertrigo* rebelle.

140) **Potasse** (Permanganate de) solution rouge-brun foncé, pour *carcinomes ulcérés*, en lavages. Comme *emménagogue*, plusieurs fois par jour 0gr.1 (en pilules 0gr.5 avec bouleau blanc q. s. pour 100 *pil.*, 2-3 pilules trois fois par jour).

141) **Potassium** (Bromure de) **en poudre** ou solution à 15/175, 1 à 2 gr. de la poudre ou 2-4 cuillerées à bouche par jour, pour *incontinence nocturne d'urine, névralgies utérines, dysménorrhée, ovarite, hystérie, prurit*.

142) **Potassium** (Carbonate de) en solution : *folliculite vulvaire* ; à 1 0/0 pour *faire bouillir les instruments*.

143) **Potassium** (Iodure de) : ovules 0,2-0,5/3gr. beurre de cacao, pour *para* et *périmétrite, métrite, inversion vaginale* et *utérine, ovarite, hématocèle*.

144) **Potassium** (Vaseline à l'iodure de) (lanoline, molline) : 3-10 0/0, pour *prurit, vaginisme, métrite* et *paramétrite aiguë* (*puerpérale*).

145) **Protargol** : 1/2-2,5 (ou 5) 0/0, pour injections intra-utérines ; 5 0/0, pour injections vaginales ; 1-2 1/2 0/0 pour lavages de la vessie.

Glycérine ou *pommade* au **protargol**, 5-10 0/0, emploi intra-utérin (sous forme de bougie), pour l'urétrite ou pour le tamponnement du vagin (*spécifique contre la gonorrhée, Neisser*).

146) **Quinquina** : (Extrait de) 20 gouttes, 1/2 cuillerée à thé, 3 fois par jour pour *anémie, urémie, dyspepsie.*

147) **Quinquina iodé (Chinojodin** pulvérisé) : pour *carcinome ulcéré.*

148) **Ratanhia (extr. de)** : 4/50, sur tampons vaginaux, astringent non douloureux, pour *vaginite, catarrhe intestinal.*

149) **Rectaux** (Suppositoires) (2gr.5-3 gr. de beurre de cacao) ; v. morphine 0,01-0,02, extr. bellad. 0,01-0,02, hydrate de chloral 0,5, chlorhyd. de cocaïne 0,1.

150) **Résolutifs** (voy. astringents) : iodure de potassium, teinture d'iode, glycérine iodée, ichtyol, douches vaginales chaudes, bains de sel, de boue, de sable chaud.

151) **Rhubarbe** (Infusion de racine de) : 5-15/180 + sulfate de soude 10 + essence de menthe 5 pour 2 cuillerées à bouche. *Laxatif.*

152) **Rhubarbe** (Poudre de racine de) : 3 fois par jour une pincée.

Rhubarbe (Teinture de) **vineuse** : 2-3 fois par jour une cuillerée à thé.

153) **Ricin** (Huile de) : 2-3 capsules (une cuillerée à thé, plusieurs fois par jour.

154) **Sagrada** (Vin de) : 1/2 cuill. à thé : *laxatif.*

155) **Salée** (Solution) à 0,6 0/0, 1/2-1 litre ou plus suivant les circonstances en injections intra-veineuses ou sous-cutanées au sein.

Il vaut mieux ajouter du saccharate de soude.

Salée (Solution) à 5 0/0 pour les *cystites*, surtout après injection de nitrate d'argent.

156) **Soude** (Salicylate de) : + sucre *āā* 0,5, en poudre ou en solution à 0,5/150, pour *névralgies, cystites, érythèmes.*

157) **Salicylique** (Solution d'acide) : 1-5 00/00 pour *prurit, vaginite, cystite.*

Prescrite en poudre (3 gr.) dissoute dans un peu d'alcool pour un litre d'eau tiède (laveur); non caustique.

Vaseline salicylée (lanoline, molline) ; 1/300 pour *prurit.*

158) **Salol** : 3-4 fois par jonr 1-2 gr. pour *catarrhe vésical.*

159) **Santonine** : pilules 0,025-0,05-0,1 3 fois par jour avec un laxatif, sous peine de xanthurie; *emménagogue* et *anthelminthique.*

160) **Séné** (Infusion de feuilles de) : 1/2-1 cuillerée à bouche (+ 1 cuill. à thé de fenouil) dans une tasse d'eau. *Laxatif.*

161) **Sinapismes** : emplâtres de moutarde et autres : emplâtre à la cantharide (2 canthar. + éther sulf. dans du chloroforme, en badigeonnages sur le *col*). Teinture d'iode (aussi pour le *col*) (8-15 min.) sur l'abdomen en cas de *dysménorrhée*, sur les cuisses en cas d'*aménorrhée.*

162) **Strychnine** : 0gr.005-0,0075-0,01, en injection sous-cutanée, pour *paralysie vésicale.*

163) **Stypticine** 0gr.05 (6-8 tablettes par jour) ou 1/20 eau cinnam. (jusqu'à 5 fois 30 gouttes par jour) ou sol. à 10 0/0, 1-2 seringues de Pravaz.

164) **Styptiques** : voy. Hémostatique.

165) **Sublimé** : 1/2 00/00 en injections intra-utérines pour *polypes utérins multiples récidivants, endométrite;* 1/5000 pour *urétrite.*

166) **Sublimé** 1-2 00/00 pour *vulvites, prurit.*

167) **Sublimé** 1 à 4 00/00 en cas de *vaginite.*

168) **Sulfates** : 2 cuill. à thé par jour ; sulfate lactique, poudre de racine de rhubarbe ; *laxatifs.*

169) **Sulfonal** : 1 gr., comme Hypnotique.

170) **Tamar indien** : décoct. 8-50/100-300 eau, une fois en tant que *laxatif;* ou comme pâte de tamar indien.

171) **Tampons** : glycérinés (pour inversion vaginale) ou à la vaseline, la lanoline ou la molline + tannin, alun, ichtyol, iodure de potassium, chloroforme + hyoscyamine, iodure

de potassium, sulfate de cuivre, chlorure de zinc, ou sulfate de zinc, solution de tannin et d'alun, glycérine iodée.

172) **Tannin** (Solution de) : 2/4 0/0 pour *vaginite, inversion vaginale, vulvite.*

173) **Tannin** (Solution de) : 0gr.5-1/100, pour *cystite.*

174) **Tannin** (Vaselineau) (glycérine, lanoline, molline) : 2-4/50. *Idem.*

175) **Tannique** (Acide) : 0gr.3 en crayon pour *endométrite* (voy. crayon).

176) **Tannique** (Ovules à l'acide) : 0 gr. 4/3 gr. beurre de cacao, *blennorrhée.*

177) **Thébaïque** (Teinture) : voy. Opium, injections vésicales, rectales, vaginales.

178) **Trional** : 0gr.5 comme narcotique.

179) **Urotropine** 3 fois par jour 0gr.5 comme *diurétique.*

180) **Vaginales** (Injections) : voy. Injections.

181) **Ventouses sèches** : pour *oligo* et *dysménorrhée.*

182) **Viburnum prunifolium (extrait fluide)** 1-4 gr. plusieurs fois par jour comme antispasmodique dans la *dysménorrhée,* les *menaces d'avortement;* pendant 1-2 semaines plusieurs fois par jour une cuillerée à thé pleine.

183) **Weir-Mitchell** (Cure d'engraissement de) pour *anémie nerveuse.*

184) **Zinc** (Chlorure de) : 5 0/0 en crayons, pour *endométrite,* puis ouate et 3 jours de lit.

185) **Zinc** (Chlorure de) 10 jusqu'à 50 0/0 en solution : badigeonner tous les 8 jours après dilatation du col dans les *endométrites ;* 5-10 0/0 en injection pour *polypes multiples récidivants.*

186) **Zinc** (Chlorure de) 1/2-1 0/0 en solution : en injection ou sur tampons pour *vaginite, inversion vaginale.*

187) **Zinc** (Oxyde de) **en crayons** : 0,3 gr. pour *endométrite.*

188) **Zinc** (Pommade au benzoate de) (Wilson) : pour *eczéma, herpès.*

189) **Zinc** (Pommade à l'oxyde de): + amidon trit. *āa* 50 + acide salicylique 3 + vaseline (lanoline, molline) 100, pour *prurit, plaies.*

190) **Zinc** (Poudre de) : 2/40 amidon, pour *intertrigo.*

TABLE ALPHABÉTIQUE DES MATIÈRES

TABLE DES PLANCHES

FIN DE LA TABLE DES PLANCHES

OBSTÉTRIQUE

Atlas-Manuel d'Obstétrique, par *SCHAEFFER. Edition française.* par le Dr *POTOCKI,* accoucheur des hôpitaux de Paris. 1900, 1 vol. in-16 de 300 pages, avec 145 planches coloriées, relié..... **20** fr.

Tableaux synoptiques d'Obstétrique, par les Drs *SAULIEU* et *LEBIEF,* 1900, 1 vol. gr. in-8 avec 200 photographies, cart.... **6** fr.

Aide-Mémoire d'Accouchements, par le professeur *Paul LEFERT.* 1 vol. in-18 de 300 pages, cart.......................... **3** fr.

La Pratique Obstétricale dans les Hôpitaux de Paris, par le prof. *P. LEFERT.* 1896, 1 vol. in-18 de 300 pages, cart........ **3** fr.

Traité pratique des Accouchements, par le Dr *A. CHARPENTIER,* agrégé à la Faculté de médecine de Paris. 2e *édition,* 1889, 2 vol. gr. in-8 de 1 100 pages, avec 752 fig. et 1 pl. col................ **30** fr.

Traité pratique de l'Art des Accouchements, par *NAEGELÉ* et *GRENSER.* 2e *édition,* 1880, 1 v. in-8 de 800 pages, avec 207 fig. **12** fr.

Cours d'accouchements, par le Dr *N. CHARLES.* 1897, 2 v. in-8. **15** fr.

Guide pratique de l'Accoucheur et de la Sage-Femme, par les Drs *PÉNARD* et *ABELIN.* 8e *édition,* 1896, 1 vol. in-18 de 712 pages, avec 207 fig., cart.................................. **6** fr.

Manuel complet des Sages-Femmes, par le Dr *C. FOURNIER,* prof. à l'École de médecine d'Amiens. Préface par *M. MAYGRIER,* agrégé à la Faculté de médecine de Paris. 4 vol. in-18, cart......... **12** fr.

I. — *Anatomie, physiologie et pathologie.* 1 vol.......................... **3** fr.
II. — *Accouchement normal.* 1 vol.......................... **3** fr.
III. — *Accouchement pathologique.* 1 vol.......................... **3** fr.
IV. — *Nouvelles accouchées et nouveau-nés.* 1 vol.......................... **3** fr.

Manuel de la Sage-Femme et de l'élève sage-femme, par le Dr *E. GALLOIS.* 1886, 1 vol. in-18 jésus de 640 pages, avec fig. **6** fr.

Précis de Médecine opératoire Obstétricale, par le Dr *REMY,* professeur agrégé à la Faculté de médecine de Nancy. 1893, 1 vol. in-16 de 160 pages, avec 185 fig., cart......................... **6** fr.

L'Art des Accouchements, par *SIEBOLD.* 1 v. in-16 de 268 p. **2** fr.

L'Art d'apaiser les Douleurs de l'enfantement, par le Dr *FAGET.* 1880, in-8.. **2** fr.

La Pratique des Accouchements chez les peuples primitifs, par le Dr *ENGELMANN.* 1886, 1 vol. in-8, avec 83 fig.......... **7** fr.

Technique de l'Accouchement provoqué, par le Dr *GRINDA.* 1891, 1 vol. gr in 8, 180 pages............................... **4** fr.

De la Rétention du Placenta et des membranes dans l'avortement par le Dr *GERBAUD.* 1886, 1 vol. gr. in-8, 224 pages..... **4** fr.

Mécanisme de la Parturition, par *PARISOT.* 1893, gr. in-8. **5** fr.

Du bassin vicié par Obstruction, par *VAILLE.* 1891. gr. in-8 **3** fr.

L'Accouchement dans les Rétrécissements du bassin, par le Dr *LITZMANN.* 1889. 1 vol. gr. in-8 de 104 pages............. **3** fr.

Fonctions du forceps, par le Dr *CHASSAGNY.* 1891, 1 v. in-8. **8** fr.

Des divers Forceps, par le Dr *POULLET.* 1883, 1 vol. in-8... **6** fr.

La Version bi-polaire, par le Dr *LASKINE.* 1891, in-8, 109 p. **3** fr. **50**

Placenta prævia, par le Dr *VIVIEN.* 1892, gr. in-8........ **3** fr. **50**

Procédés de Dilatation du col chez les Primipares dans les Accouchements naturels, par le Dr *FRARIER.* 1899, in-8.. **7** fr.

Symphyséotomie. par le Dr *RUBINROT.* 1899, in-8.......... **4** fr.

Traité des Maladies de la Grossesse et des suites de couches, par le Dr VINAY, professeur agrégé à la Faculté de médecine. 1894, 1 vol. gr. in-8 de 800 pages, avec figures .... **16 fr.**

Les Auto-intoxications de la Grossesse, par le Dr BOUFFE DE SAINT-BLAISE. 1899, 1 vol. in-16, de 94 pages, cart........ **1 fr. 50**

Hygiène de la Grossesse, par le Dr Ad. OLIVIER, 1891, 1 vol. in-18 de 300 pages...................................... **3 fr. 50**

Grossesse tubaire, par le Dr JOUON. 1892, gr. in-18.... **3 fr. 50**

La Rougeole et la Scarlatine dans la grossesse et les suites de couches, par le Dr TORNERY. 1891, 1 vol. gr. in-8 de 370 p. **8 fr.**

Clinique Obstétricale et Gynécologique, par SIMPSON et CHANTREUIL. 1874. 1 vol. gr. in-8 de 820 pages, avec fig......... **12 fr.**

Hygiène de la jeune Fille, par le Dr CORIVEAUD. 1882, 1 vol. in-16 de 244 pages...................................... **3 fr. 50**

Les Métrorragies des jeunes Filles, par le Dr CASTAN. 1898, gr. in-8, 92 pages et 2 planches........................ **2 fr. 50**

Hygiène de l'âge de retour, par CASTAN. 1901. 1 vol. in-18 **3 fr. 50**

La Femme et la Génération, par GENSSE, 1893, in-16... **2 fr.**

La Femme stérile, par le Dr DECHAUX. 1888, 1 vol. in-16... **2 fr.**

L'Oviducte chez la Femme, par JANOT, 1899, in-8..... **2 fr. 50**

Histoire philosophique et médicale de la Femme, par MENVILLE. 1858, 3 vol. in-8................................ **10 fr.**

Hygiène de la jeune Mère et du Nouveau-né, par le Dr BINET. 1894, 1 vol. in-16 de 144 pages.......................... **2 fr.**

Guide pratique d'Électrothérapie gynécologique, par le Dr A. WEIL. 1900, 1 vol. in-18 de 292 pages, avec 34 fig., cart. **3 fr.**

L'Électricité. Moyen de diagnostic en gynécologie, par le Dr HOUDART. 1894, gr. in-8, 136 pages........................ **3 fr. 50**

Massage thérapeutique de l'Abdomen, par le Dr SALIGNAT. 1901 1 vol. in-18, avec 10 fig................................ **2 fr.**

Kinésithérapie gynécologique (méthode de Brandt), par le Dr ROMANO. 1895, gr. in-8, 330 pages................... **5 fr.**

Massage dans les Affections du voisinage de l'utérus et de ses annexes, par le Dr NORSTROM, 1892, in-8, 140 pages...... **5 fr.**

Massage de l'utérus, par le Dr NORSTROM, in-8, 214 pages.. **5 fr.**

Les Injections intra-utérines et les accidents provoqués par leur emploi, par le Dr SILVESTRE. 1892, gr. in-8, de 140 pages. **3 fr. 50**

Du Bain froid dans le traitement de l'Infection puerpérale, par le Dr DESTERNES. 1895, gr. in-8, 111 pages........... **2 fr. 50**

Des Tubercules de la mamelle, par le Dr DUBAR. 1881, 1 vol. grand in-8... **3 fr. 50**

Anatomie normale et Tumeurs du sein chez la Femme, par le Dr CADIAT. 1876, in-8, 60 pages, avec 3 pl............ **3 fr. 50**

Parasites des Organes sexuels femelles, par HAUSMANN. 1875, in-8.. **5 fr.**

L'Opothérapie ovarienne, par le Dr MOSSÉ. 1899, gr. in-8 **3 fr. 50**

Le Suc ovarien, par BESTION de CAMBOULAS, 1898, in-8..... **4 fr.**

GYNÉCOLOGIE

Consultations Gynécologiques, par le Dr de ROUVILLE, professeur agr. à la Faculté de Montpellier. 1901, 1 vol. in-8 avec fig. **6 fr.**

Précis de Gynécologie pratique, par le Dr C. FOURNIER, professeur à l'École de médecine d'Amiens. 1900, 1 vol. in-16 de 350 pages, avec fig., cart. .... **5 fr.**

Aide-Mémoire de Gynécologie, par le prof. P. LEFERT. 1 vol. in-18 de 300 p., cart. .... **3 fr.**

La Pratique Gynécologique dans les Hôpitaux de Paris, par le prof. P. LEFERT. 1896, 1 vol. in-18 de 300 pages, cart. .... **3 fr.**

Traité pratique de Gynécologie, par les Drs S. BONNET, ancien interne des hôpitaux de Paris et P. PETIT. 1894, 1 vol. in-8 de 804 pages, avec 297 figures dont 90 coloriées .... **15 fr.**

La Pratique des Maladies des femmes, par T. EMMET. Préface par le prof. TRÉLAT. 1887, 1 vol. gr. in-8 de 860 p., avec 220 fig. **15 fr.**

Traité pratique des Maladies des femmes, par CHURCHILL et LE BLOND. 3e édition. 1881, 1 v. gr. in-8 de 1,158 p., avec 365 fig. **18 fr.**

Leçons cliniques sur la Menstruation et ses troubles, par le Dr GALLARD. 1884. 1 vol. in-8 de 325 p., avec 37 fig. .... **6 fr.**

Leçons cliniques sur les Maladies des ovaires, par le Dr GALLARD. 1886, 1 vol in-8 de 463 pages, avec 47 fig. .... **8 fr.**

Anatomie pathologique de l'Utérus et de ses Annexes, par BOIVIN et DUGÈS. 1866, atlas in-folio de 41 pl col., cart. .... **45 fr.**

Traité clinique de l'Inversion utérine, par le prof. DENUCÉ. 188 , 1 vol. in-8 de 645 pages, avec 103 fig. .... **15 fr.**

La Chirurgie ignée dans les maladies de l'utérus, par le Dr ABEILLE. 1886, 1 vol. in-8 de 452 pages, avec 2 pl. et 44 fig. .... **12 fr.**

Traitement chirurgical des Myomes utérins, par le Dr VAUTRIN. 1886, gr. in-8, 360 pages .... **6 fr.**

Du Cancer primitif du Corps de l'utérus. Diagnostic et traitement, par le Dr BISCH. 1892, gr. in-8, 148 pages .... **4 fr.**

Parallèle de l'Hystérie et des maladies du col de l'utérus, par le Dr DECHAUX. 1873, 1 vol. in-8 de 444 pages .... **5 fr.**

Les Maladies de l'utérus et la physiologie médicale de la femme, par le Dr DECHAUX. 1877, 1 vol. in-16 de 178 pages .... **3 fr. 50**

Des Maladies des ovaires et de l'ovariotomie, par le Dr KOEBERLÉ. 1878, in-8, 135 pages, avec fig. .... **4 fr. 50**

La Colite muco-membraneuse chez les utérines, par le Dr LETCHEFF. 1895, in-8, 118 pages .... **3 fr. 50**

Hystérectomies totales vaginales et abdominales dans le Cancer de l'utérus, par le Dr BIGEARD. 1899, 1 vol. gr. in-8 de 316 pages .... **7 fr.**

Documents sur l'Hystérectomie abdominale totale, par le Dr GUERMONPREZ. 1896, in-8, 216 pages, avec 19 fig. .... **5 fr.**

Salpingostomie et opérations conservatrices des trompes utérines, par le Dr JARSAILLON. 1899, in-8, 145 pages .... **4 fr.**

Opérations conservatrices de l'Ovaire et de la trompe, par le Dr MONTANA. 1899, in-8 .... **4 fr.**

Hémorragies utérines, traitement électrique, par le Dr ZIMMERN. 1901, 1 vol. gr. in-8, avec fig. .... **8 fr.**

www.ingramcontent.com/pod-product-compliance
Ingram Content Group UK Ltd.
Pitfield, Milton Keynes, MK11 3LW, UK
UKHW020158250726
13967UKWH00003B/1136